# 肿瘤与环境

孙海凤　杨建军　主编

陕西新华出版传媒集团

陕西科学技术出版社

Shaanxi Science and Technology Press

————西　安————

**图书在版编目(CIP)数据**

肿瘤与环境／孙海凤，杨建军主编. —西安:陕西科学技术出版社，2021.11
ISBN 978-7-5369-8279-6

Ⅰ.①肿… Ⅱ.①孙… ②杨… Ⅲ.①肿瘤-关系-环境-研究 Ⅳ.①R73

中国版本图书馆 CIP 数据核字(2021)第 232115 号

**肿瘤与环境**

孙海凤　杨建军　主编

| | |
|---|---|
| **责任编辑** | 高　曼 |
| **封面设计** | 朵云文化 |

| | |
|---|---|
| **出 版 者** | 陕西新华出版传媒集团　　陕西科学技术出版社<br>西安市曲江新区登高路 1388 号 陕西新华出版传媒产业大厦 B 座<br>电话 (029)81205187　传真 (029) 81205155　邮编 710061<br>http ://www. snstp. com |
| **发 行 者** | 陕西新华出版传媒集团　　陕西科学技术出版社<br>电话 (029)81205180　81206809 |
| **印　　刷** | 西安五星印刷有限公司 |
| **规　　格** | 787mm×1092mm　　16 开本 |
| **印　　张** | 18.75 |
| **字　　数** | 380 千字 |
| **版　　次** | 2021 年 11 月第 1 版<br>2021 年 11 月第 1 次印刷 |
| **书　　号** | ISBN 978-7-5369-8279-6 |
| **定　　价** | 89.00 元 |

# 《肿瘤与环境》编委会

近年来,随着肿瘤发病率的不断增加以及肿瘤类型的逐渐多样化,肿瘤的发病成因已引起人们的高度关注。在所有成因中,环境因子不可避免地成为科研人员及社会公众注意的焦点。环境中各种污染物质通过表面接触、饮食摄入、呼吸吸入等多种途径进入人体,可能对人体正常的生理系统产生影响。随着现代科研水平的不断深入,越来越多的有关环境与肿瘤之间的关系/机制逐渐明晰起来,但由于学科之间的无形壁垒,致使这些关系/机制非常分散,同时也被许多内容所稀释,所以很难让从事肿瘤与环境之间关系的研究人员系统的了解这方面的进展,也很难让关注肿瘤与环境之间关系的社会公众系统的学习这方面的知识。

为了更好地介绍肿瘤与环境之间的关系/机制,本书全面搜集整理了国内外相关资料与文献,同时结合多年来知识积累,对肿瘤与环境之间的关系/机制进行了归类、消化与提炼,最终完成了本部著作。本书由四篇组成:第一篇是肿瘤篇,主要对肿瘤的发现、分类、机制、诊断与治疗等方面进行了阐述,目的是让读者对肿瘤的概念、影响因素及现代医学在肿瘤诊断与肿瘤治疗的现状有初步认识;第二篇是环境篇,本篇主要对本书中界定的"环境"概念及环境学中的环境污染、环境污染物以及环境致癌物等概念进行了详细介绍,目的是让读者对影响肿瘤产生的环境术语加深认识与了解,以便更好地认识肿瘤与环境之间的关系;第三篇是肿瘤与环境关系篇,此篇是本书的重点,分别对肿瘤与水体、肿瘤与大气、肿瘤与土壤、肿瘤与电磁辐射、肿瘤与电离辐射、肿瘤与紫外线、肿瘤与重金属、肿瘤与化合物、肿瘤与农药、肿瘤与生物等之间的关系进行了归类、消化和提炼;第四篇是防护篇,本篇主要对国内外环境立法、行政监管、监管标准等进行了阐述,同时也对肿瘤防治提出了具体防护措施。

本书可供从事肿瘤研究、环境医学、环境科学的读者参考,还可作为相关专业学生的教学参考用书。由于编著时间仓促,加之肿瘤与环境之间关系/机制涉及学科众多、某些关系/机制仍在发展或完善当中,所以不可避免会存在不足之处,敬请读者批评指正!

编者
2021 年 9 月

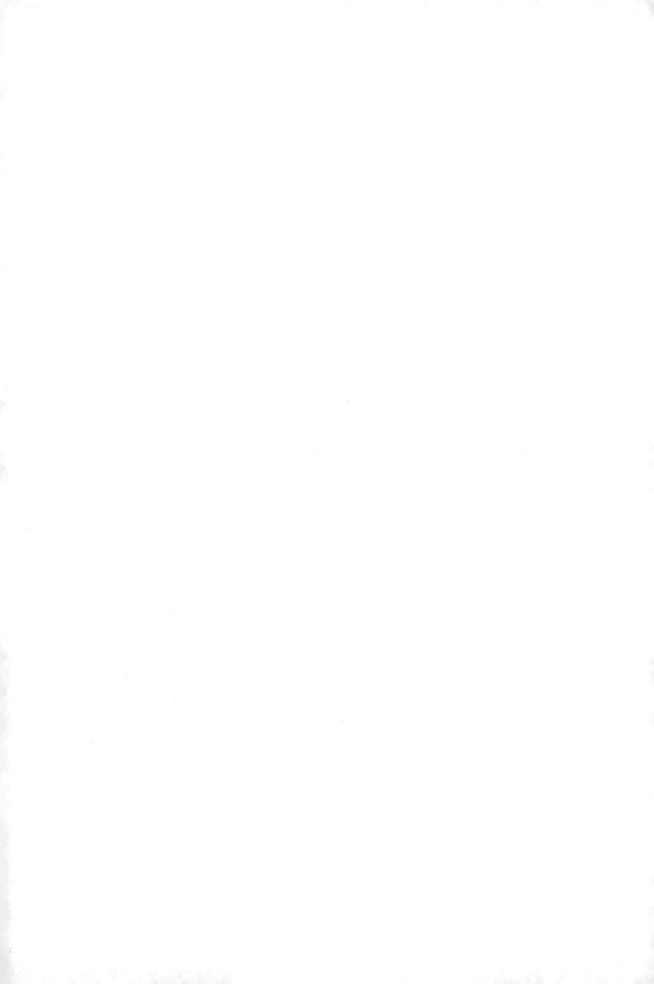

CONTENTS 目录

## 1 肿瘤篇

## 2 环境篇

## 3 肿瘤与环境关系篇

## 4　防护篇

**1**

# 肿 瘤 篇

# 第一章　肿瘤概述

## 第一节　肿瘤发生

### 一、肿瘤的定义、命名与分类

#### （一）肿瘤的定义

肿瘤是一个不正常的组织肿块，呈过度而不协调的生长，其诱发的刺激因素停止后，仍继续过度地生长。但给肿瘤一个简单的定义是比较困难的，现在趋向认为肿瘤是机体局部组织的细胞在各种内在和外界的致瘤因素长期作用下，逐渐发生的过度而不协调生长所形成的异常新生物（neoplasm）。从病理学角度，恶性肿瘤是一种细胞的异常增生，肿瘤细胞来自正常细胞，但在结构、功能和代谢等方面均显著不同于正常细胞。从分子生物学角度，恶性肿瘤基本上是一种遗传性疾病，细胞遗传特性主要取决于细胞核内的染色体，由脱氧核糖核酸构成的染色体内有无数基因，基因是由不同核苷酸连起来的序列，不同基因可产生不同的蛋白质，去执行人体内的各种生理功能。

#### （二）肿瘤的命名

肿瘤的命名可分为一般命名法和特殊命名法2种。一般命名法是根据肿瘤的发生部位、组织来源及良恶性征象而命名。良性肿瘤的命名方式，一般由组织来源加瘤命名，如脂肪瘤、纤维瘤、皮脂腺瘤等。恶性肿瘤的命名方式，对于来自上皮组织称为癌，即组织来源加癌，如腺鳞癌、鳞状细胞癌、腺癌等；对于来自间叶组织，即组织来源加肉瘤，如脂肪肉瘤、纤维肉瘤、平滑肌肉瘤等。特殊命名法没有规律可循，有来自传统习惯或特殊情况的约定俗成。以人名命名，如 Ewing 瘤、Kaposi 肉瘤及林奇综合征等；以细胞形态特征来命名，如燕麦细胞癌、印戒细胞癌及黏液细胞癌等；以分泌激素类别或功能特性命名，如胰岛素瘤、胃泌素瘤、APUD 瘤等；含多种组织学成分的肿瘤用复合名称命名,如血管脂肪瘤、纤维腺瘤、骨软骨瘤等;以细胞嗜色特性命名,如嗜银细胞瘤、嗜铬细胞瘤等。

### (三)肿瘤的分类

目前仍以组织或细胞形态学为基础,综合肿瘤的组织来源和性质特性两方面来进行分类。

1. 上皮组织来源的肿瘤(epithelial neoplasms)

上皮组织可来自外胚层(如汗腺、皮肤及神经系统等)、中胚层(如脊索、泌尿、生殖系统等)及内胚层(如肝、甲状腺、呼吸道等)。良性肿瘤有错构瘤、乳头状瘤、腺瘤等。恶性肿瘤有类癌、鳞状细胞癌、腺癌等。

2. 间叶组织来源的肿瘤(mesenchymal neoplasma)

间叶组织包括结缔组织、脂肪组织、脉管组织、骨及软骨组织、黏液组织、淋巴造血组织、横纹肌及平滑肌组织、滑膜等。良性肿瘤有纤维瘤、脂肪瘤、软骨瘤、骨瘤等。恶性肿瘤称为肉瘤,如横纹肌肉瘤、骨肉瘤、血管肉瘤等。

3. 淋巴造血组织来源的肿瘤(lymphohematopoietic neoplasms)

淋巴造血组织来源于中胚层,由它发生的肿瘤包括淋巴组织肿瘤、骨髓原始造血组织肿瘤等,多为恶性肿瘤,如原发淋巴结的非霍奇金淋巴瘤、结外的边缘区淋巴瘤、多发性骨髓瘤等。

4. 神经组织来源的肿瘤(neurogenic nervous system neoplasms)

神经组织来源于神经外胚叶,包括神经纤维、神经鞘膜、神经节、神经母细胞及神经胶质细胞等,常见的肿瘤有来源于原始神经管的髓上皮成分的肿瘤-胶质瘤、神经鞘瘤及胶质肉瘤等。

5. 胚胎残余组织来源的肿瘤(embryonic neoplasms)

胚胎残余组织可见于很多脏器及组织,如肺母细胞瘤、颅咽管瘤、表皮样囊肿、皮样囊肿、脊索瘤等。

6. 组织来源尚未完全肯定的肿瘤

如腺泡状软组织肉瘤、颗粒细胞肌母细胞瘤、上皮样肉瘤、透明细胞肉瘤等。

肿瘤是机体与环境致瘤因素以协同或序贯的方式,使一些组织的细胞在基因水平上失去对其生长的正常调控,呈现过度而不协调的克隆性增殖所形成的新生物。肿瘤的发生是一个漫长的、多步骤、多阶段的、多基因改变累积的过程,具有多基因控制和多因素调节的复杂性。

## 二、肿瘤流行病学

根据 GLOBOCAN 2020 的预估,全球大约有 1930 万的新发病例和 990 万因癌症死亡的病例。发病率占据全球前 10 位的肿瘤是乳腺癌、肺癌、前列腺癌、皮肤的非恶性黑色素瘤、结肠癌、胃癌、肝癌、直肠癌、子宫颈癌、食管癌。死亡率占据全球前 10 位的肿瘤是肺癌、肝癌、胃癌、乳腺癌、结肠癌、食管癌、胰腺癌、前列腺癌、直肠癌、子宫颈癌。乳腺癌成为位居榜首的常见恶性肿瘤,肺癌是死亡率最高的癌症,是导致癌症死亡的主要原因,以肺癌为例,2020 年世界范围约有 220 万肺癌新发病例和 180 万肺癌死亡病例。

2020 年全球肺癌新发病例中,约有 37% 来自中国。而在因肺癌死亡的病例中,中国病例约占其中的 39.8%。根据 2020 年的数据统计结果,肺癌是中国男性中最常见癌症,约占男性癌症整体病例的 24.17%。在中国女性中,患肺癌病例约占整体病例的 15.02%,是第二大常见癌症,仅次于女性乳腺癌(图 1-1)。

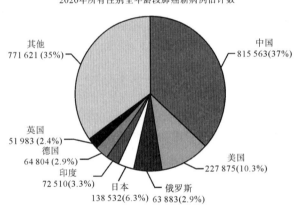

2020年所有性别全年龄段肺癌新病例估计数

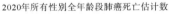

2020年所有性别全年龄段肺癌死亡估计数

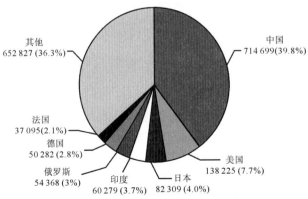

图 1-1　2020 年中国肺癌新发病例与死亡病例占比

据统计,各种形式的污染导致了约 43% 的肺癌患者死亡。在过去的 30 年中,仅空气中的微粒污染一项便导致多达 15% 的肺癌患者死亡(图 1-2)。

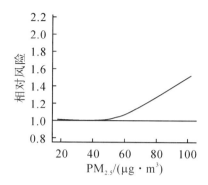

图 1-2　1990-2009 年中国 PM$_{2.5}$ 与肺癌死亡率的关系曲线

## 三、肿瘤起源

### (一)肿瘤的组织起源

恶性肿瘤的生长、侵袭、转移扩散及治疗后的局部复发可以通过具有无限增殖能力的细胞存在来解释。而后者源于何种细胞,这种细胞如何不断地演变,长期以来存在 2 种学说:一种学说认为是组织内的细胞去分化变为幼稚细胞并具有分裂能力;另一种学说则认为来自组织内已存在的干细胞。

1. 去分化学说

Gournay 和 Bralet 都证实在癌变过程中发生了成熟肝细胞的去分化。Gournay 等把成年大鼠肝脏切除 2/3 后,通过静脉注射含有 β-半乳糖苷酶的逆转录病毒载体,特异性标记成熟肝细胞。1 周后给大鼠灌注致癌剂 2-乙酰氨基荧光素(2-acety-laminoflu-orene,2-AAF),数周后,处死大鼠,观察到成簇状的表达 β-半乳糖苷酶的肝细胞,其中一些细胞还表达癌前期表面标记 γ-谷氨酰转肽酶(γ-glutamyl transpeptidase,GGT)和胎盘谷胱甘肽 S-转移酶(placental glutathione-S-transferase,GST)。正常大鼠肝脏中,GGT 的表达仅限于胆管细胞,GST 则不表达,说明癌前病灶是由成熟肝细胞的去分化产生的。Bralet 等把大鼠肝脏切除 2/3 后,通过静脉注射含有 E. coli β-半乳糖苷酶和核定位信号(nls-Lacz)的逆转录病毒载体,活体解剖发现,18.3% 的肝细胞表达 nls-Lacz 转基因。给大鼠灌注致癌剂二乙基亚硝基胺(diethylnitrosamine,DEN)12 周后,处死大鼠,观察到 β-半乳糖苷酶阳性克隆,其中,53% 的细胞克隆表达 GSTp,可以证明肝细胞和肝细胞癌之间存在着直接联系。

Minagawa 等对甲状腺黏液表皮样癌(mucoepidermoid careinoma,MEC)的研究同样说明了去分化学说。用 RT-PCR 法检测到患者肿瘤组织中 TTF-1 和 Pax-8 的共表达,因为只有在甲状腺滤泡上皮细胞中两者共表达,从而在分子水平上证实 MEC 起源于甲状腺滤泡上皮细胞的去分化,时至今日,TTF-1 和 Pax-8 的共表达依然是病理学诊断甲状腺癌最主要的免疫标记指标。Kirchner 等通过研究胎儿胃、成人正常的胃和胃癌(包括组织转化、上皮细胞癌和早期胃癌)细胞角蛋白-7(cytokeratin-7,CK7)的表达,CK7阳性细胞的增殖和 β-钙黏蛋白(β-catenin)的表达,以及通过在实验性胃炎的发展成为胃癌的蒙古沙鼠模型中研究 CK7 的表达,发现在胃炎发展成为胃癌的过程中,组织分化、上皮细胞癌和早期胃癌与上皮细胞的去分化相关。通常 CK7 在胎儿中高表达,在成年组织中几乎不表达,而 CK7 在胃癌上皮细胞的重新表达说明上皮细胞发生了去分化,去分化的上皮细胞具有与干细胞相似的增殖缓慢的特点并且表达高水平的 β-钙黏蛋白。因此,无论是目前上皮来源肿瘤的诊断免疫标记检查,还是在研究上皮与间质转化的相关研究中,这 2 个指标都具有非常重要的研究与参考价值。

尽管对肝细胞癌、MEC 和胃癌的研究都证实了肿瘤的去分化起源,然而随着现代分子生物学、分子遗传学及分子免疫学等新兴学科的飞速发展,越来越多的证据却提示在肿瘤中存在着一小部分细胞具有类似干细胞的特性,即只有自我更新和多向分化能力,这种细胞即"肿瘤干细胞"(cancer stem cell,CSC),又称癌干细胞。

### 2. 肿瘤干细胞学说

#### 1)理论依据

许多肿瘤移植动物模型实验表明,只有当注射(皮下或股部)肿瘤细胞数大于 $10^6$ 时才能在局部形成肿瘤,由此产生了 2 种肿瘤形成学说,即 Stochastic 假说与 Hierarchy 假说,它们分别解释了为什么不是所有肿瘤细胞都能再接种后形成移植瘤。Stochastic 假说认为所有肿瘤细胞是功能同质的,每个肿瘤细胞都有再形成的肿瘤能力,但其进入细胞周期增生分裂是由一些低概率的随机事件控制。因此,要阐明肿瘤的生物学特性必须研究全部肿瘤细胞。而 Hierarchy 假说认为,肿瘤细胞在功能上存在很大的异质性,只有极小部分肿瘤起源细胞(tumor-initi-ating cell,T-IC)才有成瘤能力,且成瘤率较高,这种 T-IC 即为肿瘤干细胞。与其他肿瘤细胞不同,它具有自我更新和分化能力,因此应该成为肿瘤研究的重点。

#### 2)肿瘤干细胞存在的证据

(1)造血系统肿瘤干细胞:造血系统是研究干细胞较好的典范,研究较为深入。早在 20 世纪 60 年代就曾发现一些来自小鼠的腹水的骨髓瘤细胞只有很少一部分(1/10000~1/100)能在体外实验形成克隆,只有 1%~4% 的移植白血病细胞能在脾脏形成克隆。肿瘤细胞克隆形成能力的差异提示造血系统肿瘤是异质的,可能存在为数极少的肿瘤干细胞,只有后者才有成瘤能力。一种以 CD34$^+$CD38$^-$ 为特异表面标志的细胞在急性粒细胞白血病(AML)中得到分离纯化,能转移人 AML 至 NOD/SCID 小鼠,在其体内形成 AML,被命名为 SCID 白血病起源细胞(SCID leukemia-initiating cells,SL-IC),这种细胞即人 LSC。白血病是由造血干细胞引起的肿瘤的观点已得到公认,因为白血病特定的染色体的易位、缺失、扩增或倒位都发生在造血干细胞阶段,白血病中能够形成白血病的细胞具有与造血干细胞相似的表型,都表达 CD34$^+$CD38$^-$。

(2)实体肿瘤干细胞:早在 20 世纪六七十年代,许多学者业已找到实体肿瘤干细胞存在的实验依据,即实体肿瘤细胞存在异质性,只有小部分细胞有克隆形成能力。Hamburger 等发现只有 1/1000 ~ 1/5000 的肺癌、卵巢癌与神经母细胞瘤细胞有能力在体外软琼脂培养基上形成克隆(细胞克隆培养),这与 LSC 有很大的相似性,是一种"癌干细胞(cancer stem cells)"。Al-Hajj 等通过特异性的细胞表面标志率先在人乳腺癌中分离纯化出"乳腺癌干细胞"(breast cancer initiating cells,BR-Ca-IC),这种细胞以 Lin$^-$ESA$^+$CD44$^+$CD24$^-$/low 为特异细胞表面标志,只占肿瘤细胞的 2%。通过有限稀释分析发现其在 NOD/SCID 小鼠的成瘤能力至少是其他肿瘤细胞的 50 倍,即使少于 100 个细胞也能在小鼠体内成瘤,而且能体内连续传代。Singh 等在包括成神经管细胞瘤、星形细胞瘤、室管膜细胞瘤及神经节神经胶质瘤在内的一系列脑部肿瘤中分离出 CD133$^+$的"脑肿瘤干细胞"(brain tumor stem cells,BTSC)。研究发现各种病理类型脑肿瘤的 BTSC 体外培养均能形成神经球样克隆(neurosphere-like colonies),称为肿瘤球(tumor spheres)。BTSC 与 BRCa-IC 相似,具有很强的自我更新和分化能力,其形成肿瘤球的细胞显型与原位肿瘤是一样的。此外,BTSC 还存在染色体的异常,即 10 号、16 号染色体缺失,18 号染色体增加,核型为 45XY,提示 BTSC 已经从其正常来源的细胞发生遗传转变,可以解释其恶性增生和分化。

3)肿瘤干细胞的来源

1994 年,Lapidot 等首次鉴定了急性髓性白血病(acute myeloid leukemia,AML)的 CSC。2003 年,Al-Hajj 等又首次在实体瘤中鉴定了乳腺癌的 CSC。近年来,CSC 在各种肿瘤中不断被发现鉴定,如前列腺癌、皮肤癌、结肠癌、肝癌、胰腺癌、头颈癌和肺癌等。在多种肿瘤中,由 CSC 自我复制产生持续存在的 CSC,并衍生出瞬时增殖细胞和终末非增殖细胞,由此驱动肿瘤的长期生长,形成了特有的以 CSC 为金字塔尖的肿瘤生长层级结构。2012 年,研究者采用遗传谱系示踪技术研究发现,无论是良性的乳头状瘤还是恶性的皮肤鳞状细胞癌,均具有由一小群具有长期增殖且产生子代细胞能力的 CSC 驱动整个肿瘤生长的特征,首次提供了直接实验证据证明实体瘤中存在 CSC 并由其驱动肿瘤生长。随后 Schepers 等进一步采用多色荧光谱系示踪技术提供了肠腺瘤 CSC 存在的证据。活体谱系示踪技术也显示仅有少数乳腺癌 CSC 能够长期扩增形成克隆,并最终生长成为乳腺癌。近年采用单细胞测序技术发现,神经胶质瘤中具有增殖特征的细胞在肿瘤的干和祖细胞中高度富集,且肿瘤内不同的亚克隆均具有相似的干和祖细胞驱动生长的细胞层级结构体系,这些证据支持 CSC 驱动肿瘤生长的模型。Chen 等还通过去除 Nestin+的静息 CSC 阻断神经胶质瘤化疗后的复发,从而在肿瘤中彻底去除 CSC,

最终能导致肿瘤消退的这个证据证明了神经胶质瘤中 CSC 的存在。CSC 具有与肿瘤子代细胞显著不同的生物学特性,正是这些特性决定了 CSC 可促进肿瘤的复发、转移和治疗抵抗,造成绝大多数肿瘤难以有效根治。

### (二)肿瘤发生的分子机制——癌基因与抑癌基因

癌的生成涉及多种基因和基因以外的变化,单独一种基因的突变不足以致癌,多种基因变化的积累才能引起细胞生长和分化的机制紊乱,使细胞的增生失控而癌变。在这些基因的变化中最常发生的 2 类基因的异常变化是:癌基因(oncogenes)及抑癌基因(cancer suppressor genes)的变化。癌基因一般可定义为某种基因,它的异常表达或表达产物的异常直接决定细胞恶性表型的产生。抑癌基因,又称抗癌基因(anti-oncogene)或肿瘤抑制基因(tumor suppressor gene),是指某种基因当其受阻抑、失活、丢失或其表达产物丧失功能可导致细胞恶性转化;反之,在实验条件下,若导入或激活它则可抑制细胞的恶性表型。

#### 1. 癌基因的发现

在肿瘤发生中,作为环境因素的病毒、化学致癌物和射线,它们经过一定的信号传递均可引起体内 DNA 的变化。在研究肿瘤病毒如何使宿主细胞转化和研究肿瘤 DNA 能否使培养的细胞发生转化 2 条实验途径中,殊途同归,均发现了癌基因。早在 20 世纪初,Rockefeller 研究所的 Rous 医生将鸡肉瘤组织匀浆后的无细胞滤液皮下注射于正常鸡,结果引起了肿瘤,可惜当时对病毒还缺乏认识,直到 20 世纪 50 年代才发现原来致瘤的因素是病毒,并以 Rous 医生的名字命名为罗氏肉瘤病毒(Rous Sarcoma Virus,RSV)。1976 年,Stehelin 证明正常鸡成纤维细胞基因组中存在有病毒癌基因 src 的同源序列。此后陆续发现许多禽类和鼠类病毒癌基因也有类似情况,即宿主细胞基因组中含有病毒癌基因的同源序列,称之为细胞癌基因(c-oncogene,c-onc)。c-onc 是 v-onc 原型,又称为原癌基因(proto-oncogene)。

逆转录病毒属于 RNA 肿瘤病毒,在 DNA 肿瘤病毒的基因组也存在着能使宿主细胞转化的基因,例如:腺病毒的 E1A、E1B 基因,多瘤病毒的大 T、中 T 基因,人乳头瘤病毒的 E6、E7 基因,以及 DV40 中的大 T 基因。它们为病毒复制所必需,同时又有使宿主细胞转化的作用,故沿用原名,不另以癌基因命名。

已知从自然发生的人肿瘤组织提取的 DNA 可以转化 HIH/3T3 细胞,尽管只有 10% 的人的肿瘤 DNA 具有转化此种细胞的能力,但癌基因已在所有主要类型人肿瘤中检出。最早的癌基因是从 T24/EJ 膀胱癌细胞系检测到的,属于 ras 家族成员,以后又检测出正常人的细胞基因组中有 ras 同源序列存在,与 T24 细胞中的 ras 不同,无转化能力,两者差别仅仅在于一个点突变(第 12 位氨基酸密码子的 G 突变为 T)。

#### 2. 细胞癌基因的激活

细胞癌基因的激活是指原本不致癌的 c-onc 在特定的情况下转变成致癌性的。大体上有以下几种激活方式:①突变激活;②插入激活;③基因重排/染色体易位;④基因扩增。

不同的癌基因有不同的激活方式,一种癌基因也可有几种不同的激活方式。例如 c-myc 的激活就有基因扩增和基因重排 2 种方式,很少见 c-myc 的突变;而 ras 的激活方式主要是突变。1985 年 Slamon 检测了 20 种 54 例人类肿瘤中的 15 种癌基因,发现所有肿瘤都不止一种癌基因发生改变。细胞转化实验证明,各种癌基因之间存在协同作用。例如,单独 v-myc 或 EJ-ras 都不能使大鼠胚胎成纤维细胞(PEF)转化,但是若将二者共转染 PEF,8d 后 80% 的细胞发生变化。那么为什么单独 EJ-ras 又可使 Rat-1 细胞转化呢?原因是该细胞并非正常,而是已经永生化了的细胞。如果先用化学诱癌物或射线使正常大鼠原代成纤维细胞永生化,然后再用 EJ-ras 转染,则可使之转化。因此 Weingerg 按转染细胞表型的变化将癌基因分为 2 类,一类是核内作用的能使细胞永生化的癌基因,如 myc、fos 等;另一类是引起细胞恶性表型变化的定位于质膜和胞浆的癌基因,如 ras、erbB、src 等。事实表明,肿瘤的发生是多步骤、多阶段、多因素的,不同的癌基因作用于肿瘤发生的不同阶段。不仅癌基因之间有协同作用,癌基因与抑癌基因之间也存在协同作用。

**3. 抑癌基因**

抑癌基因是一类可抑制细胞增殖从而潜在抑制癌变作用的基因。抑癌基因的发现较癌基因晚,迄今克隆到的抑癌基因的数目亦较少。正常情况下,抑癌基因通过抑制细胞周期,或促进细胞凋亡来达到监控细胞内增殖信号,防止细胞异常增殖来达到抑癌的功能。由于技术上的原因,要想分离、鉴定、确认一个抑癌基因相对困难。

抑癌基因概念是在研究视网膜母细胞瘤(retinoblastoms,RB)的遗传损害时提出来的。RB 有家族性和散发性 2 种类型,其发生机制不同。前者有先天的隐性遗传损害,其种系基因是有缺陷的,患 RB 的频率可高达 80%~90%,且往往是双侧;散发性 RB,两次体细胞突变发生在同一个细胞,概率很小,患病也是单侧。抑癌基因可能是通过转录调控来达成,如 TP53 基因;也可能通过直接调控细胞周期的进程,如 p21 基因和 p16INK4a 基因;也可能通过调控 p53 蛋白的稳定性,如 p14ARF 基因;也可能通过抑制癌基因的活性,如 Rb 和 PTEN 基因。

**4. 细胞癌变的多基因协同致癌学说**

癌变首先由于致癌因素(化学、物理、细菌及病毒等致癌因子)以某种方式激活了原癌基因,然后通过其表达产物的作用,改变或扰乱了细胞的正常代谢、生长、分化等生理过程,使这些变化中的细胞具备了转化为恶性病变的基础,并在某些促进因素的作用下,加深了转化的过程,逐步演变为肿瘤。一般情况下,在癌基因和抑癌基因中的任何一种基因或同时多种基因发生变化时,即有可能导致肿瘤的发生。

目前,多主张细胞癌变的多基因协同、多步骤学说,即至少有 2 个或 2 个以上的功能不同的癌基因被异常激活,才有可能引起细胞癌变。许多研究表明,细胞的癌变需要多基因协同作用,即至少有 2 个或 2 个以上功能不同的癌基因被异常激活,协同发挥作用,才能引起细胞癌变。现在对抑癌基因的促癌功能或者癌基因的抑癌功能还不是十分清楚,但这种转换机制也可能是生物界长期进化的结果,即依赖细胞内微环境的变化及基因状态的突变。随着对癌基因与抑癌作用研究的不断深入,相信癌基因或抑癌基因的转换机制会给临床治疗肿瘤提供充实的理论依据。

### 四、致癌因素

众多流行病学研究和实验室研究均证实或提示环境因素在许多恶性肿瘤的发生或发展过程中起着重要作用。事实上,仅有小部分肿瘤的发生可以归因于肿瘤相关基因的种系突变,并且种系突变的外显率又可以受到环境及其他遗传学因素修饰作用的影响,这进一步显示出环境因素在肿瘤形成过程中的重要性。随着工业的发展和生态的恶化,环境中致癌因素也日益增多和复杂。根据国际癌症研究中心(IARC)和美国环保署(EPA)评定致癌物的标准,可将环境致癌因素分为化学、物理、生物 3 大类。

化学致癌因素,早在 1775 年英国外科医生 Pott 就观察到扫烟囱工人易患阴囊癌,1895 年德国 Rehn 报道了燃料工人接触芳香胺类化合物与膀胱癌的关系,1915 年日本学者山极胜三郎和石川厚一用煤焦油涂搭兔耳诱发皮肤鳞状细胞癌成功之后,化学物质与肿瘤之间的关联愈加受到关注,并引起了对化学致癌物进行实验研究的重视。时至今日,人们已经从分子水平上证实化学致癌物诱发肿瘤的机制,根据致癌物在体内发挥作用的方式可分为直接致癌物和间接致癌物。有些致癌物可以不经过代谢活化即具有活性,称为直接致癌物(direct acting carcinogen);而大多数致癌物必须经代谢活化才具有致癌活性,称为间接致癌物(indirect acting carcinogen),在其活化前称为前致癌物(procarcinogen),经过代谢活化后的产物称为终致癌物(ultimate carcinogen),在活化过程中接近终致癌物的中间产物称为近似致癌物(proximate carcinogen)。

人类对物理致癌物的研究已有 100 多年的历史。地球上的生命在宇宙射线和放射性物质产生的电离辐射环境中发展进化,人类也正暴露于各种人造或人为增强的辐射源中。1931 年 Martland 对镭针刻度盘油漆工进行了研究,首先提出放射性核素可诱发癌症的观点。人们也认识到氡作为主要辐射源的重要性,氡为地面天然放射性气体,衰减过程中释放 α 粒子可能是导致肺癌的危险因素。随着分子生物学技术的发展,在对物理因素致癌的分子机制研究中,提出了 DNA 损伤中双链断裂,涉及大量基因改变,引起染色体缺失或重组,诱发肿瘤形成的理论。相信通过不断的深入研究,将进一步阐明物理性致癌因素与肿瘤的发生与发展的关系,从而为人类提供更有效的防护措施。已证实的物理性致癌因素主要是电离辐射和紫外线。异物、慢性炎性刺激和创伤亦可能具有促癌作用。

生物性致癌因素主要是指致瘤病毒。其次,某些肿瘤的发生也与一些真菌、细菌和寄生虫感染有关。早在18世纪曾有学者怀疑肿瘤的发生可能与病毒有关,但直到1908年Ellennann和Bang证明将鸡的白血病无细胞滤液注射给健康的鸡诱发白血病之后,才奠定了病毒致瘤的实验基础。此后相继发现了Rous鸡肉瘤病毒(1911年)、兔纤维瘤病毒(1932年)、兔乳头状瘤病毒(1933年)、蛙肾腺癌病毒(1934年)和小鼠乳腺癌病毒(1936年)等,1951年Cross应用AKR近交系小鼠自发性白血病器官制备的无细胞滤液,注射给C3H近交系新生乳鼠诱发白血病,并可在小鼠连续进行传代的研究结果的报道,对肿瘤病毒病因学研究起到了积极的推动作用。

真菌(霉菌)与某些肿瘤的发生有十分明确的关系,如可产生黄曲霉毒素的黄曲霉菌等真菌有致癌作用,如黄曲霉菌、杂色曲霉菌可能引起肝癌。通过对幽门螺杆菌的研究,发现其与胃炎、胃溃疡、胃淋巴瘤和胃癌有一定关系,用某些抗生素杀灭幽门螺杆菌可降低胃炎与胃癌的发生率。寄生虫感染也与某些肿瘤有着密切的关系。如血吸虫病患者中有的发生结直肠癌,中东地区的"埃及血吸虫病"可引起膀胱癌。华支睾吸虫的感染可能引起肝脏的胆管细胞癌。

# 第二节 肿瘤侵袭、浸润与转移

肿瘤的侵袭、浸润和转移三者形成有序的联系,前者是后者的基础,即肿瘤转移的前提是肿瘤细胞对周围间质的侵袭和在周围间质中的浸润性生长。侵袭和转移是恶性肿瘤的主要生物学特征,是导致手术、放疗、化疗、靶向及免疫等治疗手段失败和患者死亡的主要原因。因此,对它们的深入研究至关重要。

## 一、肿瘤侵袭的发生和机制

### (一)肿瘤侵袭的概念

恶性肿瘤细胞离开原发肿瘤生长的部位而侵犯邻近组织,并在该处继续繁殖生长,这个过程称之为侵袭。肿瘤侵袭是肿瘤细胞、周围间质相互作用和机体整体调节的结果,是肿瘤播散的第一步,其标志是肿瘤细胞突破基底膜。侵袭又分为原发性侵袭和继发性侵袭,原发性侵袭指癌细胞由瘤灶向邻近组织侵袭;继发性侵袭是指癌细胞离开原发灶后,到远处器官或部位定居生长为继发瘤,即转移灶,从此再继续向其周围组织侵袭,称为继发性侵袭。

## （二）恶性肿瘤细胞向邻近组织侵袭过程中的相关因素

### 1. 瘤细胞的原位移动

原位运动包括细胞分裂与伸出伪足。细胞分裂（cell division）是活细胞增殖其数目由1个细胞分裂为2个细胞的过程。分裂前的细胞称母细胞，分裂后形成的新细胞称子细胞。一般包括细胞核分裂和细胞质分裂两步。在多细胞生物中细胞分裂是个体生长、发育和繁殖的基础。1855年德国学者魏尔肖（R. Virchow）提出"一切细胞来自细胞"的著名论断，即认为个体的所有细胞都是由原有细胞分裂产生的，除细胞分裂外还没有证据说明细胞繁殖有其他途经。瘤组织外层的瘤细胞向周围微环境伸出胞质突起，它在恶性瘤细胞侵袭过程中的作用，已被大量资料所证实，瘤细胞的伪足可进入正常细胞的间隙，有的甚至能够穿过基底膜。

### 2. 瘤细胞的移位运动

单个瘤细胞从瘤组织表面脱落是移位运动的先决条件。当其从原位运动伸出伪足与靶细胞接触或沿细胞之间的间隙运动时，就可牵引细胞其他部分向前运动，使瘤细胞脱离瘤体，进行移位运动。

### 3. 瘤细胞运动的方向与动力

瘤细胞倾向于沿阻力最小的方向运动，运动的主动力是指瘤细胞中的肌动蛋白、肌球蛋白以及相关蛋白分子构成基本的动力系统。当瘤细胞伸出伪足牢固地黏附到具有一定硬度的基质上时，动力系统就产生提供细胞其余部分向前运动的机械能。

### 4. 瘤细胞运动与侵袭的关系

新近研究表明，存在不同侵袭和转移能力的克隆细胞株，在小鼠肺腺癌细胞系LA795的不同侵袭能力的克隆株细胞里，体外运动性实验结果也颇为相似，即瘤细胞体外运动性与侵袭程度呈正相关。

## （三）肿瘤侵袭的机制

### 1. 黏附

肿瘤细胞黏附其他肿瘤细胞、宿主细胞或ECM成分的能力影响其侵袭。黏附在侵袭过程中起双重作用，一方面肿瘤细胞必须先从其原发灶的黏附部位脱离，说明黏附可抑制侵袭；另一方面肿瘤细胞又需要借助黏附才能移动，肿瘤细胞从连续的黏附与去黏附中获得运动的牵引力，所以说侵袭的过程首先是黏附和去黏附相互交替的过程。

### 2. 降解

在癌细胞的侵袭过程中会遇到一系列的组织屏障，这些屏障由ECM中的基底膜及间质、基质所组成，不同的基质成分是由不同的蛋白水解酶降解的，水解酶可来自瘤细胞自身分泌,也可由局部宿主细胞受诱导而分泌,还可以是基质内原本存在的酶前体激活所致。基质的溶解就发生在紧靠肿瘤细胞的局部,在该处活化的酶类与内源性抑制物相互作用,这些相应的蛋白酶类抑制物可来自血液,或存在于基质内或由相邻的正常细胞所分泌,故癌细胞的侵袭与否主要取决于水解酶的局部浓度与它们相应的抑制物之间的平衡。

### 3. 运动

具有高度侵袭能力的细胞往往同时具有活跃的细胞运动能力。因此可以说运动能力是肿瘤细胞侵袭的基本条件。肿瘤细胞能对多种不同的刺激物反应而移动,如在液态中被刺激的移动反应可以是随机的,或指向一定的浓度梯度,称为趋化性;它还可在无可溶性吸引物时,以定向的方式向不溶性的基质蛋白移动,称为趋触性。

## 二、肿瘤局部浸润

某些物质或细胞在质或量方面异常分布于组织间隙的现象称为浸润。通常浸润发生于恶性肿瘤,但个别良性肿瘤有时也显示浸润,如血管瘤包膜不全,境界不清。甚至一些瘤样病变,如增殖性肌炎、结节性筋膜炎也可显示浸润现象,即使有浸润也不发生转移。各种恶性肿瘤浸润的表现有所不同,一旦发生浸润则要称为"浸润癌"。肿瘤细胞侵入周围间质后,大多都在基质中压力最小处增殖生长,形成不规则的异常肿块,即直接蔓延。肿瘤细胞也可侵入局部淋巴管,沿淋巴管连续生长蔓延,尤其见于消化道肿瘤。此外肿瘤细胞也可侵入局部毛细血管或小静脉后生长蔓延。如宫颈癌向宫腔的扩散说明肿瘤可通过浆膜或黏膜下间隙在浆膜面或黏膜面生长。

## 三、肿瘤转移

### 1. 肿瘤转移的定义

恶性肿瘤细胞脱离其原发部位,通过各种渠道转运到不连续的靶组织或器官继续增殖生长,形成与原发肿瘤相同性质肿瘤的过程称为肿瘤转移。

肿瘤的转移包含脱离、转运、生长 3 个互不离分的环节,瘤细胞首先脱离原发灶,侵入基底膜并在周围间质中浸润生长;肿瘤细胞与局部毛细血管或毛细淋巴管内皮细胞密切接触并穿透其管壁,或突入腔道,在脉管内继续存活并随之转运,同时启动血小板的聚集,形成小瘤栓,到达靶组织形成转移瘤。

### 2. 肿瘤转移的特点

(1)规律性:转移与原发瘤相隔一定距离,不具连续性,这样可与肿瘤浸润导致的直接蔓延相区别。多数情况下转移瘤呈多个,淋巴道转移者累及的淋巴结往往由近及远,顺次发展;血道转移者受累器官多表现为分散的、近包膜的球形结节。不同类型肿瘤其转移途径的倾向性不同,一般来说癌主要发生淋巴道转移,肉瘤多循血道转移,有些肿瘤转移早期有其特异的亲和性器官,如结肠癌易转移到肺和肝,乳腺癌易转移到肺、骨和脑,脑肿瘤极少发生颅外转移,而脑却是肿瘤转移的好发靶器官。肿瘤转移的选择性定位很可能是由于这些部位有吸引肿瘤细胞并促进其生长的物质存在。即只有具有一定特性的癌细胞才能适应于在某个器官的微环境中生存、生长并形成转移灶。

(2)非规律性:各种肿瘤有不同倾向的转移途径,癌多发生淋巴道转移,肉瘤则多循血道转移。但也有特例,如绒毛膜细胞癌、肾癌及前列腺癌等多由血道转移至肺,即便同为肺癌,肺鳞癌多经淋巴道转移,但腺癌则倾向于血道和胸膜种植性转移;胃癌除淋巴结转移外,尚可引起双侧卵巢的 Krukenberg 瘤。转移瘤发生变异者屡见不鲜,多数转移瘤分化更差,以致特殊结构丧失;亦有分化反而较高,甚至出现原发瘤中较难发现的结构,如肝癌的肺转移灶中显示细胞内胆汁等。

3.肿瘤转移的类型

(1)淋巴道转移:淋巴道转移是恶性肿瘤,尤其是癌的常见转移途径。瘤细胞脱离原发瘤,侵袭基底膜,并在周围间质中浸润性生长,肿瘤细胞与毛细淋巴管内皮细胞粘连,穿过内皮细胞间的暂时裂隙,在淋巴管内存活并被转运;到淋巴结后停留增生,进而粘连并穿过内皮细胞和基底膜进入淋巴结实质生长。

肿瘤转移至局部淋巴结除决定于肿瘤细胞本身的生物学特性外,也与淋巴结的局部屏障作用有关,后者包括淋巴窦的机械性屏障和淋巴组织的生物性屏障(生化环境、免疫等)。转移灶可以发展成再转移的源泉,因此,淋巴结被肿瘤转移后多形成由近到远的逐渐发展,但也存在“跳跃式转移”“逆行”甚至“交叉”式转移。

(2)血道转移:血道转移指已脱落的瘤细胞经过血液系统被带到全身其他部位又发生同样肿瘤的现象。当瘤细胞进入体循环的静脉系统时,首先发生肺转移,肺内的转移瘤亦可由肺进入肺静脉,经左心扩散至全身各脏器。消化道的恶性肿瘤,特别是胃肠道癌,首先累及肠系膜上、下静脉,然后循门静脉进入下腔静脉,通过心脏进入肺脏而发生肺转移癌,这一过程中,血循环中肿瘤细胞的数目多少对转移过程及转移数目至关重要。

(3)种植转移:种植转移是除淋巴道、血道以外的另一种恶性肿瘤转移途径,导致浆膜面、黏膜面或其他处转移瘤的生长。浆膜面的种植转移以腹膜最常见,其次为胸膜,蛛网膜下腔或脑室内也可累及,偶见于心包膜或睾丸鞘膜。腹膜的种植转移灶可位于直肠膀胱陷窝或直肠子宫陷窝等下垂部位,临床上肛门指检在发现肿瘤种植性转移方面具有重要意义。种植性转移还可在自身接种或异体接种的情况下发生,称为特殊类型的转移。携带肿瘤细胞的手术器械或橡皮手套等可造成医源性自身接种性的肿瘤种植,对转移灶的分析不难发现其可能的转移途径。

# 第三节　肿瘤病理学

## 一、肿瘤病理学的基本概念

### 1. 增生

增生（hyperplasia）指组织细胞的增多，同时常伴有细胞的肥大，但无异型性。它是在某种物理或化学等刺激因子作用下，引起组织与细胞的生理性或病理性变化。一旦刺激因子去除，一般可恢复到正常状态。在被覆上皮一般表现为上皮组织增厚，细胞增多。在间叶组织一般表现为细胞增多，排列紧密等。

### 2. 不典型增生

不典型增生（atypical hyperplasia，dysplasia）属于癌前病变。指上皮细胞的异型增生，主要形态学表现为细胞核相对增大，核膜增厚，染色质增多，核形不规则，核浆比例增大。其处于一种不稳定状态，在某种因素继续作用下可转变为恶性肿瘤；如去除某些因素，又可恢复至正常状态。多数学者认为不典型增生可分 2 型，即炎性不典型增生和瘤性不典型增生。炎性一般不发生恶性转化，为 DNA 二倍体；瘤性可发生恶变，是真正的癌前病变，多为 DNA 非整倍体，应密切随访观察。根据病变程度又可分为 3 级。Ⅰ级：轻度，病变位于上皮全层的下 1/3；Ⅱ级：中度，病变位于上皮全层的 2/3；Ⅲ级：重度，病变几乎累及全层。

### 3. 原位癌

原位癌（carcinoma in situ）又称上皮内癌、浸润前癌等。重度不典型增生的上皮细胞进一步发展已累及上皮全层，但未侵犯基底膜，是最早期的癌，是不可逆转的。其特点是癌细胞的异型性更加明显，核形不规则，核膜增厚，染色质增粗，核仁突出，核浆比例增大，有丝分裂增多；癌细胞 DNA 分析主要为增殖倍体及较多非整倍体。

### 4. 化生

化生（metaplasia）通常指一种组织或细胞，在某些因素作用下，由一种组织转变为另一种组织。一般认为，组织的化生通常为器官或组织的保护性反应。如子宫颈管柱状上皮或腺上皮的鳞状上皮化生；胃黏膜上皮的肠上皮化生。

### 5. 分化

分化（differentiation）即细胞由幼稚到成熟的过程。在肿瘤病理学中是指肿瘤细胞与起源部位的成熟细胞的相似程度。肿瘤细胞分化越好，与其相应的起源组织越接近；

分化越差,成熟程度越低,与其相应的起源组织形态上差异越大,肿瘤的恶性程度越高。根据瘤细胞分化水平的不同,将一些组织的恶性肿瘤分为高分化、中分化、低分化和未分化。分化与肿瘤的生长增殖潜能和恶性程度成反比。

**6. 癌前疾病**

癌前疾病(precancerus disease)是一种独立的疾病,在某种因素作用下,可以变成癌症。如胃癌前疾病有慢性胃溃疡、萎缩性胃炎、胃息肉等,其他的如着色性干皮病等。

**7. 癌前病变**

癌前病变(precancerous lesion)是一个病理学概念,指各种上皮组织细胞的非典型性增生,是具有癌变潜能的良性病变。通常泛指任何肿瘤的前驱病变,也包括肉瘤的前驱病变。如胃黏膜非典型性增生、乳腺导管上皮非典型性增生等。肉瘤前病变如白血病前期、淋巴瘤前驱等也是癌前病变。

## 二、肿瘤良恶性区别

良性与恶性肿瘤的比较见表1-1。

表 1-1　良性与恶性肿瘤的比较

|  | 良性肿瘤 | 恶性肿瘤 |
| --- | --- | --- |
| **生长特性** |  |  |
| 生长方式 | 膨胀性或外生性 | 多为浸润性 |
| 生长速度 | 通常生长缓慢 | 生长较快,常无止境 |
| 边界与包膜 | 边界清晰,常有包膜 | 边界不清,常无包膜 |
| 质地与色质 | 接近正常组织 | 与正常组织差别较大 |
| 浸润性 | 少数伴局部浸润 | 一般有浸润蔓延现象 |
| 转移性 | 不转移 | 一般多伴有转移 |
| 复发 | 一般不复发 | 治疗不及时常易复发 |
| **组织学特征** |  |  |
| 分化程度 | 分化良好 | 分化不良 |
| 异型性 | 无明显异型性 | 常有异型性 |
| 排列与极性 | 排列规则,极性良好 | 极性紊乱,排列不规则 |
| 细胞数量 | 稀散,较少 | 丰富而密集 |
| 核膜 | 通常较薄 | 通常较厚 |
| 染色质 | 细腻,较少 | 通常深染,增多 |
| 核仁 | 不增多,不变大 | 粗大,数量增多 |
| 核分裂相 | 不易见到 | 增多,可见不典型核分裂 |

### 三、癌与肉瘤比较

恶性肿瘤来自上皮组织的为癌(carcinoma),来自间叶组织的为肉瘤(sarcoma)。癌与肉瘤的区别见表1-2。

表1-2　癌与肉瘤的比较

|  | 癌 | 肉瘤 |
|---|---|---|
| 肿瘤起源 | 主要起源于内、外胚层,也可起源于中胚层 | 主要起源于中胚层,也可起源于神经外胚层 |
| 组织来源 | 来自上皮组织 | 来自间叶组织或原始的中胚层组织 |
| 肿瘤部位 | 多位于体表或内脏 | 多位于躯干、四肢、腹膜后 |
| 肿瘤外观 | 切面常呈粗颗粒状,常有坏死 | 切面细腻,鱼肉样,常有出血 |
| 组织学特点 | 巢状,片块,常为纤维组织包绕 | 弥漫性,单个瘤细胞,被纤维组织包绕 |
| 特殊染色 | 癌巢被网状纤维围绕 | 癌细胞被网状纤维围绕 |
| 超微结构 | 多有桥粒,张力纤维,腺癌有连接复合体,APUD瘤有神经分泌颗粒,细胞器较发达 | 细胞器一般不发达,无特殊的细胞连接,各种肉瘤都有特异的超微结构特点 |
| 免疫组化特点 | 上皮细胞性抗原阳性<br>如 Keratin,EMA | 上皮细胞性抗原阴性<br>但相应的抗体阳性 |
| 转移 | 主要为淋巴结转移 | 主要为血道转移 |

### 四、肿瘤良、恶性及对机体的影响

一般来说,良性肿瘤除非发生在要害部位,通常对机体危害不大。恶性则不然,它有浸润与转移的生物学特性,对机体影响严重,甚至危及患者生命。

1. 良性肿瘤对机体的影响

肿瘤发生于体表,常有碍面貌。有些肿瘤很大,增加患者负担,引起疼痛。有些发生在关键部位能导致病人死亡,如心脏黏液瘤等可引起心脏传导阻滞造成患者死亡;垂体腺瘤可压迫视神经交叉,引起双偏盲等。

2. 恶性肿瘤对机体的影响

恶性肿瘤对机体的影响比良性肿瘤重,发展快,常有全身性表现。

(1)局部浸润:恶性肿瘤局部浸润所造成的影响视浸润部位及脏器而异,其可导致空腔脏器管腔狭窄、闭锁、瘘、浸润、局部炎症,引起功能障碍。如输尿管癌可导致肾盂积水、肾功能衰竭等。食管癌可累及纵隔形成纵隔炎;累及支气管形成支气管瘘,进而发展成吸入性肺炎等。

(2)远处转移:其对机体的影响因转移部位及肿瘤的生物学行为而异,一般导致主要脏器功能的衰竭。如转移至肺脏可引起呼吸功能衰竭,转移至肝脏可造成肝功能衰竭等。

(3)恶病质:恶病质(cachexia)是恶性肿瘤晚期的临床特征,主要表现为食欲减退、极度消瘦、贫血乏力、全身衰竭等,为肿瘤晚期的系列性临床症状。

# 第四节　肿瘤标志物

肿瘤标志物(tumor marker)是在肿瘤发生和增殖过程中,由肿瘤细胞生物合成、释放或由组织产生的与肿瘤密切相关的物质。理想的肿瘤标志物应具备以下特点:对恶性肿瘤有高度特异性;对恶性肿瘤类型也具有特异性;能用于肿瘤早期诊断和筛查,标志物含量能反映肿瘤负荷,因而能作为判断肿瘤预后、评价疗效和检测复发转移的方法。

由于肿瘤标志物的来源和性质非常复杂,目前的分类法多是按照以下2方面进行:一是按肿瘤标志物的来源,可分为肿瘤特异性标志物和肿瘤相关性标志物;二是按肿瘤标志物本身的化学特性,可分为肿瘤胚胎性抗原标志物(AFP、CEA、SCC等)、糖类标志物(CA125、CA199、CA153等)、酶类标志物(肌酸激酶、乳酸脱氢酶、前列腺特异性抗原等)、激素类标志物(儿茶酚胺类、降钙素、HCG等)、蛋白质类标志物($\beta_2$-微球蛋白、铁蛋白、本周蛋白等)、基因类标志物等。

# 第五节　细胞周期与肿瘤

细胞周期是一个细胞的完整的生命过程,包括细胞分裂期(M期)和分裂间期。分裂间期是细胞增殖的物质准备和积累阶段,分裂期则是细胞增殖的执行过程。研究发现,细胞周期的有序进行,受着严密的调节和控制。细胞周期调控的分子机制是高度有序的,并在进化中有很强的保守性。如果细胞增殖缺乏保真性,就会导致细胞遗传不稳定,这是高等真核生物细胞发生恶变的重要因素。为了阐明癌症的起因和制定清除癌细胞的最佳策略,必须区分正常细胞与肿瘤细胞之间的分子特征。正常细胞周期调控的异常反映了癌细胞某些特征性分子的异常。本章将对现有的细胞周期的调控机制及其在恶性肿瘤发生中的变化等作一介绍。了解这些异常病理过程,有助于人们更加深入地认识癌症的发生、发展和诊疗。

## 一、细胞周期

细胞周期是指细胞从上一次细胞分裂结束到下一次细胞分裂完成所经历的整个过程,在这个过程中周而复始,呈现一定的周期性。包括 $G_1$ 期(DNA 合成前期)、S 期(DNA 合成期)和 $G_2$ 期(DNA 合成后期), $G_1$ 期是细胞生长的时期,S 期是 DNA 开始完成复制、含量倍增的时期,而 $G_2$ 期是细胞为 M 期进行各项准备的时期。

1. 细胞周期时间

每一个细胞周期所经历的时间称为细胞周期时间。细胞周期时间有以下特点:①不同细胞中各分期的持续时间存在着差异,即使同一系统的细胞也各不相同;②分裂间期时间远远超过 M 期;③各分期中, $G_1$ 、S 期的持续时间较长, $G_2$ 期较短,M 期最短;④ $G_1$ 期的变化范围最大;⑤细胞周期不同阶段的交替过程中可能存在多个控制点(R 点)或检验点,如 $G_1$ /S 转换点、 $G_2$ /M 检验点等。细胞通过一个检验点后,在 $G_1$ 后期开始转录,这一控制点在酵母细胞称为"启动点",在哺乳动物称为"限制点"。

根据细胞在细胞周期中 DNA 合成及细胞分裂能力的不同,可将细胞大致分 3 类:

(1)连续分裂的细胞,如造血干细胞、部分骨髓细胞、肿瘤细胞等。这类细胞具有持续分裂能力,细胞周期连续运转,始终保持旺盛的分裂活性。其能量和物质代谢水平高,对外界环境信号敏感,分化程度低,周期时间较为稳定。

(2)不分裂细胞,如神经细胞、肌肉细胞、红细胞等。这种细胞丧失了分裂能力,最终走向衰老和死亡。但其结构和功能高度分化,具有特异的生理机能。

(3)休眠期细胞,如淋巴细胞、肝、肾细胞等。这类细胞在 $G_1$ 期合成具有特殊功能的 RNA 和蛋白质,使细胞发生结构和功能的分化,随后代谢活性降低,较长时间地停留在 $G_1$ 期,暂时不进行增殖,但是仍然保持着增殖能力。在适当刺激下,重新进入细胞周期进行有丝分裂,对机体的创伤修复、组织再生和免疫功能有重要的意义。

2. 细胞周期的调控点

细胞周期的调控是严格有序、极其复杂的过程,涉及多个因子在多层次上的作用。这些因子通常在细胞周期某一个特定时期(称之为调控点)起作用。细胞周期的运行,取决于 3 个重要的调控点,这些调控点可以保证在前一事件完成之后才启动下一个事件,使细胞周期按一定的顺序进行。当细胞处于特殊情况下,如复制不完全或 DNA 损伤,细胞周期将被阻断,此时细胞就会停在某一调控点,并启动有关程序对损伤进行修复,待修复完成后再进入下一阶段。

细胞周期的 3 个调控点分别为 $G_0$ / $G_1$ 、 $G_1$ /S、 $G_2$ /M。正常情况下,哺乳动物体内的大部分细胞处于非增殖状态的休止期( $G_0$ 期),只有在一定条件下才进入 $G_1$ 期,控制从 $G_0$ 期进入 $G_1$ 期的为 $G_0$ / $G_1$ 调控点。DNA 复制的启动发生在 $G_1$ 期,如果能够通

过 $G_1/S$ 调控点,细胞就可以进入 S 期,该调控点称为限制点(R 点),通过 R 点的细胞将不可逆地进入 S 期直至完成细胞分裂,否则可因外部环境或内部的不良改变而继续停留在 $G_2$ 期。触发细胞有丝分裂发生在 $G_2$ 期的末尾,由于细胞一般不会停留在 $G_2$ 期,相比之下,$G_1/S$ 是大多数二倍体细胞细胞周期的主要调控点,在通过 R 点前必须合成一种不稳定的蛋白质,当它累积到一定量时才能通过 R 点而启动 DNA 合成,这是控制细胞增殖的关键。细胞周期调控体系是由专门调控细胞周期的一系列基因的表达产物所组成的。

## 二、细胞周期调控

细胞周期的准确调控对生物的存活、繁殖、发育和遗传都很重要。高等生物的细胞需要面对来自环境和其他细胞、组织的信号,并做出正确的应答,以保证组织、器官的形成、生长及创伤愈合等过程能正常进行,因而需要更为精确的细胞周期调控机制。

人们普遍认为,细胞周期控制系统主要由细胞周期素(cyclin)、细胞周期素依赖激酶(CDK)和 CDK 抑制物(CKI)3 大类蛋白家族组成。其中 CDK 是调控网络的核心,cyclin 对 CDK 具有正性调控作用,CKI 有负性调控作用,共同构成了细胞周期调控的分子基础。周期素与 CDK 以 cyclin-CDK 复合物的形式发挥作用,其中周期素为调节亚单位,CDK 为催化亚单位,细胞内周期素浓度随细胞周期进程发生周期性的升降变化,从而调节催化亚单位的磷酸激酶活性,通过 CDK 调节下游其他蛋白质的 Ser/Thr 残基磷酸化而发挥作用。CKI 能竞争性地与 CDK 结合,抑制其活性,从而调节细胞周期的进展速度。对细胞周期调控机制和肿瘤细胞周期调控机制改变的重大发现,对认识肿瘤发生和演进、临床诊断与治疗具有重要的价值。

### 1. 细胞周期素

人类周期素主要有 5 类:cyclin A、B、C、D、E,它们分别参与细胞周期中不同时期的调节。Cyclin A 在 $G_1$ 期即开始表达并逐渐积累,一直持续到 $G_2/M$ 期;cyclin B 则从 S 期开始表达并增加,到 $G_2$ 期后期达到最大值并一直维持到 M 期的中期阶段,然后迅速降解;cyclin C 的水平在 $G_1$ 期中点时达到顶峰,但只略有增加,在细胞周期其他时期内变动很小,提示其在 $G_1$ 期发挥作用;cyclin D 在细胞周期中持续表达;而 cyclin E 在 M 期晚期和 $G_1$ 期早期开始表达并逐渐累积,到达 $G_1$ 期的晚期达最大,然后逐渐下降,到 $G_2$ 期降至最低值。

### 2. 细胞周期素依赖性激酶

与细胞周期有关的激酶包括多种细胞周期素依赖性激酶(CDK),这些激酶本身并无催化蛋白质磷酸化的活性。在人体细胞中发现了 7 种 CDK,即 CDK1 ~ CDK7,它们彼此在 DNA 序列上的同源性超过 40%,一个催化核心,均属丝氨酸和苏氨酸激酶。CDK

在整个细胞周期中的含量是平稳的,但在细胞周期不同时相中,不同的 cyclin 的集聚与相应 CDK 结合并被激活。CDK 激活的底物主要有 PRB、E2F、P107、P103 等,具有促进细胞周期时相转变、启动 DNA 合成、促进细胞分裂、推进细胞周期运行的重要功能。在人类 7 种 CDK 中,CDK1 是细胞分裂周期基因(cdc 基因)2 的产物,与 cyclinA 和 cyclinB 形成复合物,引起构象改变,这是形成酶的活性所必需的;CDK2 参与 $G_1$ 和 S 期基因表达的调控。关于 CDK4 和 CDK2 在肿瘤发生中的作用研究较多,其他种类的 CDK 均有自己的独特作用,具体调节机制尚需进一步研究。

### 3. CDK 抑制物

人类已知的 CKI 按结构可以分为 2 个家族,即 p21 家族和 p16 家族。其中 p21 家族包括 p21、p27、p57 等,能广泛抑制 cyclin-CDK 的作用,p16 家族包括 p16、p15、p18、p19 和 p20 等,它们同 CDK4 和 CDK6 结合,能够特异性抑制 CDK4 – cy – clinD、CDK6 – cyclinD1 的活性。多种 CKI 是细胞周期调控的驱动机制中直接的"刹车"装置,可通过抑制相应的 CDK 或 cyclin-CDK 复合物的活性,阻止细胞周期进程。CDK/cyclin/CKI 形成复杂的调控网络系统,可精细地调节细胞周期的运行。

### 4. 细胞因子

细胞因子是一类多肽类物质,能够与特异性、高亲和性的细胞外基质、可溶性受体及细胞膜上受体结合,向细胞内传递信号,刺激细胞增殖。在刺激细胞由 $G_0$ 期进入 $G_1$ 期的过程中,不同的细胞因子在不同阶段发挥不同的作用。细胞因子与细胞表面相应的受体结合,使之变构而激活了蛋白激酶活性,使细胞内靶蛋白的 Tyr 残基发生磷酸化,进一步触发由胞质到胞核的一系列信号传递反应。在核内调控蛋白接受了传来的增殖信号后,通过变构激活,与基因组内特定的调控序列发生相互作用,启动与细胞增殖调控相关的特定基因转录,首先激活 myc、jun 等早期反应基因的表达,并进一步活化 cyclin 和 CDK 的合成,调控体系相关的蛋白,调控细胞周期的进行。

### 5. 参与细胞周期调控的癌基因和抑癌基因

细胞癌基因和抑癌基因编码的蛋白质,对正常细胞的生长、分化极为重要,如果癌基因激活和抑癌基因失活,可导致正常细胞的生长失去控制。大量研究表明,癌基因在细胞的增殖和转化中具有重要的调节作用,特别是存在于细胞中的原癌基因,它在正常细胞的生长、发育和分化中起着不可替代的作用。在细胞增殖调控中,大多数原癌基因活化后其编码蛋白大量表达,从而刺激细胞增殖,对细胞周期具有促进作用。而抑癌基因则是起着与原癌基因相反的抑制与负调节作用。抑癌基因正常时,其表达产物或 CKI,如 p15、p16 和 p21 等蛋白,可与 cyclin-CDK 复合物结合而发挥抑制 CDK 的作用,抑制细胞周期的进展,或其表达产物能通过 CKI 发挥抑制细胞周期的作用,如 p53 蛋白。

### 三、细胞周期和肿瘤

绝大多数肿瘤细胞的增殖周期和它相应的正常细胞的周期是相同的,甚至比正常细胞还要长(表1-3)。

表1-3　人的正常细胞与肿瘤细胞增殖周期的比较

| 细胞种类 | 周期/h | 细胞种类 | 周期/h |
|---|---|---|---|
| 食管上皮 | 144 | 食管癌 | 250.8 |
| 胃上皮 | 66 | 胃癌 | 80.0 |
| 结肠上皮 | 24~48 | 结肠癌 | 22~125 |
| 骨髓细胞 | 24~40 | 急性白血病 | 48~96 |

按照增长速度,把肿瘤分为2类:一类是增长率较快的肿瘤,如白血病、淋巴瘤、绒癌等;另一类是增长率较慢的肿瘤,如肺癌、乳腺癌、间质瘤等。

1. 肿瘤细胞的增殖周期

分为 $G_1$、S、$G_2$、M 4个时期。不同肿瘤组织细胞群之间的比例随着肿瘤的病理类型、生长快慢而不同,主要包括以下几种细胞群:

(1)增殖细胞群:在肿瘤中这类细胞处于持续增殖状态,与肿瘤增长直接相关,其恶性程度可能取决于这类细胞含量的多寡。这类细胞对抗肿瘤药物敏感,肿块易于控制。

(2)不增殖的细胞群:这类细胞不再返回增殖周期,而通过分化、衰老直至死亡,对抗肿瘤药物不敏感。

(3)暂时不增殖的细胞群:这类细胞是肿瘤复发的根源。这类细胞处于 $G_0$ 期,生长代谢不活跃,对药物极不敏感。

2. 细胞周期与肿瘤治疗

如果能够诱发 $G_0$ 期细胞进入增殖期,则可以提高其对化疗药物的敏感性,便于发挥药物的作用,从而可能有效地防止癌转移和扩散。处于 S 期的肿瘤细胞,对致癌物作用比较敏感,需要合成嘌呤和嘧啶等碱基,出现了许多碱基磷酸化和聚合作用有关的酶,在拆开 DNA 双链后,沿 DNA 单链暴露出许多活性部位,这些都为化疗药物提供了作用点。处于 $G_2$ 期的肿瘤细胞对放射较为敏感,可通过人工诱导,使 $G_2$ 期的肿瘤细胞发生同步分裂,然后采用放射线照射,提高放疗效果。人们依据抗癌药物对细胞周期作用的关系,把抗癌药物分为以下种类(表1-4)。在临床上使用抗癌药物时,可根据抗癌药物对细胞周期不同阶段的作用进行合理选择。同时,也要注意给药时间和细胞周期的关系,以及对 $G_0$ 期细胞的杀灭和进行同步化的治疗等,以获得最理想的治疗效果(表1-4)。

表 1-4 常用抗癌药物细胞周期分类

| 细胞周期 | | 药物名称 | 性质 |
| --- | --- | --- | --- |
| 非特异性 | | 氮芥、其他氮芥类（氮化芥、芥丁酸等） | 烷化剂 |
| 特异性（对 $G_1$ 期作用最强） | | 环磷酰胺、噻替哌、溶肉瘤素、双氯乙亚硝基脲 | 抗癌抗生素 |
| | | 放线菌素 D、光辉霉素、阿霉素、链氮霉素、5-氟尿嘧啶 | 抗代谢剂 |
| 相对特异性 | S 期 | 阿糖胞苷、脱氧核苷、氨甲蝶呤、羟基脲、喜树碱 | 生物碱 |
| | M 期 | 秋水仙素、长春碱、长春新碱 | 生物碱 |

# 第六节　肿瘤基因及其调控机制

尽管胚系细胞有时携带某些遗传变异，但能够遗传的变异是极个别的，绝大多数变异发生在体细胞，如染色体易位、缺失、倒位、扩增或点突变。有些突变能激活癌基因而对肿瘤转化产生正向效应；抑癌基因产物则是一个肿瘤生长负向调控因子，但其失活后会促进肿瘤形成。

## 一、癌基因

### （一）癌基因的基本概念

1. 病毒癌基因和细胞癌基因

逆转录病毒的研究对于阐明人类癌症的发生机制具有重要意义。逆转录病毒的基因组中除了病毒本身复制所必需的基因，如编码病毒核心蛋白（gag）、外壳糖蛋白（env）及逆转录酶（pol）等的基因外，还包括一个能引起细胞恶性转化的基因。这种基因就是现在为人们所熟知的癌基因（oncogene，onc）。由于最初是在病毒中发现的，所以称之为病毒癌基因（v-onc）。后来发现，在许多动物的正常细胞中都存在着与 v-onc 相对应的 DNA 序列，称之为原癌基因（proto-oncogene）或细胞癌基因（c-onc）。

现有资料表明：

（1）细胞癌基因与病毒癌基因基本上是同源的，但用 DNA 测序技术可查明，在两者之间可以有一个或几个碱基对的差别。所以现在认为，细胞癌基因是病毒癌基因的前体，而病毒癌基因则是细胞癌基因的转导翻版。

（2）细胞癌基因在长期进化过程中极为保守，在无脊椎动物（如果蝇）的基因组中就可以找到与哺乳动物细胞癌基因基本上同源的序列。正常情况下，细胞癌基因不仅对机体无害，而且可能在发育过程中，以至于对生命的维持起着重要的作用。

（3）细胞癌基因在正常细胞中可以有低水平的表达,而在癌组织中与其相对应的活化癌基因的表达水平却很高。

## 2. 癌基因家族

细胞癌基因种类繁多,有少数基因尚未归于基因家族,但大部分癌基因依据基因结构与功能的特点可分为以下几个基因家族。如 src 癌基因家族是最早发现的细胞癌基因,这个家族也是人们了解最多的细胞癌基因家族,它们种类很多,功能多种多样,但其蛋白质产物多具有蛋白氨酸激酶活性以及同细胞膜结合的性质,而且它们的蛋白质产物之间大部分氨基酸序列具有同源性;ras 癌基因家族包括 3 类密切相关的成员,即 H-ras、K-ras 和 N-ras,其表达产物多属于信息传递分子;myc 癌基因家族包括 c-myc、l-myc、m-myc、fos、myb、ski 等基因。与 ras 癌基因家族相反,此类基因所表达的蛋白质产物定位在细胞核内,属于 DNA 结合蛋白类,或是转录调控中的反式作用因子,对其他多种基因的转录有直接的调节作用;myb 癌基因家族包括 myb 和 myb-ets 复合物等基因,所表达的蛋白质产物也定位在细胞核内,是一类转录调节因子。

## （二）癌基因表达产物在细胞增殖信号转导中的作用

增殖信号通过信号转导途径传入细胞,最后通过反式作用因子的作用使多种与细胞增殖有关的基因表达,从而使细胞进入增殖状态。癌基因编码产物是对细胞增殖起调控作用的,其编码产物主要可以分为以下几种类型:①生长因子类:如人血小板来源生长因子（PDGF）、人上皮生长因子受体（EGFR）等;②酪氨酸激酶类:如细胞表面生长因子受体、膜结合的酪氨酸激酶等;③丝氨酸/苏氨酸激酶类:主要包括 raf-1、mos 和 pim-1 这 3 种;④GTP 结合蛋白（G 蛋白）类:包括 Ras 家族的 H-ras、K-ras、N-ras 3 个癌基因;⑤核结合蛋白类:有 myc、myb、fos 等 12 个。

近年来发现的一些新的癌基因,在癌变过程中起着重要的作用,如 int-2 具有刺激表皮细胞生长的作用,但需要与其他基因协同才能完成细胞的恶性转化。int-2 基因的扩增率在乳腺癌中达 19%,但扩增的倍数不高。故该基因的高表达与肿瘤的转移、复发和预后不良有关。met 主要功能为促进肝细胞生长及诱发细胞转化,其活化与多种肿瘤的发生有关,其活化机制主要为扩增和重排。已证明,其蛋白产物在胃癌和肝癌等肿瘤中的表达高出正常组织许多倍,而且表达程度与预后有关。除此之外,还有增殖细胞核抗原（proliferating cell nuclear antigen,PCNA）主要在 $G_1$ 后期及 S 早期在核仁中合成并在细胞核内聚集,可作为判断细胞增殖情况和预后的一种手段。mdm2 癌基因不仅可通过扩增而直接致癌,而且可作用于抑癌基因 p53 使正常的 p53 失活而间接致癌。

## （三）癌基因恶性激活的机制

细胞癌基因存在于正常细胞中,正常情况下并不表现出致癌性,只有在各种内、外因共同作用下使细胞癌基因活化,才能导致肿瘤发生。癌基因活化的机制主要有以下

6 种:

(1)转导(transduction):逆转病毒的转导作为 c-onc 的活化机制之一,有助于进行转导的细胞获得生长优势。

(2)点突变(point mutation):从肿瘤细胞提取的 DNA 转移至正常细胞,可引起后者转化为带有恶性表型的细胞,如失去贴壁性、形成细胞灶、注射动物成瘤等。突变点并不是随意的,常发点是序列部位 12,13,59 和 61;除了 p53 是一种例外之外,所有发生点突变的癌基因都有刺激生长的性质。

(3)插入突变:逆转录病毒中的慢病毒本身不含有癌基因,但能以前病毒的形式插入到宿主细胞癌基因的附近而将其激活,最典型的例子是禽白血细胞增多症病毒(AW)。

(4)易位:某些肿瘤中存在明显的染色体易位(transloca-tion),常见的有 t(10;18),还有 t(8;14)。Pli 染色体的易位常伴有癌基因的活化,白血病是一个典型代表。

(5)基因扩增:在某些造血系统恶性肿瘤中,癌基因扩增(gene amplification)是一个极常见的特征,如前髓细胞性白血病细胞系和这类病人的白血病细胞中,c-myc 扩增 8 ~ 32 倍。

(6)基因甲基化的改变:在肿瘤细胞中可发现癌基因和抑癌基因的甲基化改变,表现为癌基因的低甲基化或去甲基化,或抑癌基因的异常甲基化。

## 二、抑癌基因

由于抑癌基因的改变表现为其功能的减弱或丧失,所以分离时比癌基因困难得多,对抑癌基因尚无明确分类,但近年来由于抑癌基因数量的增多,而其中一些基因在功能上与传统的抑癌基因有很大的不同,为便于了解起见,将其分成 2 大类:表现为丧失功能的抑癌基因(传统的抑癌基因):Rb、FAP 相关的抑癌基因、p53、p73、NF1、FHIT、WT1、PTEN、ErbA、INK4 基因等;参与 DNA 修复的抑癌基因(新发现的抑癌基因):错配修复基因、BRCA1 基因、ATM 基因。

### (一)表现为丧失功能的抑癌基因

#### 1. Rb 基因

视网膜母细胞瘤(retinoblastoma)是婴幼儿眼恶性肿瘤中最常见的一种。大量研究资料证明,位于人类细胞第 13 号染色体长臂 13q14 区域的视网膜母细胞瘤易感基因(retinoblastoma susceptibility gene,Rb)的缺失或失活,是导致肿瘤发生的主要原因。转录因子 E2F 也能与 Rb 蛋白形成复合物,故 Rb 蛋白可通过同样的机制来调节 E2F 因子的转录活性。另外,Rb 基因可抑制细胞内癌基因的表达。例如,用 Rb 基因转染 NIH/3T3 细胞可抑制 c-fos 癌基因在 $G_1$ 晚期的表达。Rb 蛋白还可通过同 c-myc、N-myc、 erbB-2/neu 等癌基因产物相结合来调节细胞的增殖和分化。

2. wtp53 基因

P53 基因是一种研究得较深入的抑癌基因。最初发现,p53 基因能使鼠类细胞发生恶性转化,而且在恶性转化细胞中 p53 基因的表达增强。这些资料提示 p53 基因的作用似乎类似于癌基因,但随着研究的深入,发现肺癌、乳腺癌、大肠癌等实体瘤细胞中经常出现第 17 号染色体短臂丢失,而 p53 基因正好定位于 17p13.1 区域。进一步的研究表明,能够使鼠类细胞发生恶性转化的 p53 基因,实质上是突变型基因,而未发生突变的野生型 p53 基因不仅不诱发转化,相反能抑制细胞转化,是一个抑癌基因。

3. p73 基因

p73 基因的发现极为偶然。Kaghad 等于 1997 年在利用针对 IRS-1 结合区的寡核苷酸探针与 COS 细胞的 cDNA 文库进行杂交分析中,检出一假阳性克隆,它与 IRS-1 结合区无任何同源性,却与 p53 基因的大部分保守序列均同源。根据此序列编码的蛋白的相对分子质量,将其命名为 p73 基因。p73 基因由 13 个外显子和 12 个内含子组成,其表达产物 p73 蛋白与 p53 蛋白有同源性:p73 蛋白和 p53 蛋白一样具有 4 个主要的功能区,其氨基端的转录激活结构域与 p53 29% 同源,中部的 DNA 结合结构域与 p53 63% 同源,p53 的 6 个突变热点 p73 也完全保留,寡聚结构域有 38% 同源,而羧基端则未检出明显同源。

4. 与家族性腺瘤样息肉病(familial adenomatous polyposis,FAP)相关的抑癌基因

FAP 过去通常见于家族性结肠息肉病(familial polyposis coli,FPC),是一种常染色体显性遗传病。近年来对 FAP 与抑癌基因之间的关系研究得较多:APC(adenomatous polyposis coli)基因是 FAP 的易感基因,其基因产物定位于细胞质,APC 不仅同 FAP 有关,而且同散发性结肠癌、肺癌等肿瘤有关。MCC(mutated colorectal cancer)基因也是 FAP 的易感基因,在染色体上与 APC 相邻,同 G 蛋白偶联的乙酰胆碱蕈毒碱受体的一小片段有很高的同源性。MCC 不仅同 FAP 及结肠癌有关,还同小细胞肺癌及非小细胞肺癌等有关。DCC(deleted in colorectal carcinoma)基因定位于 18 号染色体长臂(18q21.3),其序列同神经细胞黏附分子有同源性。DCC 蛋白与细胞同细胞及细胞同基质之间相互关系有关。在结肠癌中可见到 DCC 基因的丢失。

5. NF1 基因

NF(neurofibromatosis type 1)基因是多发性神经纤维瘤的易感基因,定位于第 17 号染色体长臂(17q11.2)。NF1 蛋白同 Ras 族基因编码的 GTP 酶活性蛋白有一定的同源性。NF1 蛋白可能为抗增殖蛋白,表现为对 Ras p21 蛋白的负调节和阻止 Ras 介导的有丝分裂信号。NF1 失活足以产生良性的神经纤维瘤,但在恶变时可能还有别的基因参与。

### (二)参与DNA修复的抑癌基因

与经典的抑癌基因不同,有一些基因并不直接抑制细胞增殖或诱导细胞凋亡,但在细胞DNA修复中起重要作用。一旦这些基因由于缺失或突变而失活,则可使机体处于遗传不稳定(genetic instability)状态,此时由于各种原因造成的DNA损伤得不到及时修复,使突变逐渐积累,最终导致肿瘤的发生。这种发病机制与上述抑癌基因基本相同,所以许多学者倾向于把它们看成抑癌基因。这类抑癌基因包括一些错配修复基因hMSH2、hMLH1、hPMS1、hPMS2、GTBP等,以及BRCA1、BRCA2、ATM等。

**1. 错配修复基因**

大量研究表明,从细菌、酵母到人体细胞都存在着一种能修复碱基错配的安全保障体系,其由一系列特异地修复碱基错配的酶分子组成,称之为DNA错配修复系统(DNA mismatch repair system,MMR),而编码这些酶分子的基因则称之为错配修复(MMR)基因。人体细胞中,由于MMR系统的存在可保持基因组的完整性和稳定性,避免基因突变的产生,保证DNA复制的高保真度。

MMR缺陷的后果:①使DNA复制过程中某些简单重复序列的同源序列发生同源重组,而出现序列长度的变异;②更重要的是,可使发生在某些原癌基因和抑癌基因中的突变得到快速积聚,从而使这些细胞的增殖失控,最终导致肿瘤的发生。

**2. BRCA1基因**

乳腺癌易感基因(breast cancer susceptibility gene,BRCA)是遗传性乳腺癌/卵巢癌综合征(hereditary breast cancer/ovarian cancer syndrome,HBOC)的易感基因。BRCA1蛋白的氨基端有一个常见于核酸结合蛋白的锌指结构,提示BRCA1可能有基因调节功能。BRCA1的基因失活符合Knudson提出的抑癌基因失活的二次打击模式。在生殖细胞中的一个等位基因由于缺失或突变而失活,当体细胞中另一个正常的等位基因再由于丢失或突变而失活时,则可使基因功能丧失,从而导致肿瘤的发生。由于现在估计HBOC家族中只有60%与BRCA1连锁,所以异常BRCA1等位基因携带者的频率低于1:150,估计接近于1:500。国际乳腺癌协作组(breast cancer linkag consortium,BCLC)对有明显连锁家族的检查表明,BRCA1的外显率接近100%。在50岁时估计为59%(95% CL39%~72%),70岁时为82%(95% CL64%~91%)。因此,BRCA1基因是一个与HBOC发生、发展有密切关系的抑癌基因,它的失活可导致细胞的恶性转化和肿瘤的发生。BRCA1基因的突变率和外显率很高。在有家族史的高危人群中检测BRCA1突变对乳腺癌和卵巢癌患病风险评估、发病检测及早期诊断都有极其重要的临床意义。

**3. ATM基因**

ATM基因是毛细血管扩张性共济失调综合征(ataxia telangiectasis,ATM)的易感基因。本病发现很早,被认为是一种遗传不稳定性肿瘤综合征。ATM基因定位于第11号染色体长臂(11q23),其基因产物与 PI-3 激酶参与磷酸肌醇代谢,而三磷酸肌醇是细胞增殖信息传递通路的第二信使。人类发现 ATM 基因有缺陷时,ATM 蛋白向 p53 蛋白传递信息的功能遭到破化。由于本病常伴有免疫功能低下及多发性肿瘤倾向,所以被认为与 DNA 损伤修复有关。

### 三、癌基因和抑癌基因的协同作用

癌基因与抑癌基因是一对相互拮抗的力量,而且在肿瘤的发生、发展过程中癌基因激活和抑癌基因失活必须同时存在。最典型的例子就如结肠癌的发生、发展过程,它分为 6 个阶段:上皮细胞过度增生、早期腺瘤、中期腺瘤、晚期腺瘤、腺癌和转移癌。从正常上皮细胞到上皮细胞过度增生可能涉及 FAP 基因异常(突变或失活);从增生的上皮到早期腺瘤常有 APC 基因或 DCC 基因缺失;从早期腺瘤到中期腺瘤涉及 K-ras 基因突变;由中期腺瘤发展到晚期腺瘤有 DCC 的缺失;由晚期腺瘤发展至癌有 p53 基因突变和缺失,MMR 基因的失活更使发生突变的 K-ras、DCC 和 p53 等基因无法进行修复,最终导致肿瘤转移。癌转移还涉及其他基因的激活与失活,如 nm23 基因表达异常、血管生长因子基因表达在肿瘤细胞表达的 Ras 刺激下增高等。

# 第二章　肿瘤诊断

## 第一节　影像学诊断

X 线的本质是一种电磁波,具有一定的波长和频率,具有波粒二重性,X 线成像利用了它与物质相互作用时发生能量转换,突出了微粒性。既能给病变定位、定性、定型,又能了解病变的大小、数量、范围,与周围器官组织的关系以及有无相关并发症等,从而为临床治疗方式的选择、疗效观察及预后评估提供可靠依据。

### 一、X 线检查作为首选检查的肿瘤疾病

#### 1. 肺部及纵隔肿瘤

肺是含气的器官,密度低,与周围软组织及胸廓骨骼能够形成良好的自然对比。因此临床中凡疑有肺部或纵隔肿瘤,无论原发性还是转移性,均可首选常规 X 线检查。一般说来,孤立软组织密度的球形病灶直径达 0.7 ~ 1.0cm 时即能被平片检查发现;若位于较隐蔽部位的结节,如位于肺门、心缘后、后肋膈窦、锁骨或肋骨后,以及脊柱旁的病变,则直径需达 2 ~ 3cm 时方能被发现。

影像分析时应注意:病变部位、大小及密度;肿块的轮廓,类圆形规则还是分叶状,有无脐样切迹;边缘特征,仔细观察有无毛刺,毛刺的大小粗细;有无空洞,空洞位置及洞壁的厚度、光滑度等;有无其他恶性征象,包括空泡征、兔耳征、胸膜凹陷征、肿瘤饲养动脉或肿瘤引流静脉、血管集束征等;肺内肿块与既往摄片比较之动态变化;肺门的形态、密度、位置等;纵隔宽度、有无移位,是单侧增宽,还是双侧同时改变;膈肌位置、肋膈角;骨性胸廓的骨质有无破坏,肋骨间隙有无变窄、增宽等。鉴于"同病异影""异病同影"情况普遍存在,定性诊断时需要进行影像学方面的鉴别,比如纵隔肿瘤与纵隔型肺癌的鉴别(表 1-5)。

#### 2. 消化道肿瘤

造影检查能够显示消化道的病变形态及功能改变,同时还能反映消化道外某些病

变的范围与性质。检查方法包括充盈法、加压法、气钡双重法及低张气钡双重法,已形成一套完整规范的检查程序。随着机器设备的改良、小焦点照相的采用及双重对比检查的造影剂的不断改进,消化道黏膜的微细结构及小病变能够极为清晰地显示。消化道钡餐造影检查仍是目前最常用和首选的检查方法。相比较而言,CT 扫描能获得横断面解剖图像且具有高对比分辨率等优点,可以了解消化道肿瘤向管腔外生长蔓延情况、与周围脏器的关系以及有无转移等情况,有助于肿瘤分期及治疗方法的选择,但不能对消化道功能及其全貌进行全面动态的观察。所以在消化道肿瘤的诊断中 CT 一般作为补充检查,并不能代替消化道钡餐造影。

表 1-5　纵隔肿瘤与纵隔型肺癌的鉴别

| 项目 | 纵隔肿瘤 | 纵隔型肺癌 |
|---|---|---|
| 肿块与纵隔能否分开 | 不能 | 能 |
| 肿块与纵隔边缘所成角 | 钝角 | 锐角 |
| 肿块中心位置 | 纵隔内 | 肺内 |
| 基底部与肿块直径比较 | 大于 | 小于 |
| 气管及食管有无移位 | 较明显 | 较少有 |
| 肺野情况 | 常无明显变化 | 病变可呈肺叶或肺段分布,可推移或挤压肺纹,可并发肺气肿、肺炎、肺脓肿等 |
| 与呼吸运动的关系 | 不随之运动 | 常随之运动 |

不同部位检查方法有所区别,对于食管、贲门、胃及回盲部肿瘤应选择钡餐造影,而结肠肿瘤行钡灌肠或气钡双重造影。检查时注意观察肿瘤引起的管腔轮廓、黏膜皱襞、位置、可动性及功能性等方面的变化情况,如肿瘤引起的局限性狭窄,充盈缺损或龛影,黏膜皱襞紊乱、中断或消失,痉挛或局部蠕动消失等。

3. 骨原发性肿瘤及骨转移癌

骨与软组织具备良好自然对比,因此在疑有骨原发性肿瘤及骨转移癌时,常规骨 X 线摄片是最常用和首选的检查。它能够发现和确定骨肿瘤的存在,鉴别良、恶性骨质病变,确定肿瘤侵犯范围,选择活检部位以及指导治疗等。必要时,在 X 线检查基础上进一步选择 CT、MRI、动脉造影和放射性核素骨扫描等检查。对于原发肿瘤,特别是肺癌、乳腺癌、肾癌等易发生骨转移患者出现不明原因的骨关节固定性疼痛或背部下肢等神经放射性疼痛时应想到骨转移的可能,并行骨线摄片检查寻找骨转移灶。注意疼痛部位往往与转移部位相一致,但少数也可以神经放射性疼痛为主。由于某些部位的骨转移瘤要在局部骨质破坏 50% 以上才能在 X 线片上显示,故 X 线阴性者,并不能排除骨转移,须进一步行 CT、MRI 或放射性核素骨扫描。

4. 乳腺肿瘤

钼靶 X 线摄影包括平片和乳腺导管造影,是目前乳腺检查的首选方法,在乳腺肿瘤的诊断中起重要作用,诊断正确率达到90%以上。乳腺摄影能帮助查出乳腺有无疾病,显示乳腺肿块的真实大小,甚至发现1~2mm的病变,并能对良、恶性病变进行影像学鉴别。凡疑有乳腺癌者应首选钼靶X线检查,或做X线干板照相。对乳头自发溢液的病人,应做乳腺管造影,以发现乳腺管内的病变(乳头状瘤和癌)。

5. 鼻腔和鼻窦肿瘤

鼻窦含气的窦腔与骨性窦壁自然对比良好,X线平片能较好地显示窦腔内软组织改变、积液情况及窦壁骨质变化,故而常规线检查仍作为诊断鼻腔及鼻窦肿瘤的首选方法。片中表现与肿瘤部位、类型、扩展方向和病变发展程度有关,常见受累鼻窦窦腔扩大,窦壁骨质破坏,窦腔密度增高,可侵犯周围组织。注意窦腔内肿块是良、恶性肿瘤早期共有的征象,而鼻窦骨壁破坏则是诊断恶性肿瘤的重要依据。

## 二、CT 诊断肿瘤的价值和限制

CT 全称为 X 计算机成像技术,其扫描过程是用高度准直的 X 线来扫描人体的某个部位,并围绕该部位做360°匀速转动。对于肿瘤的诊断,由于 CT 的组织密度分辨率高,且为横断面扫描,可直接观察到实质脏器内部的肿瘤;若肿瘤与正常组织密度差异较小时还可做强化扫描,提高了肿瘤的发现率和确诊率。在肿瘤分期方面,主要根据肿瘤大小、范围,侵犯周围组织及动、静脉血管的情况,以及淋巴结和其他组织转移的情况来确定。通过对上述情况的分析可帮助判断预后并制订治疗方案;治疗前后多次检查能帮助了解治疗效果。由于人体各部位肿瘤本身的形态、密度和周围组织结构不同,CT 的应用价值和限制亦有所不同。

1. 中枢神经系统肿瘤

多数肿瘤组织与正常脑组织在密度上存在一定的差异,而且恶性的肿瘤常伴肿瘤血管血脑屏障的破坏,使造影剂进入病变组织而明显强化。因此 CT 扫描可观察肿瘤的部位、大小、形态、瘤内出血、坏死、囊变、钙化、周围水肿及注射造影剂前后的强化等多方面情况,从而对肿瘤做出定位和定性诊断,还可在一定程度上判断其组织学特征。但后颅凹肿瘤常因颅骨伪影的影响,诊断困难较大;椎管内肿瘤则由于脊柱骨的影响,常规 CT 扫描难以显示,往往须行非离子型造影剂椎管造影后的 CT 扫描。

2. 头颈部肿瘤

头颈部肿瘤的 CT 可观察病变的细节,且在肿瘤的早期发现方面较 X 线检查优势明显,例如,对于眶内占位病变,CT 扫描可观察其组织的形态、大小,与眶内肌肉、神经、眼球组织及骨壁的关系,从而判断肿瘤来源和对周围组织的侵犯情况;对耳部肿瘤,高分辨率 CT 显示其大小、范围及骨性结构受侵情况;对鼻咽部肿瘤,CT 可明确其部位、大小及侵犯范围,若肿瘤较大且侵及骨性结构即高度提示为恶性肿瘤;对于喉部肿瘤,CT 可明确其确切部位,与会厌前间隙、喉周围间隙、喉软骨及气道的关系,制订手术方案时意义较大。

### 3. 胸部肿瘤

胸部肿瘤依其解剖位置可分为肺部肿瘤和纵隔肿瘤。对于肺部肿瘤,行 CT 扫描（图1-3）能够对肺及支气管肿瘤的诊断方面提供的帮助有:①提供了胸部横断面图像,可发现某些普通 X 线胸片难以观察到的肿瘤;②对周围型肺肿瘤可确定肿瘤的大小、范围及对肿瘤的侵犯情况等;③更易发现纵隔和肺门淋巴结转移,对肺内肿块的定性诊断帮助较大;④薄层高分辨力 CT 扫描可显示支气管腔内的小肿瘤;⑤螺旋 CT 的出现及应用解决了因心脏搏动问题而出现的漏诊。

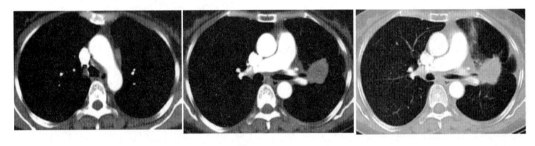

图1-3　左肺癌与主动脉弓旁淋巴结

### 4. 腹部肿瘤

(1)肝脏肿瘤:CT 是检查肝脏肿瘤较好的手段之一（图1-4）。据报道 CT 对原发性肝癌和肝内继发性肿瘤的诊断准确率高达 90% 以上,能够发现直径 1～2cm 大小的肿瘤,若结合使用一些特殊技术,如动态扫描、经门静脉造影和肝动脉造影则可发现更小的肿瘤。延迟 CT 扫描对区分肝脏最常见的 2 大肿瘤,即肝癌和肝血管瘤很有帮助。此外,还可发现肝癌对周围组织的侵犯及门静脉转移的情况。

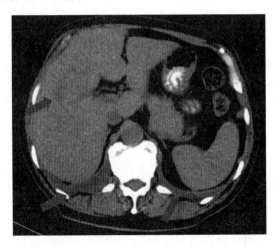

图1-4　肝脏转移癌及双侧胸腔积液

（2）胰腺肿瘤：CT扫描对胰腺癌的诊断准确率高达90%，增强扫描能判断胰腺癌侵及周围大血管的情况，帮助临床确定能否手术切除（图1-5）。

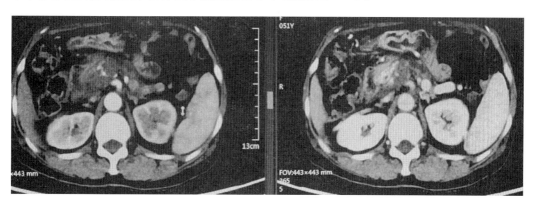

图1-5　胰腺癌增强CT扫描

（3）肾脏肿瘤：对于肾脏肿块，CT可确定是良性肾囊肿还是实质性肿块；而对肾实质性肿块的良、恶性鉴别，尤其是肿瘤较小时，则较为困难；当恶性肿瘤较大，侵及肾周组织，或伴肾静脉栓塞及淋巴结转移时可明确诊断。且CT在肾癌分期方面具有一定价值，可为手术方案的选择提供重要参考。

（4）肾上腺肿瘤：薄层CT对肾上腺肿瘤诊断的价值在于其定位准确，能够明确肿块是来源于肾上腺还是来源于邻近器官；但对来源于肾上腺的肿瘤的定性仍较为困难。

（5）腹膜后间隙肿瘤：CT图像上可清楚地显示腹膜后组织如腰大肌、腹主动脉及肿大的腹主动脉旁淋巴结（图1-6）。对于腹膜后肿瘤，CT往往能够显示其部位及与周围组织的关系，并能够区分肿瘤是囊性还是实性；但对于确定肿瘤的来源较为困难。

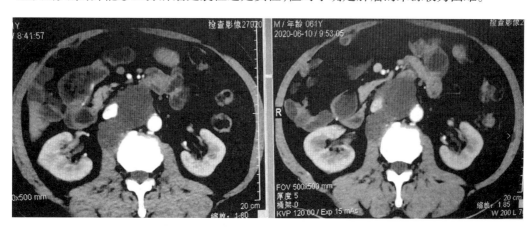

图1-6　腹主动脉旁转移淋巴结癌

**5. 盆腔肿瘤**

盆腔内组织结构较复杂，包括消化、泌尿、生殖系统的多个脏器及神经、淋巴、肌肉等多种组织结构。CT扫描通过横断面观察,且膀胱、结肠和阴道内均可注入或充填各种密度的造影剂,因此组织结构可较为清晰地显示。对于盆腔内肿瘤组织,CT首先可发现其是否存在,且在大多数情况下能够明确其组织来源;另一方面,CT能够明确盆腔肿瘤的范围及邻近骨盆受侵犯的情况,从而帮助肿瘤分期,为治疗方案的选择、预后的估计提供很大的帮助。

### 三、MRI 在肿瘤诊断中的优点与应用

MRI 与 CT 都属计算机成像,所成图像都是体层图像,因此在图像解释上的许多原则是相同的。但两者相比较仍具有许多不同之处:第一,MRI 无电离辐射,不使用含碘的造影剂,不存在碘过敏反应的危险,成像参数及成像方法多。第二,MRI 的物理学基础是磁共振原理,其图像是以人体组织内氢核即质子磁共振信号强弱而显示不同灰阶为特点,如脂肪组织信号最强,图像上呈白色;脑组织和脊髓、脏器、肌肉呈不同程度灰色;骨与空气因缺乏质子信号强度最低,在图像上表现为最黑。第三,MRI 可直接横断面、冠状面和矢状面及斜状面成像,且图像质量高,有利于显示肿瘤的范围和来源。第四,MRI 主要依靠 3 个成像参数,即质子密度 P、纵向弛豫时间 $T_1$ 和横向弛豫时间 $T_2$,特别有利于清楚地显示肿瘤组织。第五,与 CT 不同,骨组织、金属夹、充填物、肠气等在 MRI 图像上均不产生伪影,因此特别适用于后颅凹、枕骨大孔区、脊髓、肝左叶等区域的肿瘤显示。

在颅内肿瘤的诊断已较为成熟(图 1-7)。但应用中须注意:恶性肿瘤 $T_1$ 和 $T_2$ 的延长比良性肿瘤更多一些,相互间有重叠;有囊性变的肿瘤 $T_2$ 特别长;也有表现为 $T_1$ 和 $T_2$ 不延长甚至较短的肿瘤,如脂肪瘤、恶性黑色素瘤、一部分听神经瘤及脑膜瘤等;肿瘤钙化 MRI 不能显示;静脉注入顺磁性特质稀土元素钆的化学合成制剂(CD-DT-PA)作为增强剂,可清楚区别肿瘤和周围水肿组织。

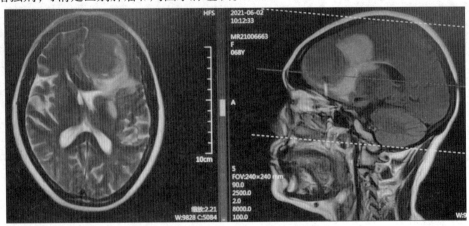

图 1-7　脑膜瘤 MRI 平扫+增强扫描

对于脊髓肿瘤的诊断无须椎管内注射造影剂即可直接获得冠状、矢状和轴位像,从而清楚显示出肿瘤处脊髓的不规则膨大及异常信号。借于此绝大多数病例便可以做出髓内、外以及硬膜外的定位诊断。

对于鼻咽及颈部肿瘤,MRI 在病变范围确定方面的能力与 CT 相当,甚至超过 CT。MRI 能清楚地显示肿瘤部位和范围,但鉴别炎性淋巴结肿大与转移性淋巴结肿大时困难较大。

胸部肿瘤的 MRI 诊断与 CT 相似,唯一较为突出的是特别适用于肺门、纵隔实质性肿瘤与血管的鉴别,且有助于肺癌与肺不张的鉴别。

对于腹部脏器如肝、肾等,MRI 在恶性肿瘤的早期显示,对血管的侵犯及肿瘤的分期方面均优于 CT。但在显示胰腺肿瘤向外扩展造成胆管阻塞及肝转移等时 MRI 逊于 CT,而对显示邻近血管是否通畅及受瘤侵犯所造成的阻塞则要比 CT 清楚。

膀胱肿瘤表现为不均匀高信号强度,轴位和矢状面结合分析对明确肿瘤侵犯范围更为有利;前列腺癌信号强度高于周围的前列腺组织,不同的扫描面特别是从矢状面可确定肿瘤的侵犯范围;矢状面 MRI 显示子宫最为清楚,能够区分子宫内膜和肌层。子宫体癌及宫颈癌的信号强度稍低,坏死区 $T_1$ 加权像一般为低信号强度。MRI 对于判断盆腔肿瘤的分期十分重要。

综上所述,MRI 能为体内绝大多数肿瘤提供清晰可靠的显影,为临床医生提供了更好的临床诊断依据,对制订治疗方案及估计预后具有重要意义。

## 四、超声检查

超声检查(ultrasonography,USG)是利用超声波的物理特性和人体器官组织声学特性相互作用后产生的信息,并将其接收、放大和信息处理后形成图形、曲线或其他数据,借此进行疾病诊断的检查方法。具有无创、无痛、无辐射、简便易行且价廉等优点。目前 USG 常用的探测方式有 4 种:

(1)直接探测法:常规检查时应用,简便易行。探测肿瘤时,除须做连续纵、横、斜等切面的观察外,还应将探头向两侧做适度侧动进行观察,必要时可让检查者深呼吸或侧动身体做进一步观察和鉴别。

(2)间接探测法:多用于探测浅表部位的病变,如眼、腮腺、甲状腺、乳房、皮下肿瘤等。

(3)腔内探测法:将特制的超声腔内探头直接或结合内窥镜一起置入食管、胃、十二指肠、腹腔、膀胱、直肠、阴道及宫腔内进行探测,能够获得较体表探测更为满意的图像,大大提高诊断准确率。

(4)术中探测法:术中将消毒的手术探头直接置于需要探测的脏器表面,对深部小肿瘤和病变进行探测和定位,及时指导诊断和治疗。

USG 探测时应观察:肿瘤所在部位及对周围正常组织的影响;肿瘤与邻近组织器官的关系;肿瘤的大小,测定左右径、上下径和前后径,必要时测其最大截面的周长和面积,估算其体积,前后比较;肿瘤的数目;肿瘤的切面形状;肿瘤的表面及边界;若肿瘤为囊性,其内壁情况;肿瘤区的内部回声;肿瘤的其他表现。

如在深呼吸时,变换体位或推动肿瘤时,观察肿瘤图像的移动或固定情况;肿块是否呈牛眼征、假肾征、卫星征及肿瘤周围的图像改变情况等。

(5)其他需要探测的内容:对怀疑为恶性肿瘤患者,应探测胸、腹水的有无及量的多少,肝脏内有无转移灶,邻近淋巴结有无肿大及是否发生转移,其他部位有无转移灶,测定转移病变的大小和范围。最后,通过对声像图进行观察、分析、鉴别、推断,得出诊断意见。

USG 在对肿瘤的诊断方面具有很多优点和特殊性,但也存在一定局限性。如超声不能穿透含有空气的肺组织,因此超声对肺肿瘤的探测意义不大;对胃肠道及骨骼系统检查效果也不理想;成像中伪像较多,且显示范围小等。此外还应明确,超声诊断作为一种影像学诊断方法,可为肿瘤诊断提供依据,但运用时必须结合临床及其他资料,特别是结合细胞学方面的证据,综合分析才能得出最后诊断。

## 五、放射性核素显像

放射性核素显像是把放射源(放射性核素示踪剂)引入体内,利用其在体内参与特定生理生化过程的原理,用探头在体外探查其在靶器官内的动态和(或)静态分布状况,借以了解人体器官的功能和生理生化方面的变化,是一种功能性显像方法。发射型计算机断层扫描(emission computed tomograpy,ECT)集照相、移动式全身显像和断层扫描于一身,是目前重要的核素显像仪器。ECT 包括 SPECT(单光子发射型计算机断层)和PET(正电子发射型计算机断层)。检查时用短半衰期核素经静脉注入人体,探测聚集于人体内所发出的 γ 射线,然后转化为电信号并输入计算机,经计算机断层重建为反映人体某一器官生理状况的断面或三维图像。临床中常应用于以下几方面:

### 1.探测骨转移癌

ECT 在探测肿瘤早期骨转移灶,确定骨转移的范围方面,具有其特殊的优越性。ECT 较普通 X 线拍片可提前 3~6 个月发现病变,目前尚无其他方法能与之比拟。适应证如下:①好发生骨转移的乳腺癌、肺癌、鼻咽癌、前列腺癌的 Ⅱ、Ⅲ期的病人,应常规行核素骨扫描检查;②X 线片已经发现骨转移者,为了确定全身有无多发转移灶时;③观察疗效;④定期复查监测。

对骨扫描结果进行分析时应注意:①骨扫描对骨质异常的定位有很高的敏感性,但核素浓集是非特异性的,软骨瘤、关节炎、骨纤维化不良、骨髓炎、软组织炎症、外科手术及骨折部位 1~3 年内、乳腺切除后数月内同侧肋骨、胸部及创伤部位等,均可出现放射性浓集,应结合临床及 X 线片检查,或必要时追随复查观察加以鉴别;②核素骨扫描能早于 X 线片而发现早期骨转移,故核素骨扫描阳性,即使 X 线征阴性,若排除了其他良性病变还应考虑骨转移;③核素骨扫描阴性时并不能排除骨转移,应结合临床和 X 线片确定。骨转移病例中核素骨扫描假阴性者占 4.8%,例如弥漫性骨转移,核素积聚有时呈均匀性致假阴性;骨转移灶在处于代谢不活跃或陈旧阶段、多发性骨髓瘤以及进展迅速的转移瘤处于修复过程时,均可呈假阴性。

**2. ECT 在原发性骨肉瘤诊断中的价值**

ECT 对于原发性骨肉瘤的意义在于:①ECT 所示的病变范围比 X 线片更广泛,更符合实际大小,对确定截肢范围和合理治疗有参考价值;②放射性浓集最明显处反映癌细胞活跃,提示针吸活检的合适部位;③成骨肉瘤及 Ewing 肉瘤有 35%~45% 伴骨转移,ECT 有助于早期发现,对选择治疗方案很重要。

**3. 淋巴结转移癌的确定**

在肿瘤的诊断及治疗中,确定有无区域或远隔淋巴结的转移是十分重要的。B 超探测 2cm 以上的腹膜后淋巴结的结果可靠,但在鉴别良恶性及小的淋巴结有无转移方面则有困难;CT 诊断淋巴结至少要大于 1cm;对某些部位的淋巴结如乳内淋巴结,B 超和 CT 的探测均较为困难;X 线淋巴管造影则须做淋巴管插管,技术较为复杂,有些部位甚至无法插管。而核素淋巴结显像法,操作较简单,可确定淋巴结转移情况,但应用时应注意结果中的假阳性和假阴性。

PET 是应用正电子核素标记的生物活性物质作为分子探针,用 PET 仪器观察活体内生物化学、代谢过程的一种分子影像学技术,适合于肿瘤等疾病的诊断、分期、再分期和疗效监测。PET/CT 的出现实现了分子影像与解剖影像的同机图像融合,双方信息互补,彼此印证,无疑会提高诊断的特异性和准确率。与常规 PET 相比,PET/CT 具有显著缩短图像采集时间,增加患者流通量;提高病变定位的精确性,减少 PET 的假阳性与假阴性;PET/CT 诊断的准确性优于单纯的 PET 或单纯的 CT 以及 PET 与 CT 的视觉融合;合理运用 PET/CT 机,诊断 CT(对比剂增强)及 CT 后处理技术,呼吸和心脏的门控技术及新型正电子显像剂的应用,在一定程度上减少 FDG 摄取阴性肿瘤的漏检;PET/CT 可从肿瘤组织的血流灌注、代谢、增殖活性、缺氧、肿瘤特异性受体、血管生成及凋亡等方面进行肿瘤生物靶体积(BTV)的定位,指导放疗计划的精确制订等优点。

PET 要反映 $^{18}$F-FDG 在病变的真实摄取,CT 要真实反映病变的密度变化。在临床实际工作中,由于 PET/CT 中以 CT 作为衰减校正,患者身上的金属植入物、呼吸运动、心跳、胃肠蠕动或体位移动以及对比剂残留,导致在扫描过程中或信息处理过程中产生与病变本身无关的异常图像表现,造成假阴性或假阳性的情况。其中有些因素则直接影响 SUV 的正确计算,主要包括:①CT 衰减校正的伪影,包括方法学本身、金属植入物

（化疗泵、髓内钉、人工关节、义齿、心脏起搏器等）、残留对比剂等；②运动所致伪影，包括体位移动、呼吸运动、心跳、胃肠蠕动；③CT 产生的伪影，例如 CT 射束硬化效应（CT beam hardening）伪影、CT 截断伪影等。呼吸门控及大视野 CT 重建技术的应用或许有利于消除部分相关伪影，认真询问病史，医师阅片时仔细认真识别，区分真伪至关重要。

PET（PET/CT）在肿瘤方面的适应证包括：①良恶性病变鉴别；②当首先发现转移灶或表现副癌综合征时，帮助寻找未知原发肿瘤（cancer unknow primary，CUP）；③已知恶性肿瘤的分期；④监测恶性肿瘤的治疗疗效；⑤判断恶性肿瘤治疗后残余癌组织或纤维化、坏死等情况；⑥判断恶性肿瘤是否复发，尤其当血清肿瘤标记水平升高时；⑦指导选择最富含恶性肿瘤活组织的穿刺部位；⑧指导制订放疗计划；⑨非肿瘤的应用。

美国卫生保健经济署（Health Care Financing Administration，HCFA）至 2002 年已确定纳入医疗保险的肿瘤 PET 检查项目有：非小细胞肺癌、结直肠癌、食管癌、头颈部肿瘤、恶性黑色素瘤、恶性淋巴瘤。随后乳腺癌、子宫颈癌、卵巢癌、睾丸癌、小细胞肺癌、胰腺癌和脑肿瘤等也相继被纳入。表 1-6 是在美国和欧洲进入医疗保险支付范畴的肿瘤 PET 检查项目。

表 1-6　在美国和欧洲进入医疗保险支付范畴的 FDG-PET 项目

| | |
|---|---|
| 非小细胞肺癌[a] | 诊断—分期/再分期[d]—疗效监测[b]—预后[c] |
| 肺单发结节[a] | 反映 CT 显示的肺部结节代谢特点 |
| 结直肠癌[a] | 诊断—分期/再分期[d]—疗效监测[b]—预后[c] |
| 恶性黑色素瘤[a] | 诊断[e]—分期/再分期[d]—疗效监测[b] |
| 淋巴瘤[a] | 诊断[f]—分期/再分期[d]—疗效监测[b]—预后[c] |
| 乳腺癌[a] | 分期/再分期[d]—疗效监测—预后[c] |
| 头颈部肿瘤[a] | 诊断—分期/再分期[d]—疗效监测[b]—预后[c] |
| 食管癌[a] | 诊断—分期/再分期[d]—疗效监测[b]—预后[c] |
| 胰腺癌 | 诊断—分期/再分期[d]—疗效监测[b]—预后[c] |
| 卵巢癌 | 分期/再分期[d]—疗效监测[b]—预后[c] |
| 甲状腺癌[a] | 分期—[131]I 全身扫描阴性但甲状腺球蛋白（Tg）升高—预后[c] |
| 未知原发的肿瘤[c] | 诊断—分期—治疗选择—预后[c] |

注：a. 美国医疗保险支付范畴的 FDG-PET 指征，近期子宫颈癌、卵巢癌、睾丸癌、小细胞肺癌、胰腺癌和脑肿瘤亦列入支付范畴；b. 临床认可根据治疗前后肿瘤代谢的变化来评价治疗效果；c. 临床认可原发肿瘤的定位（PET 引导下穿刺）和治疗决策的制订；d. 发现肿瘤局部和远隔转移/复发或生存率随访，乳腺癌中腋窝淋巴结的早期分期除外；e. AJCC Ⅰ期和Ⅱ期恶性黑色素瘤局部淋巴结评估除外；f. 霍奇金淋巴瘤和非霍奇金淋巴瘤，高级别淋瘤。

# 第二节　常用内镜在肿瘤诊断中的应用

## 一、食管镜的应用

食管镜长60cm,可检查食管、贲门、部分胃内肿瘤和病变。但是,目前食管镜已被胃镜所替代。

1. 适应证

(1)有吞咽不畅进食梗阻胸骨后疼痛、恶心、呕血、不明原因的消瘦等症状者。

(2)X线钡餐检查怀疑食管、贲门病变性质未明者,食管充盈缺损、食管静脉曲张或食管癌需进一步明确者。

(3)食管拉网细胞检查找到癌细胞者,术前或放疗前需要定位者,锁骨区淋巴结穿刺为转移性鳞癌或腺癌需寻找原发灶者。

(4)食管贲门癌手术后随访、食管癌放疗后复查者。

(5)早期食管癌线摄片无法显示病灶需体外设野定位者。

2. 禁忌证

(1)急性上呼吸道感染,坏死性食管炎者。

(2)严重心血管病变如主动脉瘤、心包炎、冠心病伴有心功能不全者。

(3)有重度肺、气管疾患伴有呼吸困难者。

(4)食管有明显的活动性出血性病变者。

(5)病情危重不能耐受检查者。

## 二、胃镜的应用

胃镜长度为100cm。斜视型胃镜基本已被淘汰,目前胃镜都是直视型,可观察咽喉、食管、胃、十二指肠上部和降部的肿瘤及各种病变。

1. 适应证

(1)进食梗阻、胸骨后疼痛、消瘦、贫血等症状者。

(2)上腹部不适、腹胀、疼痛、呕血、黑粪等症状者。

(3)上腹部扪及肿块,肛指检查直肠膀胱窝有种植者。

(4)发现锁骨区转移性癌寻找原发灶者。

(5)X线钡餐检查疑有食管、贲门、胃、十二指肠病变者。

（6）食管、贲门、胃癌术后随访检查者。

（7）早期食管癌和胃癌的术前定位者。

**2. 禁忌证**

同食管镜。

**3. 并发症**

胃镜检查或治疗通常很少发生并发症。如有胃溃疡或胃憩室时不要注气太多，以防止胃穿孔、十二指肠穿孔和心跳骤停等。

## 三、十二指肠镜的应用

十二指肠镜为侧视镜，长120cm，能进行十二指肠全段检查，主要诊断十二指肠癌、壶腹部癌，经内镜逆行胰胆管造影（endoscopic retrograde cholangic pancreatography，ERCP）是1968年由Mucunne首创，能显示胰管、胆管及其分支，对管腔内和周围病变累及均有诊断价值。如病灶未浸润胰、肝实质内，ERCP可以阴性显示。目前，ERCP可结合腹腔镜与超声内镜对胰腺、胆囊、肝脏进行检查诊断。

**1. 适应证**

（1）壶腹癌，肝、胆、胰良/恶性肿瘤的诊断。

（2）胃癌排除胰腺有否浸润，转移性腺癌疑原发灶来自胰腺者。

（3）原因不明的黄疸（除外病毒性肝炎）者。

（4）胆道手术后仍有明显症状者。

（5）原因不明的消瘦、慢性腹泻等症状者。

**2. 禁忌证**

（1）危重患者，不能耐受内镜检查者。

（2）急性胰腺炎、胆管感染、病毒性肝炎者。

（3）胆管蛔虫伴有脓血分泌者。

（4）碘造影剂过敏者。

（5）食管、贲门、幽门梗阻，内镜无法进入十二指肠者。

## 四、小肠镜的应用

小肠是消化道中最长的一段，成人全长有6~7m，占据整个消化道全长的75%，可分为十二指肠、空肠及回肠3个部分。小肠镜的种类较多。双气囊小肠镜，可弥补胶囊内镜不能定位、不能活检、不能治疗等不足，真正达到实用性强、操作性能好、临床价值确实可靠，开创了全小肠检查的新技术。

1. 适应证

(1)消化道出血,已排除来源于胃和大肠内的病变者。

(2)X线钡餐检查疑有小肠病变者。

(3)原因不明的腹痛,已行胃镜和大肠镜检查者。

(4)吸收不良综合征者。

(5)术中需要了解小肠内的情况者。

2. 禁忌证

(1)急性胰腺炎发作者。

(2)急性胆囊炎发作者。

(3)腹部手术史伴有腹腔广泛粘连者。

(4)有活动性出血者。

(5)其他内镜检查禁忌证者。

## 五、结肠镜的应用

结肠镜的问世解决了众多临床诊断和治疗的疑难问题,如腺瘤形态概念的更新,癌前期病变——大肠腺瘤的诊断和治疗,了解腺瘤和大肠癌的关系,早期大肠癌诊断,多原发大肠癌的诊断,大肠癌高危人群的结肠镜随访。

1. 适应证

(1)慢性腹泻、便细、大便习惯改变者。

(2)不明原因的消瘦伴乏力者。

(3)便血或黑便,已排除上消化道的病变者。

(4)不明原因的贫血者。

(5)腹部扪及肿块者。

(6)转移性腺癌寻找原发灶者。

(7)血清 CEA 升高者。

(8)术前的全结肠检查或术后的随访检查。

(9)钡灌肠或乙状结肠镜发现或疑有病变者。

2. 禁忌证

(1)腹腔大动脉瘤者。

(2)有腹膜炎或肠穿孔症状者。

(3)严重的心、脑血管病变发作者。

(4)活动性出血性结肠病变者。

(5)急性放射性肠炎者。

（6）晚期癌伴盆腔转移或重度腹腔积液者。

## 六、支气管镜的应用

支气管镜检查是诊断肺癌的有效手段，通过监视系统清晰地观察鼻咽、会厌、声门裂、声带、总气管、隆突、左或右总支气管、段和亚段支气管的情况。通过支气管镜检查，可观察肿瘤的部位和范围，取活组织做病理学检查，还可根据声带活动、气管有否受压、隆突是否活动以及各叶、段支气管浸润的情况而推测手术切除的可能性。

1. 适应证

（1）咯血原因待查者。

（2）反复出现刺激性咳嗽者。

（3）胸片发现肺阴影、肺块影、肺不张者。

（4）疑似支气管肺癌需进一步定性、定位者。

（5）痰涂片找到癌细胞需定位者。

（6）手术前了解病变部位、范围和病灶能否切除。

2. 禁忌证

（1）心、肺功能不全和有严重障碍者。

（2）支气管痉挛、呼吸困难和通气不畅者。

（3）有明显支气管活动性出血性疾患者。

（4）年老体衰、高龄和危重患者。

## 七、腹腔镜的应用

腹腔镜用于临床腹腔、盆腔病变和肿瘤的诊断。近年来，腹腔镜下已能施行胆囊、阑尾、肝段、胃和肠段等切除手术。

1. 适应证

（1）合并腹腔积液的腹膜疾患，在癌、结核与多发性浆膜炎的鉴别诊断有困难时。

（2）经化验、超声、X线血管造影、放射性核素扫描等检查仍不能确定肝病的性质时。

（3）黄疸鉴别诊断有困难者，或胆管疾患胆囊造影模糊不清，疑为胆管肿瘤未能确诊者。

（4）胃、小肠、结肠肿瘤，需要确定转移和肿瘤浸润的范围时。

（5）腹部肿瘤，但其他检查不能确诊其来源时。

（6）妇科疾患，包括外侵性宫体癌、卵巢囊肿、子宫肌瘤等。

2. 禁忌证

（1）有严重心脑、血管功能不全者。

（2）腹腔急性炎症者。

（3）各种腹部手术后的严重粘连者。

（4）有严重的肺功能严重不全者。

# 第三节　病理诊断

## 一、病理学诊断局限性

在各种肿瘤诊断技术中,病理学诊断至今仍被誉为"金标准"。然而,无论哪一种肿瘤诊断方法都有一定的局限性,病理学诊断也不例外,临床医师和病理医师对此必须有清醒的认识。病理医师在做诊断时,有时可发生诊断不足或诊断过头,也可能难以做出肯定诊断,甚至无法做出诊断。其原因涉及多方面,包括临床医师获取标本或病理医师取材是否适当,病理技术人员制片质量是否符合诊断要求,病理医师的经验和业务水平是否足以保证做出正确诊断等。

临床医师在取活组织时,肿瘤患者可处于疾病发展过程中的任何一个阶段,当肿瘤尚未显示其特征性形态学改变阶段,就不可能做出明确诊断。病理医师接受标本后,需取材并制作成切片后才能在光镜下做诊断,故这种检查属于抽样检查,最终在光镜下见到的病变仅是其一小部分,有时不能代表整个病变。除了上述客观原因外,临床医师在获取标本和病理医师取材时,也可由于技术上的原因而造成病理诊断困难或无法做出明确诊断。例如,病变小,位置深,活检时仅取到肿瘤旁组织或退变坏死组织;获取组织过少或挤压严重。又如,切除标本中的病变微小(如甲状腺乳头状微癌),病理医师在巨检和取材时可能漏取病变组织而导致诊断不足(漏诊)。病理标本处理过程中,如组织固定不及时、脱水不净、切片过厚、刀痕和折叠、染色不良等,也可直接影响病理诊断的准确率。

病理诊断常需依据临床表现、手术所见、肉眼变化和光镜形态等特征综合判断。对于一些疑难病例或少见肿瘤的病理诊断,尚需结合免疫组织化学、超微结构和分子遗传学特征,甚至随访结果才能确诊。因此,从某种意义上说,肿瘤病理诊断是一门依赖经验积累的诊断学科。需要病理医师不断实践,积累经验,才能逐步提高诊断水平。病理医师在做诊断时和临床医师在阅读病理报告时,如发现病理诊断结果与临床不相符合,必须及时互相沟通,以免误诊误治。对于病情复杂的疑难病例,可举办由临床医师、影像诊断医师、病理医师和其他相关人员共同参与的临床病理讨论会,共同商讨后妥善处理。

## 二、肿瘤组织病理学诊断

### (一)标本获取的常用方法

(1)针芯穿刺活检(core needle biopsy):又称针切活检(cutting-needle biopsy)或钻取活检(drill biopsy)。用带针芯的粗针穿入病变部位,抽取所获得的组织比细针穿刺的大,制成的病理组织切片有较完整的组织结构,可供组织病理学诊断,如乳腺肿瘤的针芯穿刺活检。

(2)咬取活检(bite biopsy):用活检钳通过内镜或其他器械,咬取或钳取病变组织做组织病理学诊断,如鼻咽部、胃和宫颈等处的活检。

(3)切取活检(incisional biopsy):切取小块病变组织,如有可能包括邻近正常表现的组织,供组织病理学诊断。常用于病变太大,手术无法完全切除或手术切除可引起功能障碍或毁容时,为进一步治疗提供确切的依据。

(4)切除活检(excisional biopsy):将整个病变全部切除后供组织病理学诊断。能达到对良性肿瘤或某些体积较大的早期恶性肿瘤(如乳腺癌、甲状腺癌)的外科治疗目的。切除活检可仅为肿块本身或包括肿块边缘正常组织和区域淋巴结的广泛切除术和根治术标本。

### (二)应用范围

#### 1.常规组织病理学检查

所有活组织标本均应送病理学检查,绝对不允许把标本随意丢弃,以致延误病情而影响诊治。如本院或本地无病理科时,应将标本及时送到邻近有条件的病理科(室)做病理学检查。在病理学检查中,有 80%～90% 的病例应用常规石蜡切片,HE 染色后做病理诊断。

#### 2.手术中快速组织病理学检查

是临床医师在实施手术中,就与手术方案有关的疾病诊断问题请求病理医师进行紧急会诊的一种快速组织病理学检查,病理医师要在很短的时间内(通常 15～30min)向手术医师提供参考性病理学诊断意见。现大多采用快速冷冻切片技术,少数情况采用快速石蜡切片技术。

与常规石蜡切片的病理学诊断相比,快速冷冻切片会诊具有更多的局限性和误诊的可能性。因此,临床各科如需要做冷冻切片协助诊断,应事先向病理科提出申请,手术前一天向病理科递交快速活检申请单,填写患者的病史、重要的影像学、实验室检查等资料以及提请病理医师特别关注的问题,尽可能不要在手术进行过程中临时申请。负责冷冻切片诊断的主检病理医师应了解患者的相关临床情况、必要的术前检查和既往有关的病理学检查情况等。

由于冷冻切片耗费人力,有一定的局限性和无法确诊率,事后仍需用常规石蜡切片对照方能做出最后诊断,故冷冻切片主要用于手术中的病理会诊,必须严格掌握应用的指征。冷冻切片的指征包括:①需要确定病变性质,如肿瘤或非肿瘤。若为肿瘤,需确定为良性、恶性或交界性,以决定手术方案。②了解恶性肿瘤的播散情况,包括肿瘤是否侵犯邻近组织、有无区域淋巴结转移。③确定手术切缘情况,有无肿瘤浸润,以判断手术范围是否合适。④帮助识别手术中某些意外、意想不到的发现及确定可疑的微小组织,如甲状旁腺、输卵管、输精管或交感神经节等。⑤切取新鲜组织供特殊研究的需要,如组织化学和免疫组织化学检测、电镜取材、微生物培养、细胞或分子遗传学分析及肿瘤药物敏感试验等。

## 三、肿瘤细胞病理学诊断

### (一)常用方法

正确采集肿瘤细胞是细胞病理学诊断的先决条件,也是提高确诊率的关键。采集样本要尽可能从病变处直接取样方能代表主要病变。采集方法应安全、简便,患者不适感小,且要防止引起严重并发症或促使肿瘤播散。

1. 脱落细胞学检查

对体表、体腔或与体表相通的管腔内肿瘤,利用肿瘤细胞易于脱落的特点,取其自然脱落或分泌排出物,或用特殊器具吸取、刮取、刷取表面细胞进行涂片检查,亦可在冲洗后取冲洗液,或抽取胸、腹腔积液离心沉淀物进行涂片检查。适用于脱落细胞学检查的标本有痰液、尿液、乳头排液、阴道液涂片,宫颈刮片,鼻咽涂片,食管拉网涂片,各种内镜刷片,胸腔积液、腹腔积液、心包积液和脑脊液离心涂片,支气管冲洗液沉淀涂片等。

2. 穿刺细胞学检查

用直径<1mm 的细针刺入实体瘤内吸取细胞进行涂片检查。对浅表肿瘤可用手固定肿块后直接穿刺,如淋巴结、唾液腺、甲状腺、乳腺、前列腺以及体表软组织等处的肿瘤穿刺。对深部肿瘤则需在 B 超或 CT 引导下进行穿刺,如肝、肺、肾和纵隔等处肿块的穿刺。

3. 涂片制作

取材后应立即涂片,操作应轻巧,避免损伤细胞,涂片须厚薄均匀。涂片后应在干燥前立即置于95%的乙醇或乙醇乙醚(各半)混合液固定 15min,以保持良好的细胞形态,避免自溶。常用的染色方法有苏木精伊红(HE)法、巴氏(Papanicoloau)、姬姆萨(Giemsa)法和瑞氏(Wright)法等。

## (二)应用范围

1. 脱落细胞学检查

(1)阴道脱落细胞学:吸取或刮取子宫颈或阴道穹窿的细胞制备涂片,通常用巴氏或 HE 染色。最常用于宫颈鳞癌的诊断和普查,诊断准确率可达90%以上。

(2)痰涂片和支气管刷片细胞学:可用于肺癌的诊断和组织学分型,如鳞癌、小细胞癌或腺癌。

(3)胸、腹腔积液脱落细胞学:抽取胸、腹腔积液,经离心后吸取沉淀物制备涂片,可用于肺癌、胃肠道癌、卵巢癌和恶性间皮瘤等诊断和鉴别诊断。

(4)尿液脱落细胞学:收集尿液,经离心后吸取沉淀物制备涂片,常用于膀胱肿瘤的诊断。

(5)乳房乳头溢液细胞学:可用于诊断乳腺炎症性疾病、导管上皮细胞增生、非典型增生和乳腺癌。

(6)其他:食管拉网涂片检查常用于食管鳞癌和其他病变的诊断;胃灌洗液涂片可用于胃腺癌的诊断;脑脊液和心包积液抽取后离心沉淀,制备涂片,分别用于神经系统炎症和肿瘤及心包转移性肿瘤和恶性间皮瘤的诊断。

2. 穿刺细胞学检查

(1)淋巴结:是穿刺细胞学最常见的部位,可用于诊断淋巴结转移性癌,也可用于区分恶性淋巴瘤和反应性增生,结合免疫组织化学技术还可对某些类型恶性淋巴瘤进行组织学分型。

(2)乳腺:有助于术前确定乳腺肿块的性质,便于制订治疗计划和决定手术方式,诊断准确率达80%~90%。穿刺涂片还可行雌、孕激素测定,以利于术前化疗药物的选择。

(3)腺唾液:主要用于大唾液腺(腮腺、颌下腺和舌下腺)的穿刺细胞学检查,以确定肿块良恶性。准确率较低,一般在70%~80%。由于唾液腺肿瘤的上皮和间质成分变化多端,而良性肿瘤大多有包膜,有些学者认为应谨慎应用。

(4)甲状腺:穿刺细胞学检查对甲状腺炎、结节性甲状腺肿、乳头状癌、髓样癌和间变性癌的诊断有帮助,但不能用于滤泡性腺瘤和癌的诊断和鉴别诊断。

(5)胸、腹腔脏器:在超声或 CT 引导下的细针穿刺细胞学检查可用于肝、肺、胰腺、肾和卵巢等实质脏器肿块的诊断,诊断准确率达80%~90%。

(6)其他:纵隔、腹膜后、软组织和骨等部位也可用细针穿刺做细胞学检查,但诊断较困难,常难以正确区分肿瘤的良恶性或做出明确的组织学分型。

3. 优点和局限性

(1)优点:细胞学检查取材方便,所需设备较简单,操作、制片和检查过程快速,给患者造成的痛苦很小,易于推广和重复检查,是一种较理性的肿瘤诊断方法。

（2）局限性：有较高的假阴性率，一般为 10% 左右。因此，阴性结果并不能否定恶性肿瘤的存在；深部肿瘤如肝癌、肺癌、胰腺癌和肾癌等，常难以取得较理想的标本；早期食管癌、贲门癌和肺癌，尽管拉网或痰液细胞学检查为阳性，影像学检查往往不能显示出肿瘤的确切部位，难以精确定位而影响治疗，还需进一步做内镜检查来确定肿瘤的部位。细胞学检查结果如与临床不符或有争议的病例，应设法取活组织做组织病理学检查，以明确诊断。

## 四、免疫组织化学技术

免疫组织化学（immunohistochemistry，IHC）技术是用已知抗体或抗原在组织切片上检测组织和细胞中相应未知抗原或抗体的一种特殊组织化学技术。IHC 方法特异性强，敏感性高，将形态、功能和物质代谢密切结合在一起，已成为现代诊断病理学上最重要的、必不可少的常规技术。

IHC 检测方法很多，目前应用最多的方法是过氧化物酶抗过氧化物酶法（PAP 法）及亲和素生物素复合物法（ABC 法），其他可选择的方法有生物素链霉亲和法（B-SA 法）、碱性磷酸酶抗碱性磷酸酶法（APAAP 法）和多聚体标记二步法（如 En Vision 法）等。

1. 常用标记

（1）上皮性标记：最常用的是角蛋白和上皮膜抗原，其他标记包括桥粒蛋白（desmoplakin）和包壳蛋白（involucrin）等。

（2）非上皮性标记：包括间叶组织标记波形蛋白及肌组织、内皮、组织细胞和细胞外间质等各种标记，如肌动蛋白、CD31、D2-40、CD68 等。

（3）淋巴造血组织标记：淋巴造血组织，尤其淋巴细胞在其发育和分化过程中能形成许多分化性抗原，应用相应的抗体能区分出免疫表型不同的细胞系，这些标记有白细胞共同抗原（LCA/CD45）、CD15、CD20、CD30 等。

（4）神经组织标记：胶质纤维酸性蛋白（GFAP）、神经元特异性烯醇化酶（NSE）、S-100 等。

（5）内分泌和神经内分泌标记：①一般性标记：NSE、嗜颗粒蛋白 A（CgA）、突触囊泡蛋白（Syn）、CD56 等；②激素及其相关产物标记：垂体激素、胰岛素、胰高血糖素、胃泌素、P 物质、肾上腺素、甲状腺素、性激素等。

（6）器官或组织特异性抗原标记：PSA、TTF-1、TGB 等。

（7）肿瘤相关抗原标记：AFP、CA125、CA199、HMB45 等。

（8）其他标记：ER/PR、Ki67、PCNA、EGFR、Bcl-2 等。

2. 应用

（1）分化差恶性肿瘤的诊断和鉴别诊断：应用角蛋白、波形蛋白、白细胞共同抗原和

S-100 蛋白可大致将癌、肉瘤、恶性淋巴瘤和恶性黑色素瘤区分开来。

（2）确定转移性恶性肿瘤的原发部位：如淋巴结转移癌表达 TGB 和 TTF-1，提示肿瘤来自甲状腺；骨转移性癌表达 PSA 和 PAP，提示肿瘤来自前列腺。

（3）恶性淋巴瘤和白血病的诊断和分型：如瘤细胞表达 CD20 和 CD79α，提示为 B 细胞淋巴瘤，进一步标记如细胞周期蛋白 D1 阳性，则提示为套细胞淋巴瘤。瘤细胞表达 CD3 和 CD45RO，提示为 T 细胞淋巴瘤；如还表达 CD30 和 ALK，则提示为间变性大细胞淋巴瘤。典型霍奇金淋巴瘤表达 CD15 和 CD30。

（4）激素及其相关蛋白检测：用以诊断和分类（神经）内分泌肿瘤或确定非内分泌系统肿瘤异常激素分泌功能。

（5）确定由 2 种或多种成分组成肿瘤内的各种成分：如"蝾螈"瘤由神经膜细胞和横纹肌细胞 2 种成分组成，可分别用 S-100 蛋白和结蛋白予以证实。

（6）组织起源不明的肿瘤：如软组织颗粒细胞瘤曾被认为起自肌母细胞，免疫组织化学显示瘤细胞表达 S-100 蛋白，结合电镜显示神经膜细胞分化证据，现已知为周围神经的良性肿瘤。

（7）某些病原体与肿瘤发生的关系：如某些类型的人乳头瘤病毒（HPV-16 和 HPV-18）与宫颈癌发生关系密切，EB 病毒与 Burkitt 鼻咽癌、淋巴瘤、霍奇金淋巴瘤和 NK/T 细胞淋巴瘤发生关系密切。

（8）寻找癌前病变标记：如凝集素 PNA、SJA 和 UEA-1 在结直肠腺瘤、腺瘤癌变和腺癌中呈逐渐递增的改变。

（9）确定肿瘤良恶性或估计恶性肿瘤生物学行为：如用免疫球蛋白轻链 κ 和 λ 来鉴别反应性滤泡增生（$κ^+/λ^+$）和滤泡性淋巴瘤（$κ^+/λ^-$ 或 $κ^-/λ^+$）。应用细胞增生活性标记（如 Ki-67）或癌基因蛋白产物（c-ErbB2、P53）可估计恶性肿瘤生物学行为，提供肿瘤的预后指标。

（10）为临床提供治疗方案的选择：乳腺癌 ER 和（或）PR 阳性患者应用内分泌治疗（如他莫昔芬）可获得长期缓解，存活期延长。多药耐药基因蛋白产物 P170 表达，则提示该肿瘤对化疗药物有耐药性。

## 五、流式细胞术

### 1. 基本概念

流式细胞术（flow cytometry，FCM）是一种应用流式细胞仪进行细胞定量分析和细胞分类研究的新技术。以高达 5000~10000 个/s 的速度分类细胞，精确性和灵敏性高，纯度达 90%~99%，且同时测定 6~8 个参数。对实体瘤则必须先将组织剪碎，加蛋白酶消化使之分散为单个细胞后才能检测，最好使用新鲜未固定组织制备细胞悬液。

### 2. 应用

（1）肿瘤细胞增殖周期分析、染色体倍体测定、S 期比率和染色体核型分析等，有助于估计肿瘤的生物学行为。

（2）单克隆抗体间接荧光染色法鉴定不易区分的正常和克隆性原始幼稚的血细胞，进行白血病和恶性淋巴瘤的分型诊断。

（3）肿瘤相关基因（如 p53）定量分析，为预后判断提供依据。

（4）多药耐药基因（MDR）产物的定量，为化疗药物的选择提供依据。

（5）肿瘤疗效监测，残存肿瘤细胞检测以及肿瘤有无复发的判断等。

## 六、图像分析技术

### 1. 基本概念

图像分析仪（image autoanalyser, IAA）是应用数学方法将观察到的组织和细胞二维平面图像推导出三维立体定量资料，包括组织和细胞内各组分的体积、表面积、长度、平均厚度、大小、分布和数目等，称为图像分析技术，又称为形态计量术（morphometry）。近年来，应用光学、电子学和计算机研制成的自动图像分析仪，能更精确计量和分析各种图像的参数。

### 2. 应用

（1）观察和测量肿瘤细胞的面积、周长、最大长径和横径，以及核的形态、核质比、实质细胞和血管的多少等参数，为进一步研究肿瘤浸润和转移等生物学行为提供精确的定量数据。

（2）Feulgen 染色法将细胞核内 DNA 染成紫红色后，可用图像分析技术精确测量肿瘤细胞中 DNA 含量和做染色体的倍体分析。

（3）其他。von Kossa 染色未脱钙骨组织后，用于诊断代谢性骨病（如骨软化症、骨质疏松症），并能精确定量骨和骨样组织的含量，以估计疾病的严重程度。ATP 酶和 NADH 染色肌肉，测定 Ⅰ 型和 Ⅱ 型肌纤维的各种形状因子和比例，用于肌病的诊断和研究。

此外，还可用于测定小肠绒毛的面积来估计吸收功能，测定内分泌细胞的形状因子以判断内分泌功能等。

## 七、细胞遗传学和分子生物学技术

### （一）染色体分析

### 1. 基本概念

染色体分析（chromosome analysis）又称为核型分析（karyotype analysis），是用形态学方法研究正常和变异性状遗传物质，即染色体的一种常规细胞遗传学分析方法。将新鲜组织经处理后使细胞分散，经培养后用秋水仙碱处理，使分裂细胞终止在分裂中期，然后用显带技术来显示染色体结构和数目。研究证实，几乎所有肿瘤细胞都有染色体异常,其结构变化和数目增减往往不是随机的,因此,这种细胞遗传学分析可作为肿瘤诊断的一种辅助方法。最常见的表现为染色体易位(translocation),其他异常包括缺失(deletion)、倒位(inversion)、重复(duplication)、等臂染色体(isochromosome)、环状染色体(ring chromosome)、三体(trisomy)和单体(monosomy)等。

2. 应用

(1)淋巴瘤和白血病:如92%的慢性粒细胞性白血病存在 Ph' 染色体,即 t(9;22)(q34;q11);70%~95%的滤泡性淋巴瘤存在 t(14;18)(q32;q21);70%~80%的间变性大细胞淋巴瘤存在 t(2;5)(p23;q35)。这些频发性、非随机性染色体易位可用于诊断和鉴别诊断。慢性 B 淋巴细胞白血病/小淋巴细胞淋巴瘤常存在 del(13q14),少数存在 del(11q22-23)、del(17p13)。这些染色体异常并非完全特异,在肿瘤诊断中帮助不大,但对预后判断有价值。其中,-13q 是预后良好的指标;-11q 常见于淋巴结广泛转移,生存期短;-17p 见于晚期患者,预后不良。

(2)软组织和骨肿瘤:90%以上的隆突性皮纤维肉病存在 t(17;22)(q13;q12),有些病例中可出现 17 号环状染色体;90%以上的滑膜肉瘤存在特征性染色体易位,即 t(x;18)(p1;q11);约85%的 Ewing 肉瘤存在 t(11;22)(q24;q12)。这些在分化差的滑膜肉瘤和小圆细胞恶性肿瘤的诊断和鉴别诊断中非常有用。

(3)其他肿瘤:肾细胞癌的细胞遗传学分型使这些肿瘤的诊断性形态学特点更明确。约90%的透明细胞癌存在 del(3p);乳头状肾细胞癌有 7、17 和 20 号染色体的三体,无 del(3p);嫌色细胞癌则有 1、2、4、10、13、17 和 20 号染色体杂合子丢失的低二倍体。

睾丸生殖细胞肿瘤(尤其精原细胞瘤)常存在 12 号染色体结构异常,即等臂染色体,i(12p);约50%的髓母细胞瘤存在 i(17q);脑膜瘤最常见的染色体异常为 22 号染色体单体。

## (二)荧光原位杂交

### 1. 基本概念

荧光原位杂交(fluorescent in situ hybridization,FISH)是应用荧光素标记 DNA 的特定探针与组织切片上的肿瘤组织杂交,在荧光显微镜下能显示相应染色体某个区段或整条染色体。这些探针通常含 $1 \times 10^4 \sim 1 \times 10^6$ 碱基的核苷酸序列,可应用于分裂中期细胞和间期细胞分析。而且,FISH 不仅能用新鲜组织检测,还能在石蜡切片上进行分析。该法比标准的染色体分析技术省时、价格相对低廉,不需要新鲜组织。但需要荧光显微镜观察,且组织切片上荧光染色易淬灭,不能长期保存。

### 2. 应用

FISH 能有效地检测染色体结构和数目异常,尤其适用于检测染色体易位、缺失和扩增。如乳腺癌中 17q11-q12 上的 Her-2 基因扩增可用 FISH 法或 IHC 法检测,但 FISH 法检测更为准确,是选择靶向药物曲妥珠单抗(trastuzumab)治疗乳腺癌的标准检测方法。

### (三)基因座特异性原位杂交

基因座特异性原位杂交(locus-specific in situ hybridization)能应用于组织切片,能在保持肿瘤结构和细胞学特点下分析染色体的改变。该法用酶代替荧光检测,又称为比色原位杂交(colorimetric in situ hybridization,CISH)。其敏感性虽不如 FISH 法,但不需要荧光显微镜、照相设备和分析软件,且价格更低廉,组织切片能长期保存。CISH 最常用于检测基因扩增,如乳腺癌中的 Her-2/neu 基因的扩增。

### (四)比较基因组杂交

比较基因组杂交(comparative genomic hybridization,CGH)是在分别提取肿瘤细胞和正常淋巴细胞中 DNA 后,用不同荧光染料染色并进行杂交,然后确定肿瘤细胞所有染色体上整个基因组是否存在某些染色体区段或整条染色体的增加或减少的遗传学分析方法。主要用于检测染色体的缺失和重复,即染色体丢失、获得以及基因扩增。例如,不同类型肾细胞癌有其特征性染色体的获得或丢失,CGH 能将所有染色体数目异常检测出来。故 CGH 是发现基因组失平衡的一个有用的检测方法。但不能用于检测染色体易位、倒位、倍体改变和点突变。

### (五)DNA 印迹杂交

DNA 印迹杂交(Southern blotting hybridization)是将肿瘤细胞中提取的 DNA 用限制性核酸内切酶消化,经琼脂糖凝胶电泳按分子量大小分离酶切 DNA 片段,再使其变性,形成单链 DNA 片段,然后吸印在硝酸纤维素滤膜上,用已知标记的 DNA 探针杂交,检测是否存在被探针杂交的 DNA 片段。可通过分析 IgH 有无重排用于诊断 B 细胞淋巴瘤或白血病,也可通过分析 TCR 基因有无重排来诊断 T 细胞淋巴瘤或白血病。此法最大优点是能检测抗原受体基因所有的重排。但操作复杂、费时,限制了在病理诊断中的应用。

### (六)聚合酶链反应

聚合酶链反应(polymerase chain reaction,PCR)是另一种扩增特定 DNA 区段的高效方法,能扩增约 $1 \times 10^3$ bp 的 DNA 区段。PCR 技术以单链 DNA 为模板,用寡核苷酸或长度 20～40bp 小片段 DNA 为引物,利用 DNA 聚合酶,在 DNA 自动合成仪中合成 DNA。肿瘤细胞中提取的特定 DNA 区段可通过此法检测出来。如果提取肿瘤细胞中 mRNA,经反转录酶作用,合成 cDNA,再以此为模板进行 PCR,则称为反转录 PCR(reverse transeription-PCR,RT-PCR)。PCR 和 RT-PCR 常用于检测恶性淋巴瘤中 IgH 和 TCR 基因重排,该法比 DNA 印迹杂交技术操作简便、快速,敏感性高,故已作为常规分子生物学检测的方法。还能用于检测染色体易位、核苷酸序列的微卫星重复或短串联重复的改变。由于 PCR 的敏感性非常高,1000 个细胞中只要有 1 个异常细胞即能被检出,因此能用于检测微小的残留肿瘤细胞。

# 第三章 肿瘤治疗

## 第一节 外科手术

采用手术切除肿瘤是治疗实体瘤的一种有效方法,但只有在肿瘤仍限于局部或区域淋巴结时才有效。肿瘤外科医师应当不同于一般外科医师,除了掌握肿瘤的生物学特性及手术操作技巧外,还应熟悉肿瘤的病理类型和其他治疗方法,如放疗、化疗、内分泌治疗及基因治疗等方法,对肿瘤的治疗要有全面了解,综合设计每个患者的具体治疗方案,以达到最佳的治疗效果。选择手术方法时应注意:一是选择那些可以单用手术治疗能达到治疗目的的病例,如良性肿瘤可以单用手术,而恶性肿瘤则须根据肿瘤的生物学特性、病期等决定;二是考虑手术后肿瘤局部的控制及功能损伤的关系,在达到根治的目的下,应尽量使机体功能保持正常;三是选择最佳的综合治疗方案,使局部病灶得以控制,并能防止远处转移。外科治疗的方法:根治性手术切除、姑息性手术、减瘤手术、减症手术等。

## 第二节 肿瘤局部治疗

### 一、经动脉灌注化疗与栓塞疗法

#### (一)经动脉灌注抗癌药物

经肿瘤供养动脉直接灌注化疗药物,其疗效远比静脉给药好。主要基于以下理论依据:①经靶动脉给药使肿瘤组织内药物浓度高,对肿瘤的杀伤力强;②当药物经过血液循环后,再次到达肿瘤组织局部,重复对肿瘤细胞进行打击(如同静脉化疗);③由于药物的首次效应使靶器官内药物量摄取多,流经身体其他部分的药量减少,既可增加局部化疗的药物浓度、增强对肿瘤的杀伤作用,又可减少全身的不良反应。

有报道经肝动脉灌注化疗药物治疗肝癌,在肝脏局部组织药物浓度可高达全身浓度的 100~400 倍,而瘤区药物浓度则高于正常肝组织的 5~20 倍。由于肿瘤内药物浓度比一般周围静脉给药要高得多,既明显提高疗效,又减轻全身不良反应,已成为抗癌治疗的重要方法之一。常用于治疗肝癌、肺癌,也用于治疗头颈部肿瘤、胃肠道肿瘤、胆管肿瘤、胰腺癌、盆腔肿瘤及四肢恶性肿瘤。对外科手术不能切除的肿瘤患者可用此方法进行姑息治疗;也可以通过灌注抗癌药物后使肿瘤降期,再行外科手术切除;还可以对拟行肿瘤切除术的患者予术前或术后动脉内灌注化疗,以预防术后肿瘤复发。

### (二)不良反应和并发症

恶心、呕吐、食欲减退等消化道反应,一般持续 5~7d。腹腔动脉或肝动脉灌注时,化疗药物反流入胃十二指肠动脉、胆囊动脉,可引起胃炎、胃溃疡或胆囊炎等并发症。肝动脉内灌注化疗药物也可引起肝功能暂时性损害,但一般均能较快恢复。也可能引起轻度的肾功能损害,在动脉化疗中需加以预防。另外,反复多次大剂量的动脉灌注还可以发生骨髓功能抑制,应引起注意。还可发生由于插管所致的并发症,如动脉内膜损伤、动脉夹层、动脉狭窄或阻塞以及动脉瘤形成。因此,在插管过程中要正确使用导引钢丝、导管,且操作要轻柔,切忌粗心,以防止插管并发症的发生。

### (三)动脉栓塞疗法

在肿瘤的治疗中已得到较为广泛的应用,它常与化疗相结合,称为化疗性栓塞(TACE)。栓塞疗法在肝、肾肿瘤的治疗中应用最多,也常用于盆腔肿瘤,还可用于肿瘤所致的出血紧急治疗。

#### 1.栓塞剂的种类与选择

在动脉栓塞疗法中,栓塞剂的研究和应用是一个重要内容。目前栓塞剂品种很多,已应用于临床的栓塞剂包括:①自体凝血块和组织:仅能用于紧急止血。②明胶海绵:是临床上应用最多的一种栓塞剂,优点是安全、无毒性、取材方便。一般在 7~21d 后被吸收,被阻塞的血管可以再通。③无水乙醇:为一种液态的栓塞剂,其栓塞机制是造成微小血管内膜损伤,血液中蛋白质变性,形成凝固混合物而起栓塞作用。但乙醇反流引起邻近器官组织梗死是一种严重的并发症,在选用和操作时要十分谨慎。④不锈钢圈:只能栓塞动脉近端,栓塞后易建立侧支循环。⑤聚乙烯醇:是一种无毒性、组织相容性好、在体内长期不被吸收的长效栓塞剂,可制成粉末状或条状,以适合不同的栓塞要求。但聚乙烯醇在注射时易堵塞导管,操作也不方便。⑥碘油乳剂:碘油乳剂可通过肝动脉注入,并滞留在肿瘤血管内,产生微血管栓塞。可混合抗癌药物(栓塞化疗),或标记上放射性核素进行内放射治疗,是目前在肝癌栓塞治疗中应用最广的一种栓塞剂。⑦微囊或微球:微囊可包裹抗癌药物如 MMC、DDP、MTX 等进行化疗栓塞,也可包裹放射性核素做内放疗。⑧中药白及胶：其有效成分为黏液质，具有抗炎、抗肿瘤、促凝血等作用。白及胶栓塞血管的机制：其本身是一种黏滞性的胶状物，能机械性堵塞小血管及造成血管内膜损伤。另外，它还能促进局部红细胞凝集、缩短凝血时间及凝血酶原时间，引起继发性血栓形成。⑨其他：如组织黏合剂、硅酮、可脱离球囊等也已用于临床。

2.动脉栓塞治疗的不良反应和并发症

几乎所有患者在栓塞治疗后都会出现"栓塞后综合征"，即有恶心、呕吐、局部疼痛和发热等症状，这些症状出现的严重程度因人而异，一般症状维持 3~7d，对症处理后均可缓解。

由插管引起的并发症有局部血肿、动脉内膜损伤、动脉夹层、动脉狭窄和阻塞以及假性动脉瘤形成。非靶器官被栓塞是栓塞疗法的一种严重并发症，如脾梗死、胰腺梗死、肾梗死、胆囊坏死、肠坏死等，这些并发症很少见。但做肝动脉栓塞时，常可致胃炎、胃溃疡或胆囊炎。已做胃大部手术切除的患者，在肝动脉内注入栓塞剂时，更需注意避免栓塞剂反流到胃十二指肠动脉，以免产生胃的严重并发症。

有严重食管静脉曲张者做肝动脉栓塞时，要注意控制碘油乳剂的注入量，并防止术后发生严重呕吐，否则可导致食管静脉曲张破裂大出血的严重并发症。栓塞疗法还有可能导致肝、肾衰竭的并发症，在术前、术后都要注意保护肝、肾功能，并密切注视其变化，以便及时处理有关不良反应。

## 二、内支架治疗肿瘤性管腔狭窄

由不锈钢丝、钽丝及镍钛合金丝制成的内支架，放在血管、胆管、尿道、气管及食管等管腔内，靠其膨胀力来保持管腔的长期开通。临床上，常用于以下几个方面：上腔静脉压迫综合征及气管狭窄、食管癌所致狭窄、下腔静脉狭窄、胆管狭窄、泌尿道狭窄、门静脉癌栓等。

## 三、肿瘤热疗的临床应用

肿瘤热疗已成为继手术、放疗、化疗之后的一种重要的辅助治疗手段。单纯热疗不能达到肿瘤的根治，这已达成共识，热疗常辅以放疗和（或）化疗和（或）免疫治疗，可提高疗效。一般来讲，热疗与放疗或放化疗结合，进行的是局部治疗，可于放疗前或后 1h内进行，加热 1h 左右，每周 1~2 次。单纯与化疗结合，常给予全身或区域性加热；术前或术后放化疗，同予加热，可提高手术的切除率和局部控制率。对于已形成腹腔播散的腹腔肿瘤，如卵巢癌、阑尾黏液癌、肠癌等，在做减瘤术（cytoreductive surgery）后再行腹腔热灌注化疗（IPHC），腹腔播散的阑尾黏液腺癌患者行化疗手术加 IPHC 等，均可获得较好疗效。

### 四、微波治疗

临床微波手术与动物实验基本相似。每根微波针每次 50 ~ 100W,持续 20 ~ 40s。切肝时一般无须阻断肝门血流。但对肝断面较大血管和胆管仍需结扎,以免术后肝断面渗血或出现胆漏。肿瘤切除后,肝切缘上、下缘对拢缝合或用镰状韧带或大网膜覆盖。膈下或肝切缘置引流管或烟卷引流。手术前后的处理按肝切除术常规进行。

微波外科的优点:

(1)有较好的止血作用,一般对 3mm 以下的血管均能满意止血。

(2)原位微波热凝固化留置,可作为无法切除肝癌综合治疗的一个手段。

(3)一般可在无须阻断肝门血流情况下做肝切除,有可能减少或避免因阻断肝门血流对肝功能损害的不良反应。

(4)微波能杀灭肝切缘的癌细胞,由于目前合并肝硬化的肝癌局部切除较多,特别是小肝癌,因而即使贴近肝癌边缘行微波肝切除,也有可能杀灭切缘残癌细胞和预防术中癌细胞的扩散,并能最大限度地保留正常肝组织,从而使部分合并严重肝硬化或肝萎缩、余肝较小的肝癌患者获得肿瘤切除的机会。

(5)微波手术是安全可行的。

### 五、射频在肿瘤治疗中的应用

从严格意义上而言,PMCT 与 RF 同属于肿瘤局部微创热疗技术,其治疗领域基本类似,适应证也基本相同。但由于 RF 消融范围较大、治疗时间和次数较少,现已成为最受关注、广泛研究和应用的局部治疗方法,主要应用于肝、肾、乳腺、骨骼等部位的原发性或转移性实体肿瘤。

### 六、HIFU 在肿瘤治疗中的应用

HIFU 由于其不排斥包括手术在内的其他治疗选择,又具有体外适形、实时监测、方便操作、易重复等特点,因此可单独或联合治疗各种形状的不宜手术切除或复发的肿瘤,且无体外放疗产生的剂量累积效应。价格昂贵、聚焦长度较短、单位时间内凝固范围有限和治疗耗时较长是 HIFU 的不足之处。为减少呼吸对治疗的影响,HIFU 多需要进行常规麻醉。由于超声波在空气中几乎全部反射,在骨组织旁可因声阻抗不匹配而导致温度过高点产生,因此含气脏器及骨组织附近的病灶不宜做 HIFU 治疗。临床应用于黑色素瘤、甲状腺癌、乳腺癌,以及前列腺、乳腺、肝、肾、膀胱等体内肿瘤的非侵入性局部治疗。

### 七、激光在肿瘤治疗中的应用

高功率连续激光大面积辐照时因强烈高温会引起疼痛,故一般需要局麻和静脉麻

醉。鉴于波长 $10.6\mu m$ 的激光几乎全部被水吸收以及白色不易吸收激光,故可用湿纱布或棉垫保护切割区两侧,如做汽化时用洞巾置于汽化区周围,以保护邻近组织。在肿瘤方面的临床应用主要限于皮肤、头颈、颌面、五官、神经科以及肝、肺、肾、肠等部分内脏实质性肿瘤。

## 八、冷冻在肿瘤治疗中的应用

(1)皮肤肿瘤:一般认为冷冻疗效并不次于电灼、切除和放疗,可作为首选治疗。常用于治疗皮肤血管瘤、基底细胞癌、鳞癌、表皮原位癌以及瘢痕疙瘩等。

(2)食管癌:冷冻多数用作食管癌的姑息治疗,暂时解除梗阻,以达姑息治疗,但缓解期短,大多未能明显延长患者生命。

(3)直肠癌:国外用冷冻治疗直肠癌的临床报道较多。一般认为,冷冻治疗直肠癌的指征是:患者不能耐受手术,拒绝做结肠造瘘,或直肠癌已有远处转移或局部复发。

(4)肾癌:对于双侧肾癌、孤立肾肾癌,已经并发对侧肾功能中、重度受损的肾癌以及年老体弱的患者,尤其是较早期的小肾癌,保留肾单位的局部肿瘤消融术是可取的治疗方法。

(5)前列腺和膀胱肿瘤:近年来,国内外已广泛应用冷冻治疗前列腺良、恶性肿瘤,且疗效良好。常用方法:①局麻或静脉内全麻;②手术切开膀胱;③切开会阴,显露前列腺直接冷冻。

(6)骨肿瘤:冷冻治疗原发性或转移性骨肿瘤的临床报道不少,对不适宜手术或放疗不敏感的骨肿瘤更为适用。

(7)肺癌:氩氦刀经皮瘤内冷冻治疗原发性和转移性肺癌取得较大进展,有报道氩氦刀治疗非小细胞性肺癌,1 年、2 年生存率分别可达 $46.67\%$ 和 $36.36\%$ ,可明显延长生存时间、缓解临床症状并提高生存质量。

(8)头颈、五官肿瘤:冷冻外科亦广泛用于头颈部肿瘤、眼内肿瘤和口腔肿瘤等治疗。

(9)妇科肿瘤:宫颈间变、宫颈原位癌和 I 期宫颈癌等,取得满意效果。对晚期患者可做姑息治疗。冷冻亦用以破坏卵巢癌手术难以切除部分,或切除盆腔肿瘤之前先使肿瘤内液体凝结,以及用于外阴癌的治疗。

(10)乳腺癌:有报道冷冻外科合并手术切除治疗乳腺癌,有可能减少术中癌细胞的扩散。也有学者用冷冻外科治疗晚期乳腺癌(Ⅲ、Ⅳ 期),以缩小肿块和减少创面渗血。目前尚无冷冻用于治疗早期乳腺癌的大规模研究。由于皮肤可能冻伤,有时难以增加冰冻范围。

(11)液氮冷冻治疗肝癌的临床实践:液氮冷冻的适应证:①合并严重肝硬化,无法耐受手术切除者;②主瘤切除后,余肝或切缘有残癌者;③复发性肝癌,余肝小,切除后肝功能可能失代偿者。

# 第三节 肿瘤放射治疗

## 一、根治性放疗

放疗作为根治方法已在一些肿瘤治疗中获得较为满意的疗效,如下述肿瘤:

(1)鼻咽癌:对放射线中度敏感,其周围正常组织能耐受较高放射量,加上一半以上的患者就诊时已有鼻咽腔外受累,因此放疗是首选方法。

(2)声带癌:早期患者用放疗不但能达到和手术相仿的疗效,局部控制率达90%或以上,并且可以保持正常喉功能。即使放疗后肿瘤复发,仍然可接受手术治疗。

(3)舌癌:舌活动部病灶经外放射和间质插植的近距离放疗,疗效和舌活动都较好。环素兰等报道对Ⅰ、Ⅱ期舌活动部癌行外照射20~30Gy加镭针插植照射70~80Gy/5~7d,10年局部控制率达86%,10年生存率Ⅰ期的为90%,Ⅱ期的为70%左右。

(4)皮肤癌:对早期的皮肤癌病灶,用手术、激光、冷冻、放疗都有较好的疗效,但对头面部病灶通常要考虑美容和功能问题,尤其是眼睑、鼻、耳等部位,用放疗的方法也能达到较好的肿瘤控制。对手术未完全切除的基底细胞癌也可考虑术后补充放疗。

(5)乳腺癌:对早期患者做肿块切除和手术后根治性放疗,疗效和根治性手术效果相仿,由于保留了乳房,对患者心理的损害减少。

(6)宫颈癌:Ⅰ、Ⅱ期患者给手术和放疗都能得到满意效果,而对较晚期患者只能做放疗。

(7)精原细胞瘤:睾丸切除后引流淋巴区放疗可使早期患者达到根治。

(8)霍奇金淋巴瘤:早期患者经大面积放疗后几乎可达根治。

(9)视网膜母细胞瘤:对病灶局限在赤道后者,用放疗可控制肿瘤并能保留一定的视力,免去这部分患者的眼球摘除术。

## 二、姑息性放疗

对不能根治的肿瘤患者,解除症状、改善生活质量便是放疗的目的。放疗可解除肿瘤压迫、止痛、止血等,具有较好的姑息作用。由于患者为晚期,治疗目的不是消灭肿瘤,因而常用大分割照射,在较短时间内给数次放射,总剂量不一定要求达到肿瘤完全控制水平。局部姑息治疗的效果及预后与原发灶有关,也和距离首次治疗的时间有关。如乳腺、肾、前列腺等部位增殖不快的肿瘤,姑息治疗后还可能使患者生存较长时间。姑息治疗的同时,必须加强全身支持治疗。

## 三、术后放疗

1. 术后放疗潜在优点

（1）通过手术能清楚了解肿瘤外侵范围，可提高术后放疗照射目的性。

（2）若手术切除后仍存在肿瘤残留，外科医师可以留置标记以帮助术后放疗的定位。

（3）不增加手术的并发症。

2. 术后放疗潜在不足

（1）可能因为手术的并发症而推迟术后放疗开始时间，造成术后残存的肿瘤细胞加速再增殖。

（2）通常术后放疗的剂量需要比术前放疗剂量高，可能增加放疗损伤。

（3）术后放疗范围可能也比较大，因为肿瘤瘤床和淋巴引流区域均遭到肿瘤细胞污染。

（4）手术可能造成周边正常组织和器官与肿瘤床粘连和固定，增加正常组织的放射性损伤。术后放疗开始时间：通常认为需要在手术切口完全愈合后，多数在手术后 3~6 周内进行。

术后放疗的临床应用：术后放疗在恶性肿瘤的治疗中应用得相当普遍，几乎所有肿瘤手术后，凡有亚临床灶残留或肉眼残留或有局部和区域性复发的高危因素存在均可接受术后放疗。对于生长局限、无远处转移、术后残留少（如为镜下残留）且周围组织可耐受高剂量照射的恶性肿瘤，术后放疗不但可明显提高肿瘤的局部控制率，还能明显提高患者的生存率。但是，对于恶性程度高、早期易发生远处转移的恶性肿瘤，术后放疗可提高肿瘤的局部控制率，有些瘤肿亦可提高患者的长期生存。

## 四、术前放疗

1. 术前放疗优点

（1）对于初治不能手术切除或临界手术切除患者，通过术前放疗能降低肿瘤负荷，降低肿瘤及周边正常组织和器官的粘连、侵犯，使其转变成可被手术切除的状况。

（2）降低手术切缘阳性的可能性。

（3）减少手术所造成肿瘤播散的可能性。

（4）因为未受到手术所造成的肿瘤瘤床和淋巴引流区域肿瘤细胞污染影响，术前放疗布野通常比术后放疗要小，这样也减少了正常组织放射性损伤。

（5）因为未受到手术创伤影响，局部肿瘤床血供环境相对较好，因此术前放疗剂量通常较术后放疗低，这也可减少正常组织的损伤。

2. 术前放疗的局限性

（1）放疗选择无法按照手术后的准确分期进行选择，这可能造成部分患者治疗策略制订存在偏差。

（2）术前放疗造成肿瘤降期，术后病理分期不能真正反映患者在接受治疗之初的疾病状况，因而为术后辅助治疗方法针对性选择带来困难。

（3）经术前放疗、手术切除仍存在需要进行术后放疗，此时整个放疗过程类同于分段放疗，通常认为这种放疗模式是对肿瘤控制不利。

（4）术前放疗通常可增加手术的并发症。

（5）部分患者因为放疗严重不良反应造成手术开始时间的推迟。

术前放疗后手术开始的时间：早期研究显示，术前放疗完成后 4 周以内接受手术治疗，术后并发症显著增加。因此，多数学者认为，对于术前照射剂量为 50Gy 的放疗，手术开始时间为放疗结束后 4～5 周。手术推迟进行的另外一个好处是有足够时间让肿瘤退缩，以提高手术切除率和正常组织器官保存率。

## 五、术中放疗

术中放疗是通过手术切除肿瘤，或暴露不能切除的肿瘤，尽可能避开正常组织和器官，对肿瘤或残存肿瘤、瘤床和淋巴引流区进行直接外照射。术中放疗的潜在优点：根据术中所见到情况进行是否适合于此种治疗措施的选择，而且通过手术方式将所需要照射的区域和需要保护的周围正常组织和器官分开，以最大限度地杀死肿瘤细胞和最大程度上保护正常组织。然而术中放疗需要外科医师的参与，过程较复杂，还涉及手术室区域的放射防护问题，多采用电子线一次性放疗（剂量多为 10～20Gy）。因此，术中放疗多作为外照射剂量增加的补充。

术中放疗主要应用于腹部胃肠道肿瘤，头、颈、胸腹和四肢等部位肿瘤。尽管在各种肿瘤的疗效上目前仍有不同的结果，需要不断地探索和完善，但作为一种有效的补充治疗手段，在综合治疗上仍有其积极的一席之地。以下是放疗与手术综合性治疗通用准则：一是对于小肿瘤，而该肿瘤生长在需要保存的组织和（或）器官内，且该组织和器官的保存是决定治疗成功与否的重要指标，此时需要考虑采用保存器官的手术加放疗的综合性治疗策略。二是大的肿瘤，直接手术切除有困难或肿瘤切除处于临界水平的。三是手术切除后有以下病理学特点之一的需要应用术后放疗：切缘阳性；肿瘤距离切缘较近者（通常<5mm）；原发肿瘤较大者（T3/T4），不管切缘状况；肿瘤突破所在的器官包膜者；淋巴结广泛侵犯或淋巴结包膜外侵犯者；肿瘤侵犯到周边大神经、大血管和骨骼等。

# 第四节　肿瘤内科系统治疗

## 一、抗肿瘤药物分类

常用的抗肿瘤药物分类方法有 3 种,即传统分类法、作用机制分类法和细胞动力学分类法。

1. 传统分类法

依据药物的来源和作用机制可分为:

(1)烷化剂:主要有环磷酰胺(CTX)、异环磷酰胺(IFO)、洛莫司汀(CCNU)、司莫司汀(MeCCNU)、塞替哌(TSPA)等。

(2)抗代谢类药物:主要有氟尿嘧啶(5-Fu)、甲氨蝶呤(MTX)、阿糖胞苷(Ara-C)、巯嘌呤(6-Mp)等。

(3)抗生素类:主要有多柔比星(ADM)、表柔比星(EPI)、博来霉素(BLM)、丝裂霉素(MMC)、放线菌素 D(ACTD)等。

(4)植物类:主要有紫杉醇(PTX)、多西他赛(DTX)、伊立替康(CPT-11)、长春碱(VLB)、长春新碱(VCR)、长春地辛(VDS)、长春瑞滨(NVB)、依托泊苷(VP-16)、替尼泊苷(VM-26)等。

(5)激素类:主要有泼尼松、地塞米松、他莫昔芬、来曲唑、己烯雌酚、甲地黄体酮等。

(6)杂类:主要有顺铂(DDP)、卡铂(CBP)、奥沙利铂(L-OHP)、门冬酰胺酶(L-ASP)、达卡巴嗪(DTIC)等。

(7)单克隆抗体:主要有利妥昔单抗(rituximab)、曲妥珠单抗(trastuzumab)、西妥昔单抗(cetuximab)、贝伐珠单抗(bevacizumab)等。

(8)小分子靶向药物:主要有伊马替尼(imatinib)、吉非替尼(gefitinib)、拉帕替尼(lapatinib)、舒尼替尼(sunitinib)、索拉非尼(sorafenib)、埃罗替尼(erlotinib)等。

2. 作用机制分类法

从抗癌药物分子水平的作用机制来看,可分为以下几类:

(1)阻断 DNA 复制:这类药物包括以 CTX 为代表的烷化剂和亚硝脲类药物破坏DNA 结构。

(2)影响 RNA 转录:如 ACTD 嵌入 DNA 双螺旋内,抑制 RNA 聚合酶的活性,抑制RNA 合成。ADM 嵌入 DNA 后,使 DNA 链裂解,阻碍 DNA 及 RNA 的合成。

（3）抑制蛋白质合成：化疗药门冬酰胺酶可将血清中的门冬酰胺进行分解，使肿瘤细胞缺乏门冬酰胺，从而使其蛋白质合成发生障碍。

（4）阻滞细胞分裂：植物药长春碱类能抑制微管蛋白的聚合，使之不能形成纺锤丝，从而抑制细胞有丝分裂。紫杉醇使微管蛋白过度聚合成团块和束状，抑制纺锤丝形成而不能解聚，阻止细胞的有丝分裂。

（5）拓扑异构酶抑制剂：如伊立替康，与拓扑异构酶Ⅰ和DNA形成稳定复合物，使DNA单链断裂，无法重新连接，DNA复制受阻，细胞死亡。鬼臼素类药物如VP-16作用于拓扑异构酶Ⅱ，使DNA双链断裂，阻碍DNA复制。

（6）阻断肿瘤新生血管：抗VEGF单抗（贝伐珠单抗）联合化疗治疗大肠癌获得了明显延长患者生存的效果。其他抗VEGF的小分子靶向药物主要通过抑制其信号转导起作用，如索拉非尼、舒尼替尼等。

（7）肿瘤细胞信号转导抑制剂：这些有针对性分子靶点药物的作用，包括对肿瘤细胞分化、细胞周期、凋亡、细胞迁移、浸润转移等过程的调控而起作用，并不直接破坏DNA或RNA等遗传物质的结构。而且所选择的靶点均是与肿瘤发展有关的关键酶或蛋白质，所以对正常的细胞组织的影响比较小。如伊马替尼作用于c-Kit，吉非替尼作用于EGFR。

3.细胞动力学分类法

根据抗癌作用与细胞增殖周期的关系，传统地将直接抗癌药物分成细胞周期特异性药物和细胞周期非特异性药物2大类。

（1）细胞周期非特异性药物，直接破坏DNA或影响其复制与功能，杀死处于增殖周期各期的细胞，甚至包括处于休眠期的G0期细胞。其作用强度随药物剂量增加而增加，一次给药剂量的大小与抗肿瘤效果成正比。这类药物包括烷化剂、大部分抗癌抗生素及铂类药物。

（2）细胞周期特异性药物，仅对增殖周期的某些期敏感，对处于G0期的细胞不敏感。如作用于M期的各种植物类药，作用于S期的抗代谢药（5-Fu、MTX）。这些药物作用于细胞周期中某一阶段的肿瘤细胞，由于只有部分细胞处于这一阶段，药量过分增大并不能成正比地增加对细胞的杀伤。若能在有效药物浓度下维持一定时间，使所有细胞都有机会进入这一周期而被杀伤，疗效更好。

## 二、分子靶向药物

靶向治疗是指针对参与肿瘤发生发展过程的细胞信号转导和其他生物学途径的治疗手段，其作用靶点包括细胞表面抗原、生长因子受体或细胞内信号转导通路中重要的酶或蛋白质，而广义的分子靶点则包括了参与肿瘤细胞分化、细胞周期调控、凋亡、细胞迁移、浸润转移等过程的，从DNA到蛋白/酶水平的任何亚细胞分子。靶向治疗药物的作用靶点,由于存在一个"饱和性"的问题,即当肿瘤细胞上的所有靶点都已经被药物结合时,即使增加药物剂量,也不能增加疗效,反而会带来额外的不良反应。因此,对于靶向治疗药物,应该寻找最佳生物效应剂量(optimal biological effect dose,OBD)。因为分子靶向治疗有赖于药物与受体间的特异性可逆作用,所以其剂量的选择与传统化疗药物不同。需要测定能够达到预期效果的最低血药浓度,在这个"阈"浓度时可实现受体完全被结合,药物使受体饱和。这对肿瘤药物研究来说是个全新的概念。如何确定OBD,并最大限度减少药物的不良反应,是临床试验中最大的难题。

理想的肿瘤靶点具有以下特点:一是一种对恶性表型非常关键的大分子;二是在重要的器官和组织中无明显表达;三是具有生物相关性;四是能在临床标本中重复检测;五是与临床结果具有明显的相关性。

主要靶点有如下分子及其家族:EGFR、蛋白酪氨酸激酶(protein tyrosine kinase,PTK)及 PTK 受体(PTKR)、KRAS、RAS 下游信号分子(Raf、MEK、MAP 激酶等)、凋亡信号通路(Bcl-2、TNF 家族凋亡受体等)、NF-κB、蛋白酶体、ErbB2/Her-2、ALK-EML4、PARP 等。

### 三、血管生成抑制剂

众多研究发现,肿瘤血管生成具有 3 个重要的调节因子及其受体:血管内皮生长因子及其受体(VEGF-VEGFR)、成纤维细胞生长因子及其受体(FGF-FGFR)及血小板衍生生长因子及其受体(PDGF-PDGFR)。

贝伐珠单抗是一种人源化单克隆抗体 IgG1,属抗血管内皮生长因子(VEGF)抗体;贝伐珠单抗通过与 VEGF 结合,抑制 VEGF 与其受体结合,阻断血管生成的信号转导途径,抑制肿瘤细胞生长。贝伐珠单抗的原研药物(安维汀)由罗氏开发,于 2004 年在美国上市,并于 2010 年首次进入中国,目前已获批治疗转移性结直肠癌、非小细胞肺癌、胶质母细胞瘤、肝细胞癌等。在贝伐珠单抗生物类似药方面,目前齐鲁制药、信达生物、绿叶制药子公司博安生物和恒瑞医药的产品均已在中国获批上市。

除贝伐珠单抗外,雷莫芦单抗(Ramucirumab)是全人源化、抗 VEGFR2 单克隆抗体,能够特异性地与 VEGFR2 结合,阻断这一受体与 VEGF-A/C/D 的结合,从而抑制肿瘤血管增生。自 2014 年在美国获批用于治疗晚期或转移性胃癌或胃食管结合部腺癌后,又在肺癌、结直肠癌、肝癌治疗方面获得了 FDA 的批准。其在中国联合紫杉醇用于晚期胃癌二线治疗Ⅲ期研究已完成,正在 NMPA 审批中。目前在中国进行中的临床研究有:在既往索拉非尼治疗无法耐受或疾病进展后的晚期肝细胞癌患者中比较 Ramucirumab 与安慰剂的总生存时间的Ⅲ期研究,联合信迪利单抗对比化疗一线治疗不可切除的局部晚期或转移性胃癌及胃食管交界处腺癌的有效性和安全性的Ⅰ/Ⅱ期研究,以及两项国企雷莫芦单抗仿制品的Ⅰ期临床研究探索。

AK112 是康方生物利用康方独特的 Tetrabody 双抗平台,自主研发的双特异性抗体,同时阻断 VEGF 和 PD-1 通路,2019 年 7 月获得美国 FDA IND 批件。目前中国的临床试验以Ⅰ/Ⅱ期研究为主。有 3 项单药治疗的研究:单药 AK112 治疗晚期非小细胞肺癌的Ⅰb/Ⅱ期临床研究、治疗晚期妇科肿瘤的Ⅱ期临床研究、治疗晚期实体瘤疾病的Ⅰ/Ⅱ期临床试验。3 项联合治疗方案的研究:AK112 联合 PARP 抑制剂治疗复发性卵巢癌的Ⅰb/Ⅱ期临床研究、联合依托泊苷和卡铂一线治疗广泛期非小细胞肺癌的Ⅰb 期临床研究、联合治疗方案治疗晚期非小细胞肺癌的Ⅱ期临床研究。华奥泰公司自主研发的 PD-L1/VEGF 的双特异性融合蛋白 HB0025 也于 2020 年在中美两国获批进入临床研究,在中国正在进行 HB0025 注射液国际多中心、开放、剂量递增及剂量扩展的Ⅰ期临床研究。

阿帕替尼是靶向 VEGFR2 的抗血管生成治疗的激酶抑制剂,自 2015 年上市以来进行了多方位、多领域的探索,目前仍有超过 30 项临床研究在进行中;呋喹替尼作为第一个真正由中国人自主研发的抗血管靶向药,是一个口服的靶向 VEGFR-1/2/3 的抗血管生成药物,2018 年 9 月获批上市,用于晚期结直肠癌的三线治疗,为晚期结直肠癌患者带来了希望。目前中国进行中的临床研究有 6 项,除上市后Ⅳ期安全性研究外,进度最快的是呋喹替尼联合紫杉醇治疗晚期胃癌或 GEJ 腺癌的Ⅲ期临床研究,另外 4 项早期研究为:评价替雷利珠单抗与呋喹替尼治疗联合用药的有效性和安全性的Ⅱ期研究,呋喹替尼联合信迪利治疗晚期实体瘤的Ⅰb/Ⅱ期临床研究,杰诺单抗注射液联合呋喹替尼治疗非小细胞肺癌和转移性结直肠癌的 2 项Ⅰ期试验。

另一个多靶点激酶抑制剂安罗替尼的研发也非常迅速,目前是国内小细胞肺癌中唯一已经批准的三线及以上患者抗血管生成药物,另有 4 家中国药企在安罗替尼上有研发的布局。中国进行中的临床研究超过 20 项,其中Ⅲ期临床研究就有 9 项,除 1 项为安罗替尼一线治疗肠癌的临床研究外,其余均为安罗替尼联合治疗方案在 NSCLC(鳞癌、肺鳞癌)、局晚期 NSCLC、SCLC、胃癌、肝癌、肾癌、TNBC 的Ⅲ期临床研究。纵观中国抗血管生成治疗的激酶抑制剂在研管线看,中国有布局的企业超过 60 家,临床研究已过百,仅Ⅲ期临床研究就超过 20 项,包括瑞戈非尼、呋喹替尼、法米替尼、尼达尼布、凡他尼布、索凡替尼等,生物等效性研究也超过 20 项,包含苹果酸卡博替尼片、索拉非尼片、舒尼替尼片、培唑帕尼、瑞戈非尼片、仑伐替尼、来那度安、发米替尼等。抗血管生成治疗的激酶抑制剂可单独应用,也可与其他靶向药物或化疗、免疫药物联合应用。就研究现状看,国内外均有多个上市的成熟药物,国内研究上以仿制药物、生物等效性实验为主,研究众多,赛道拥挤,创新性有待提高。

## 四、单克隆抗体

重组单克隆抗体基因工程重组的人型单克隆抗体(rmAb)发展特别迅速。目前已有多个 rmAb 得到批准上市,尚有许多正在临床前或临床试验阶段。rmAb 可以是单纯的,也可以是结合的,如与毒素、药物、放射性核素等进行偶联。其抗肿瘤机制主要体现在 4 个方面:一是补体依赖的细胞毒作用(CDC);二是抗体依赖细胞介导的细胞毒作用(ADCC);三是抗体的调理作用;四是抗体与抗原结合的信号阻断作用可抑制肿瘤细胞的增殖或者改变肿瘤细胞的生长环境。

利妥昔单抗(rituximab,美罗华)是基因工程制备的人-鼠嵌合性抗 CD20 单克隆抗体,1997 年被美国 FDA 批准用于治疗惰性淋巴瘤,成为第一个用于治疗恶性肿瘤的单克隆抗体,目前已经成为 B 细胞淋巴瘤治疗的重要组成部分,广泛应用于弥漫性大 B 细胞淋巴瘤、滤泡淋巴瘤和套细胞淋巴瘤的一线、二线和维持治疗,也应用于上述肿瘤的自体造血干细胞移植。利妥昔单抗成为治疗性单克隆抗体是抗肿瘤治疗的典范,此后,单克隆抗体不断问世,如治疗乳腺癌的曲妥珠单抗,治疗结直肠癌的西妥昔单抗、贝伐珠单抗。单克隆抗体在临床上的应用常需要联合化疗才能取得更好的效果,单独应用疗效有限。

2021 年 6 月,奥妥珠单抗(Obinutuzumab)作为全球首个经糖基化改造的 Ⅱ 型人源化抗 CD20 单克隆抗体,已获得中国国家药品监督管理局(NMPA)正式批准,与化疗联合,用于初治 Ⅱ 期伴有巨大肿块、Ⅲ 期或 Ⅳ 期滤泡性淋巴瘤成人患者,达到至少部分缓解的患者随后的单药维持治疗。目前我国市场上的抗 CD20 单抗仅有利妥昔单抗,有十几家药企正在研发抗 CD20 单抗,也基本都是利妥昔单抗的生物类似物。国产抗 CD20 单抗的上市不仅可以打破利妥昔单抗的垄断局面,预期也会因为其价格优势,逐渐提升抗 CD20 治疗的覆盖率。

单克隆抗体也有其特有的不良反应,常见的是输液反应,少部分人出现过敏反应。西妥昔单抗可以引起严重的皮疹,尽管皮疹的严重程度与延长的中位生存有关,但严重的皮疹仍需要引起重视和及时治疗。曲妥珠单抗与化疗药物联合使用具有协同作用,提高了化疗的缓解率,延长了生存期,但与蒽环类药物联合应用时需注意心脏毒性,即使既往有蒽环类药物用药史的患者也有增加心脏毒性的可能。贝伐珠单抗常见的不良反应有高血压、蛋白尿、出血、腹痛、腹泻等,个别可发生胃肠穿孔、伤口延迟愈合等,所以手术后近期不宜应用。

## 五、中医药治疗

在我国,肿瘤治疗中应用中医中药十分普遍。通常,对一些晚期肿瘤,常以中医中药为主要治疗方式。其目的是减轻症状,改善生活质量,在一定程度上延长生存期,对控制肿瘤也有一定作用。常有个案报道,晚期肿瘤经中药治疗,长期带癌生存,甚或肿瘤消失。近年来,采用中医整体治疗和局部治疗相结合的方式,治疗肿瘤的适应情况更趋广泛。

　　另一种常用的方式则为中西医综合治疗。中西医结合规范化方案的探索,中西医结合治疗的出发点,是在充分评估中西医抗癌方法优缺点的基础上,有计划地将两者综合应用,发挥各自的优点,避免或减少不良反应,使患者得到更好的生存质量和更长的生存期。

## 六、肿瘤生物治疗

　　肿瘤的生物治疗是以免疫治疗为基础发展而来的。传统的免疫治疗可分为特异性主动免疫、非特异性主动免疫、特异性被动(过继)免疫和非特异性被动(过继)免疫(表1-7)。

表1-7　肿瘤的免疫治疗

| 主动免疫 | | 被动(过继)免疫 | |
|---|---|---|---|
| 特异性 | 非特异性 | 特异性 | 非特异性 |
| ①灭活的肿瘤疫苗<br>②人肿瘤异基因杂合体<br>③肿瘤抗独特型单克隆抗体 | ①细胞因子:IFN、IL-2、TNF<br>②化学刺激剂:左旋咪唑、西咪替丁<br>③生物刺激剂:卡介苗、短小棒状杆菌、OK432<br>④化疗药物:环磷酰胺、顺铂、长春碱、美法仑 | ①异体免疫抗血清<br>②单克隆抗体及其交联物:生物毒素、放射性核素、化疗药物<br>③T细胞:自体、异体、异种同种骨髓移植<br>④致敏淋巴细胞提取物:转移因子、免疫核糖核酸 | ①LAK细胞<br>②激活的巨噬细胞 |

### (一)细胞因子

　　细胞因子(cytokines)是由免疫细胞(淋巴细胞、单核-巨噬细胞等)及其相关细胞(血管内皮细胞、成纤维细胞等)合成和分泌的调节其他免疫细胞或靶细胞功能的生物活性物质,属小分子多肽或糖蛋白。按其细胞来源,细胞因子分为淋巴细胞产生的淋巴因子(lymphokine,包括IL-2、IL-3、IL-4、IL-5、IL-6、IL-9、IL-10、IL-12、IL-13、IL-14、IFN-γ、TNF-β、GM-CSF等)、单核-巨噬细胞产生的单核因子(monokine,包括IL-1、IL-6、IL-8、TNF-α、G-CSF、M-CSF等)和其他细胞(上皮细胞、血管内皮细胞、成纤维细胞等)产生的细胞因子(如EPO、IL-7、IL-11、SCF、IL-8、IFN-β等),但不包括免疫球蛋白、补体及一般的生理性细胞产物。按其主要功能,细胞因子分为白细胞介素(interleukin,IL)、干扰素(interferon,IFN)、肿瘤坏死因子(tumor necrosis factor,TNF)、集落刺激因子(colony stimulating factor,CSF)、转化生长因子-β(transforming growth factor-β,TGF-β)、趋化因子家族(chemokine family)和其他细胞因子。

　　细胞因子种类繁多,生物学活性广泛,作用机制各异。一般具有以下共同特点:①低分子量的分泌型蛋白质;②产生具有多元性,即单一刺激可使同一细胞分泌多种细胞因子,一种细胞因子可由多种细胞产生,并作用于多种靶细胞;③需经激活后合成分泌;④生物学效应极强,导致细胞行为的改变;⑤以非特异方式发挥作用;⑥大多通过自分泌或旁分泌方式短暂地产生并在局部发挥作用;⑦需与靶细胞上的高亲和性受体特异结合发挥生物学效应;⑧构成细胞因子网络相互诱生调节和影响。

细胞因子的抗肿瘤机制主要包括以下几个方面:①控制癌细胞的生长和促进分化;②调节宿主的免疫应答;③对肿瘤细胞的直接毒性作用;④破坏肿瘤细胞血管和营养供应;⑤刺激造血功能,促进骨髓恢复。目前,应用于肿瘤生物治疗取得较好疗效的细胞因子主要有 IL-2、IFN-α 和 TNF-α 等。

### (二)过继性细胞免疫治疗

过继性细胞免疫治疗(adoptive cellular immunotherapy,ACI)是通过输注免疫活性细胞、增强肿瘤患者的免疫功能达到抗肿瘤效果的一种免疫治疗方法。以肿瘤细胞为靶细胞,具有直接杀伤肿瘤细胞作用的免疫活性细胞主要包括 NK 细胞、杀伤性 T 细胞(CTL)和巨噬细胞 3 类细胞。过继性细胞免疫治疗不仅使患者被动接受自身或同种特异性或非特异性肿瘤杀伤细胞,补充体内细胞免疫功能,而且可直接或间接调动患者本身的特异性和非特异性抗肿瘤机制。目前用于肿瘤过继免疫输注治疗的主要是淋巴因子激活的杀伤细胞(lymphokine activated killer cells,LAK 细胞)、肿瘤浸润淋巴细胞(tumor infiltrating lymphocytes,TIL)和细胞因子诱导的杀伤细胞(cytokine induced killer cells,CIK 细胞)。

### (三)肿瘤疫苗

肿瘤疫苗(tumor vaccine)即肿瘤的特异性主动免疫治疗,是利用肿瘤细胞或肿瘤抗原物质诱导机体的特异性细胞免疫和体液免疫反应,增强机体的抗肿瘤能力,阻止肿瘤的生长、扩散和复发。肿瘤疫苗是以特异性 CTL 细胞免疫为主的肿瘤免疫疗法,具有以下特点:①针对性强,特异性 CD8$^+$CTL 能直接杀伤相应的肿瘤细胞;②免疫反应产物(细胞因子等)能激活非特异性免疫,起增强、放大、协同作用;③细胞免疫具有记忆作用,能对肿瘤起反应,在机体内不断增殖,并可生存较长时间。

### (四)免疫检查点抑制剂

免疫检查点(immune checkpoint)是在免疫应答过程中调节 TCR 识别和处理抗原的一类信号分子,当免疫系统攻击入侵机体的病原体时,免疫系统除了激活相应免疫细胞和因子之外,为了调控免疫功能趋于稳态,使正常组织免受过度损伤,也会启动相应的免疫自稳机制,而免疫检查点分子在这 2 个环节均发挥作用。免疫检查点分子主要包括以下 2 种:

1. 共刺激免疫检查点(co-stimulatory immune checkpoint,CSICP)

刺激并促进免疫功能,如 CD27、ICOS、CD137 等。

2. 共抑制免疫检查点(co-inhibitory immune checkpoint,CICP)

抑制免疫功能,如 PD1/PD-L1、CTLA-4、B7-3、IDO、LAG-3、TIM-3、VISTA、SIGLEC-15 等。

近年来,包括 CTLA-4 和 PD-1 在内的免疫检查点被陆续发现和广泛研究,并开发了相应的抑制性抗体,成为肿瘤治疗领域里程碑式的事件。不仅如此,多项针对具有潜在抗肿瘤疗效靶点作用的多种免疫检查点的研究也在积极开展中,并逐渐进入临床。其中,免疫检查点抑制剂已经纷纷进入临床试验或获批多个瘤肿上市。

1) CTLA-4

CTLA-4 也称为 CD152,是在 T 细胞上发现的一种抑制性分子。CD28 是 T 淋巴细胞表面表达的共刺激分子,CTLA-4 对其配体的亲和力高于 CD28,这表明抑制信号在免疫激活中占主导地位。CD28 和 CTLA-4 的共同配体被称为 B7 分子,它们存在于 APC 表面。B7 蛋白有 2 种类型:B7-1(也称 CD80)和 B7-2(也称 CD86)。CTLA-4 主要作用是改变 T 淋巴细胞对刺激的反应,在 T 细胞免疫启动和 T 细胞二次扩增过程中可调控克隆增殖的大小,就结合亲和力和辅助信号的共刺激而言,这都被认为与 TCR-MHC 复合物的激活强度成正比。

在正常情况下,当免疫反应激活后,T 淋巴细胞立即在其细胞表面表达 CTLA-4,而其抗体可以削弱抑制信号,从而 B7 与 CD28 的相互作用也会增强,因此在增强抗肿瘤免疫方面作用明显。而 B7 很少出现在肿瘤微环境中,这就引出了第二种假说,即调控效应 T 细胞(effector T cell,Teff)和调节性 T 细胞(Treg)的比例。与 Teff 细胞相比,CTLA-4 在 Treg 细胞表面的表达水平更高,因此当使用 CTLA-4 阻断剂时,CD4$^+$ 和 CD8$^+$ 肿瘤浸润淋巴细胞中的 Teff/Teg 比值较高,促进抗肿瘤免疫的发生。

CTLA-4 和协同刺激分子受体 CD28 高度同源,二者均可与 APC 表面配体 CD86(B7-2)/CD80(B7-1)结合,且 CTLA-4 对 B7 的亲和力明显高于 CD28。

但与 CD28 不同,CTLA-4 与 APC 表面配体结合后向 T 细胞转导抑制信号,阻断 CD28 对 T 细胞的协同刺激作用,抑制 T 细胞活化。此外,CTLA-4 还可抑制 CD25 的表达发挥免疫抑制作用。因此,应用抗 CTLA-4 单抗可解除 CTLA-4 对 T 细胞的抑制作用,上调 T 细胞的活化增殖,诱导细胞毒 T 细胞(CTL)恢复其杀伤肿瘤细胞的功能。全球首个获批的抗 CTLA-4 单抗,是百时美施贵宝的伊匹木单抗,于 2011 年由 FDA 批准上市。目前,全球共有 32 款涉及 CTLA-4 靶点的在研药物,其中阿斯利康的替西利姆单抗(Tremelimumab)是市场认为最有可能上市的第二款 CTLA-4 产品。在国内,目前唯一上市的 CTLA-4 是于 2021 年 6 月获批的伊匹木单抗。

目前,国内已布局 CTLA-4 的企业有近 20 家。现有 CTLA-4 单抗在单药治疗实体瘤时,仍存在应答率有限、毒性较大等问题,未来,CTLA-4 抑制剂的研究方向可能在于 CTLA-4 单抗与 PD(L)1 药物、化疗、靶向治疗、局部治疗等手段的联用。已有多家企业布局 CTLA-4/PD-(L)1 双抗、CTLA-4、CAR-T 等。但在没有突破性进展之前,该单抗前途不明朗。

2)PD-1/PD-L1

相比 CTLA-4 参与中央耐受和调控,PD-1/PD-L1 是外周耐受调控的关键。PD-1 表达于胸腺发育过程中的 T 淋巴细胞。与 CTLA-4 类似,PD-1 作为一种共抑制信号,在抗原刺激时可在 CD8$^+$T 淋巴细胞、自然杀伤 T 细胞、B 细胞、单核细胞和某些树突状细胞亚群上表达。肿瘤细胞表面表达 PD-1 的配体,PD-L1(B7-H1/CD274)或 PD-L2(B7-DC/CD273),该配体与 PD-1 结合后,可抑制 T 细胞的活化并诱导其凋亡,是肿瘤细胞逃避免疫攻击的重要途径之一。PD(L)1 除了抑制效应 T 细胞的功能之外,还可诱导 Treg 细胞的免疫抑制功能。目前全球共有超过 10 个 PD(L)1 单抗药物获批上市。自 2014 年 PD-1 单抗药物纳武利尤单抗和帕博利珠单抗上市以来,PD-1 单抗药物在全球销售额快速增长。其中,帕博利珠单抗已经获批上市 21 个适应证,几乎囊括了美国所有高发的肿瘤类型。纳武利尤单抗也获批上市 13 个适应证。在国内,获批的国产 PD-1 单抗包括信迪利单抗、卡瑞利珠单抗、替雷利珠单抗、特瑞普利单抗和派安普利单抗。中国已上市的 PD(L)1 单抗已覆盖了肺癌、肝癌、胃癌、食管癌、鼻咽癌等中国主要高发癌种及其他癌肿。近期研究发现,PD(L)1 联合治疗的效果优于单药,因此,探索以 PD(L)1 为基础的多种联合治疗模式是当下最具前景的研发探索策略之一。目前,国内已有近 50 款在研的 PD(L)1 产品和大量的临床研究项目正在进行。

3)B7-H3

B7-H3 属于免疫球蛋白 B7 家族,又称为 CD276,结构上包括 2 个 Ig 样 C2 型结构域和 2 个 Ig 样 V 型结构域。在发现 B7-H3 的初期,它被认为是一种共刺激分子,但随后发现 B7-H3 能通过抑制自然杀伤等细胞发挥保护肿瘤细胞的作用,现在被普遍认为是共抑制检查点。许多研究结果显示,B7-H3 在黑色素瘤、乳腺癌、前列腺癌和结直肠癌等肿瘤中表达水平升高,其表达水平与患者预后不良密切相关,可能是一种预后评估肿瘤标志物。MacroGenics 和天境生物科技(上海)有限公司联合开发的一种针对 B7-H3 的 Fc 段优化单克隆抗体 Enoblituzumab(MGA271),可通过 ADCC 作用发挥抗肿瘤效应,其联合 PD-1 抗体在头颈部鳞癌治疗的临床试验中取得了令人鼓舞的初步结果,目前正在逐步推进大规模临床试验。

4)IDO

吲哚胺 2,3-双加氧酶(IDO)可以抑制 T 细胞和 NK 细胞,产生并激活 Treg 和骨髓来源的抑制细胞。肿瘤细胞能够利用 IDO 消耗免疫细胞代谢所必需色氨酸的功能,主要通过 GCN2、m-TOR 和 AhR 这 3 种机制介导体内免疫抑制;不仅如此,IDO 还在色氨酸代谢途径中通过消耗色氨酸来增加 IL-6 的表达,增加 VEGF 的表达,促进肿瘤血管的生成,一定程度上从肿瘤免疫和血管生成 2 条途径促进肿瘤生成和发展,是一种十分重要的免疫检查点。虽然针对 IDO 开发的免疫检查点抑制剂,其最终目的都是激活 T 细胞,但是肿瘤细胞仍会通过其他途径进行免疫逃逸,因此 IDO 抑制剂往往和其他免疫检查点抑制剂联合使用,在针对各类恶性肿瘤的各期临床试验中已取得一定的疗效。

5)LAG-3

LAG-3 是淋巴细胞活化基因-3(lymphocyte activation gene-3)的缩写,该基因定位于 12 号染色体(20p13.3),包括 8 个外显子,相对应的 cDNA 编码含有 498 个氨基酸的膜蛋白,它是一种在效应 T 细胞和调节性 T 细胞(Tregs)表面表达的免疫检查点蛋白,能够调控 T 淋巴细胞和抗原提呈细胞(APCs)的信号通路,在适应性免疫反应中起到重要作用。由于基因定位的关系,LAG-3 与 CD4 分子在染色体上的结构相似。一方面,通过抑制 LAG-3 能使 T 细胞重新获得细胞毒性,增强 T 细胞的抗肿瘤免疫效应;另一方面,抑制 LAG-3 还能够降低 Treg 细胞抑制免疫反应的功能,是较为理想的药物设计免疫检查点。研究显示,在肿瘤细胞中同时阻断 LAG-3 活性及抗 PD-1 或 PD-L1,有双重抑制效果,包括抑制 Treg 活性、促进 DC 成熟及挽救功能异常的 CD4+/CD8+T 细胞。LAG-3 已成为继 CTLA-4/PD-1/PD-L1 之后新型的肿瘤免疫治疗靶点。

目前,以 LAG-3 为靶点的药物全球尚无产品上市,在研的项目有近 20 个,包括双抗药物及单抗药物和融合蛋白。其中,国外的产品进展较快,BMS 和小野公司合作开发的 Relatlimab 联合 PD-1 单抗治疗恶性黑色素瘤已进入Ⅲ期临床研究并达到主要治疗终点。其他的产品,如 GSK2831781、LAG525、IMP321、BI-754111 和 RENG3767 这 5 款药物已进入Ⅱ期临床研究。中国在研产品多处于临床研发早期或临床前研究阶段。中国有近 10 家公司已经布局 LAG-3 抑制剂,如信达生物、再鼎医药、恒瑞医药和维立志博等。中国正在进行的临床研究近 15 项,国际多中心临床研究 2 项,均处于Ⅰ期阶段,产品的布局热点主要在 LAG-3/PD-(L)1 双抗领域,适应证主要集中于恶性黑色素瘤等晚期恶性肿瘤。其中,康方生物的临床研究进展最快,已经进入Ⅱ期阶段。另有多个Ⅰ期研究正在进行之中,如 MGD013(与 PD-1 和 LAG-3 结合)治疗不能切除或转移性肿瘤患者的Ⅰ期研究、MGD013 治疗复发性或转移性黑色素瘤患者的Ⅰ期研究、MGD013 单药/联合布立尼布的肝癌Ⅰ/Ⅱ期研究和评估 IBI323 治疗晚期恶性肿瘤临床研究。从联合的方式分析,单抗类药物治疗方案主要联合 PD-1/PD-L1 单抗,如评估 IBI110 单药及联合信迪利单抗治疗晚期恶性肿瘤的研究;其他类型联合方式有与化疗或其他靶向药物的联合的探索:包括 KL-A289 注射液在晚期实体瘤患者中单药治疗或联合治疗的Ⅰa/Ⅰb 期临床试验,EOC202 联合紫杉醇治疗转移性乳腺癌的Ⅰ期临床研究。

LAG-3 作为新一代抑制性检查点,其作用机制没有完全探究清楚,其疗效也不确定。从目前的临床数据看,LAG-3 单药早期临床效果并不理想,如此前默沙东公布的 LAG-3 单抗 MK-4280 Ⅰ期临床数据,在 18 例其他治疗失败实体瘤患者中客观缓解率只有6%,疾病控制率只有17%。因此,目前主要是探索联合的方式进行开发,特别是对LAG-3与PD-1联用的结果让人有所期待,双功能单抗可能也是值得关注与探索的方向。

6) TIM-3

T淋巴细胞免疫球蛋白黏蛋白-3(T cell immunoglobulin domain and mucin domain-3,TIM-3)是由301个氨基酸组成的Ⅰ型穿膜蛋白,属于负调控的免疫检查点,在T细胞、Treg细胞以及其他先天免疫细胞表面均有表达,可引起癌症与慢性病毒感染过程中T细胞衰竭。TIM-3配体是一种广泛表达的可溶分子——半乳凝素9(Gal-9),其与TIM-3分子可变区的寡聚糖结合进而对Th1驱动的免疫反应进行负调控。有研究发现,共表达TIM-3/PD-1的T细胞表现出更严重的衰竭,并且对抗PD-1治疗无反应的患者往往与TIM-3的表达高度相关,而对PD-1单抗治疗产生耐药的患者也是由于TIM-3被选择性地高表达,以致肿瘤免疫逃逸(图1-8)。

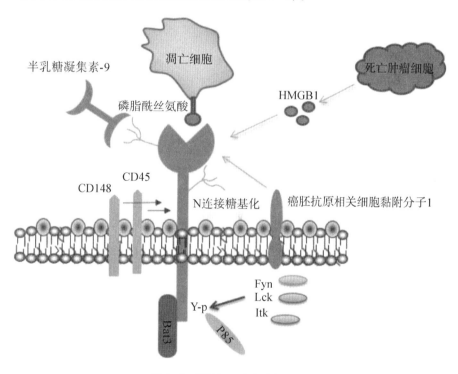

图1-8 TIM3通路表达与功能

截至目前,全球范围内尚无TIM-3单抗获批上市,诺华的MBG453进展最快,2020年6月已经启动了该药的随机、双盲、空白对照的全球多中心Ⅲ期临床试验。中国也有多家药企布局TIM-3单抗,目前进展最快的是恒瑞医药,已经启动了SHR1702单药或联合PD-1抗体卡瑞利珠单抗治疗晚期实体瘤的Ⅰ期药动学和药效学研究,针对SHR1702与其他药物的联用也将是恒瑞就TIM-3单抗领域开发的重点。另外,科伦药

业的 KL-A293 注射液、智康弘义生物的 WBP3425 注射液和百济神州的 BGB-A425 等
TIM-3 抗体都已获批进入临床研究。目前中国进行中的 TIM-3 抑制剂临床研究共有 5
项,国际多中心临床研究 1 项,已进入临床Ⅲ期,为阿扎胞苷联合 MBG453 治疗较高危
MDS 或 CMML-2 患者的随机对照研究;其余 4 项全部处于Ⅰ期临床研究阶段:评估
BC3402 在晚期恶性实体瘤患者的安全性、耐受性、药代动力学特征和药效动力学特征,
并初步探索 BC3402 的抗肿瘤活性的Ⅰ期临床试验;TQB2618 注射液治疗晚期实体瘤的
Ⅰ期临床试验;SHR-1702 治疗骨髓增生异常综合征或急性髓系白血病的Ⅰ期临床研
究;SHR-1702 单药或联合 PD-1 抗体治疗晚期实体瘤的Ⅰ期临床研究。

TIM-3 是继 CTLA-4 和 PD-1 之后,免疫疗法研究领域最为热门的免疫检查点之
一,被视为是抗癌靶点的"新秀"。有研究表明,抗 TIM-3 单抗还有望与 PD-1/PD-L1
等抗体起到协同作用,用于治疗 PD-1/PD-L1 耐药的患者(双抗也是该靶点的发展方
向之一)。TIM-3 靶点全球尚无品种获批上市,故该靶点还有进一步探索的可能,前景
可期。

7)VISTA

VISTA 又称为 B7-H5,是 B7-CD28 家族成员之一,与负性调节因子 CTLA-4 和 PD
-1 等存在较高的同源性,在 CD4$^+$ T 细胞、CD8$^+$ T 细胞、MDSC 和 Treg 等细胞表面表达。
VISTA 水平及活性的增加和 CD4$^+$ T 细胞的减少具有相关性,而 VISTA 抗体可以抑制 T
细胞的增殖和 T 细胞因子及活化标记物的产生,但不能影响 B 淋巴细胞的功能。在肿
瘤中,抗体阻断 VISTA 的功能,可以导致肿瘤细胞生长减慢。目前 CA-170 是一种小分
子口服 PD-L1/VISTA 双重抑制剂,临床前研究发现同时抑制 PD-L1 和 VISTA 通路相
比只抑制一个通路更能增强免疫系统的抗肿瘤效应,使用之后淋巴瘤和其他实体瘤患
者出现不同程度的肿瘤消退,并且副作用可以耐受。

8)Siglec-15

唾液酸结合性免疫球蛋白样凝集素(sialicacid-binding Ig-like lectins,Siglecs)属于
免疫球蛋白超家族,主要通过识别含有唾液酸的糖链结构,介导免疫细胞间、免疫细胞
与其他细胞或病原体间的相互作用,对固有和适应性免疫效应具有十分重要的调控作
用。Siglec-15 是 Siglec 家族的重要成员,通常在癌细胞和肿瘤浸润的髓系细胞上高表
达,表达水平被认为与 B7-H1 呈负相关。Siglec-15 在体内外实验中均促进抑制性巨噬
细胞的存活和分化,抑制抗原特异性 T 淋巴细胞的抗肿瘤免疫反应。同时,Siglec-15 可
识别肿瘤 sTn 抗原,激活 DAP12-Syk 信号通路,进而促进肿瘤相关巨噬细胞分泌 TGF-
β,促进肿瘤增长。通过基因沉默和抗体封闭的方式阻断 Siglec-15 功能后可增强肿瘤
微环境中的抗肿瘤免疫效应。基于此,Siglec-15 可作为癌症免疫治疗的潜在靶点。目
前 Siglec-15 抗体 NC318 的Ⅰ期试验结果显示其抗肿瘤疗效显著,特别是对 PD-1 抗体
难治性非小细胞肺癌的患者也显示出良好疗效。

### （五）CAR-T 疗法

嵌合抗原受体（chimeric antigen receptor, CAR）是一种新型的免疫治疗的方法,它通过修饰 T 细胞技术将识别肿瘤相关抗原的抗体与 T 细胞的激活结构域结合为一体,将抗体对肿瘤抗原的高亲和性与 T 淋巴细胞的杀伤功能相结合,从而达到特异性识别和杀伤肿瘤细胞的能力。

全球共有超过 200 款 CD19 靶点药物正在研发进行之中,其中临床 I 期最多,超过50%。而中国正在申报或进行中的 CD19 靶点临床研究有近 50 项,且多款被纳入突破性疗法、优先审评审批程序。自 CAR-T 疗法发展伊始,CD19 一直是 CAR-T 策略中最受欢迎的靶点。最近,CD19-CAR-T 疗法已在血液肿瘤中取得了巨大的成效。目前已有 3 款靶向 CD19 的 CAR-T 疗法——Kymriah、Yescarta 和 Tecartus 先后获得 FDA 批准上市。与此同时,另有近 5 款 CD19-CAR-T 疗法正在进行中。中国在该领域的发展速度也很快,2021 年 6 月复星凯特 CAR-T 细胞疗法阿基仑赛注射液正式获批,成为我国首个获批的 CAR-T 细胞疗法。药明巨诺也已向国家药品监督管理局（NMPA）申报了CD19-CAR-T 疗法 JWCAR029 的上市申请,适应证为复发难治淋巴瘤,预计将于近期获批上市。此外,中国还有多家企业（合源生物、艺妙神州、科济生物、银河生物、恒瑞达生和博生吉安科等）布局 CD19 CAR-T,目前多在临床早期研究阶段。

除了经典而成功的 CD19 CAR-T 外,还有引入免疫检查点抑制剂的 CAR-T,一项临床前研究中发现在 CAR-T 活化过程中,PD-1 的表达增多,这使得 CAR-T 细胞衰竭,细胞因子分泌减少,抗肿瘤疗效减弱,因此他们在使用 CAR-T 治疗的同时联合使用 PD-1 抑制剂,发现 PD-1 抑制剂的使用恢复了 CAR-T 细胞分泌细胞因子的能力,并且CAR-T 抗肿瘤活性增强。最近有研究团队直接对 CAR-T 细胞进行了修饰,使其可以分泌抗 PD-1 的单链可变片段（ScFV）,在血液瘤和实体瘤小鼠模型中发现这种联合的CAR-T 与单独使用 PD-1 阻断剂和 CAR-T 细胞相比,抗肿瘤活性更加显著,不仅如此,该研究还发现这种嵌合技术很大程度上降低了 PD-1 阻断剂的毒性反应。M. Condomines 等人利用 RNAi 技术敲低 CTLA-4 在重组 CAR-T 中的表达,在小鼠肿瘤模型中,相较于普通 CAR-T 可以更好地延缓肿瘤的进展,并且大大提高生存率,在对抗因免疫检查点抑制因子导致的抗原逃逸中疗效显著。

目前,CAR-T 细胞治疗已经成为近年来最具潜力的肿瘤免疫治疗新热点,在治疗血液肿瘤中取得了较好的临床效果。近些年来研究人员针对免疫逃逸中 CAR-T 细胞治疗方法进行了优化,但是优化后的 CAR-T 同样面临细胞因子综合征、脱靶效应等诸多的毒副反应,并且 CAR-T 在治疗实体瘤上效果也并不理想。但是相信随着 CAR-T技术的不断提高,必定会解决这些难题,在不久的将来必定会为肿瘤患者带来福音。

## 七、基因治疗

基因治疗(gene therapy)是指将外源功能基因导入患者的细胞内以纠正先天代谢异常,补偿基因缺失或提供新的功能。这一概念基本上可包括所有类型的人类疾病,如遗传病、肿瘤、心血管疾病、感染性疾病和自身免疫性疾病,通过人体细胞的基因修饰以预防和清除疾患。基因治疗即是应用基因转移技术将外源基因导入人体,直接修复和纠正肿瘤相关基因的结构和功能缺陷,或间接通过增强宿主的防御机制和杀伤肿瘤能力,从而达到抑制和杀伤肿瘤细胞的治疗目的。

成功的基因治疗需要 2 个条件:一是具备将外源目的基因充分有效地导入细胞的方法以达到治疗目的,或需永久基因转导,或许短暂表达活性可能就足够了;二是导入的基因必须由导入细胞充分表达,高表达或低表达。

基因治疗的种类:自杀基因治疗、肉瘤病毒治疗、抑癌基因治疗、抗血管生成因子治疗、Micro-RNAs 基因疗法等。随着分子生物学和免疫学等相关学科的发展和交叉渗透,基因治疗的研究发展迅猛,已从实验研究很快过渡到临床试验阶段,其中尤以肿瘤的基因治疗最为热门,但大部分研究成果尚不能大范围运用于临床。但不可否认的是,基因治疗是未来恶性肿瘤治疗的重要手段。前进的道路仍很漫长,期待基因治疗得到突破性进展的那一天。

## 八、姑息治疗

### 1. 肿瘤的姑息性手术治疗

肿瘤的姑息性手术治疗是临床肿瘤学中常用的治疗方法。所谓姑息性手术是指在无法彻底清除全部肿瘤且无治愈可能的情况下,采取手术的目的是减轻患者痛苦,为患者的生存提供有益的帮助。例如,切除威胁生命器官功能的肿瘤,缓解难以忍受的症状,防止严重的并发症或症状的发生(梗阻、出血、穿孔),为其他治疗创造条件(造瘘、支架、植入泵)。

姑息性手术种类繁多,如姑息性切除、捷径术(短路术)、造瘘术、电凝术、冷冻术、内置支架或扩张术、内外引流术、栓塞术、固定术等。进行姑息性手术时要考虑其可行性和必要性,且利大于弊。在手术之前认为肿瘤可以根治性切除,但在具体施行手术时由于种种原因而不能根治,也只能进行姑息性切除。

### 2. 肿瘤的姑息性放疗

肿瘤姑息性放疗又称减症性放疗,是肿瘤放疗学的一个重要组成部分,尤其对于晚期的肿瘤患者,由于局部肿瘤生长快速,症状明显,如肿瘤造成的压迫、梗阻、出血、坏死等,只要条件许可,可采用快速、短疗程、稍低总剂量的放疗技术,尽快减少局部肿瘤负荷,控制病灶发展,缓解症状,减轻痛苦。如对肿瘤骨转移的疼痛治疗,放疗(内放疗或外放疗)可以有效地控制溶骨性破坏,减轻疼痛。对于转移性骨肿瘤通常放疗效果突出,尤其是单个转移灶的疗效明显。对于多个转移灶,有时可考虑放射性核素放疗,椎体破坏的患者可以防止截瘫。又如,肿瘤压迫造成的淋巴或静脉回流受阻,放疗有改善作用,特别是上腔静脉综合征,放疗可作为急诊减压。另外,转移性脑肿瘤,采用立体定位加全颅照射,可以减少对生命中枢的压迫。其他如转移性肝肿瘤、管道(胆管、食管)梗阻等,姑息性放疗也有较好的疗效。

姑息性放疗的目的是减轻患者的痛苦,延长患者的生存时间,更重要的是改善患者的生存质量,一般在放射相关的不良反应最小的情况下局部症状得到控制。姑息性放疗时,照射范围比较小,可以不包括肿瘤的全部靶区,而对那些仅仅是局部有症状的地方,也可以是照射剂量比较低,只要达到控制症状即可,或者是分次高剂量的快速疗法,大部分症状可以得到暂时的控制。虽然姑息性放疗运用较广泛,但患者有明显的恶病质,或者肿瘤转移极其广泛,预计姑息性放疗也不能达到控制的疗效或生存期很短时,就不要盲目地进行放疗。当然,在姑息性治疗后患者的一般情况好转,肿瘤退缩明显,特别是对放射性较为敏感的肿瘤,可以从原来的姑息治疗计划修改为根治治疗,以期得到更好的疗效。

### 3. 肿瘤的姑息性化疗

肿瘤的姑息性化疗,通俗地讲就是用化学药物来治疗不能治愈的肿瘤。实际上,这种化疗方法常被用于减轻患者因肿瘤直接或间接引起的症状或体征,提高患者舒适程度来改善其生活质量。近年来化学药物的不断出现和开拓,尤其是生物治疗和靶向药物的探索,一些晚期患者也能应用这些药物进行姑息治疗,达到控制肿瘤发展、减轻症状的疗效。某些肿瘤可能通过化疗而治愈,只是多数肿瘤发现的时候已经较晚,或者是转移、播散,或者是手术、放疗失败,所以,在姑息性化疗前必须对一系列因素进行评估,如肿瘤的病理类型、患者的一般情况、对药物的耐受性、既往化疗史、心理状态、放疗方案和不良反应对患者的影响、可能的预后等因素,而且应与患者及其家属一起探讨,并做出决策施行。由于晚期肿瘤患者情况复杂,就患者自身而言,器官的缺失、功能减退、体质虚弱、营养不良、心理创伤、并发症和合并症、以往治疗的后遗症、对药物耐受性减弱等;就肿瘤而言,多药耐药、细胞缺氧和抗拒、肿瘤负荷以及转移后的变异等;就药物而言,原药物的总量积累受限、药物之间的拮抗和毒性增加、药物的不良反应等,更需要谨慎对待。通常对于一些生殖系统的肿瘤、淋巴瘤、小细胞肺癌等化疗的疗效较显著。由于化学药物的不断更新和新的化疗方式(生物治疗、靶向治疗)等出现,如乳腺癌、结直肠癌等肿瘤,在应用姑息性化疗后即使有转移也能得到一定的缓解或者较好地带瘤生存。对于上腔静脉综合征等压迫性急诊,可以用化疗来冲击治疗,会有一定的改善。

原则上,在接受了一个周期的化疗后,患者没有出现明显的不良反应,或者仅有轻微的不良反应,肿瘤又迅速退缩或完全消失,则考虑从姑息性化疗转为根治性化疗。但绝大多数都会发生与治疗相关的不良反应,以及肿瘤仅仅部分缓解、未变化,甚至恶化进展。一般来说,如果肿瘤有缓解或稳定,患者能够耐受化疗,可以继续化疗;如果肿瘤有缓解或稳定,患者不能够完全耐受化疗不良反应,可考虑采用支持治疗,并在肿瘤缓解后加一个周期的化疗。如果肿瘤进展,患者情况恶化,则宜停止化疗而用支持治疗;若患者和家属强烈要求化疗,在说明利弊后可修改方案进行一次化疗,然而不作推荐。治疗原则是医师和患者综合决定,采用在患者的生存质量和肿瘤缓解达到最佳平衡的治疗方法,而不是盲目地以损害患者机体的代价来换取肿瘤的缓解,更不能是肿瘤消失了连带着患者的性命也一起终结的无意义悲剧治疗。此外,患者的经济利益和经济承受能力,也是姑息治疗医师要考虑的问题,如果效能比不合理,会给本已痛苦的家庭雪上加霜。

总之,姑息性化疗不同于根治性化疗,对于一般情况相对较好的患者,在衡量药物的可能疗效和不良反应后,根据经验适当采用化疗,对肿瘤的治疗或许有帮助;对于情况很差的患者,甚至有恶病质的患者,除非肿瘤特别敏感,通常不予化疗。对于晚期患者在采用姑息性化疗的同时要加强对症支持治疗,以适应病情的需要。

### 4. 肿瘤的康复治疗

康复治疗是姑息治疗的一部分。所谓的康复从字面上讲就是健康的复原。事实上,癌症患者的康复是十分复杂的,甚至对于晚期肿瘤患者来说是一种奢望,但仍然是肿瘤治疗中不可缺少的部分。所以有学者把康复定义为"在充分考虑患者躯体、精神心理、情绪、社会和经济能力的前提下,促使患者在疾病或残疾的限制下最大限度地发挥他们功能为目的的动态过程"。虽然这种躯体康复仅仅是支持性和姑息性的,但适当的康复能把一些并发症等的影响降低到最小受害程度,这就给了患者尊严感和自信感。或许康复治疗只能让患者从床上使用便桶,到自己站起来上厕所,可恢复一些简单的日常活动能力,让患者能感到在被爱、被接受,生命有了价值、希望和被尊重,生存的质量就会是有意义的改善和提高。

此外,康复还包括心理康复,这在癌症患者的康复过程中具有关键性的作用。由于目前癌症仍然是一类死亡率较高的疾病,一旦患上癌症,患者的紧张、恐惧、焦虑的心情是不难理解的,而且他们的确面临着比其他患者更为错综复杂的人际关系和心理活动。加上当今社会普遍的恐癌心理,周围人的紧张会无形中加重他们的心理负担,其中一部分人由于严重的恐癌心理,精神崩溃,不能积极配合治疗,甚至拒绝治疗;或者由于心理因素造成治疗后的预期性反应过度,使得治疗不能如期完成;或者因为心理负担过重,造成饮食、睡眠不好,使身体的一般状况下降;更有的人采取极端的方式,因绝望而自杀。相反,在得了癌症后那些有乐观精神并积极主动参与治疗的患者,大部分可以在不同程度上有所康复,至少是生活能够自理或部分自理。并不是说有了乐观的态度就一定能治好肿瘤,但没有良好的心理素质是治不好肿瘤的。

目前,常用的康复治疗有物理治疗、中医针灸治疗、行为治疗、语言治疗、暗示疗法、音乐疗法、集体治疗、体育锻炼(气功、瑜伽)等,使姑息治疗的内容更多元化。

## 【参考文献】

[1] 刘复生,刘彤华.肿瘤病理学[M].北京:北京医科大学、中国协和医科大学联合出版社,1997.

[2] 杨抚华.医学生物学[M].北京:科学出版社,2003.

[3] Sung H, Ferlay J, Siegel R L, et al. Global cancer statistics 2020: GLOBOCAN estimates of incidence and mortality worldwide for 36 cancers in 185 countries [J]. CA Cancer J Clin,2021.

[4] Lin Y, Totsuka Y, Shan B, et al. Esophageal cancer in high-risk areas of China: research progress and challenges [J]. Ann Epidemiol, 2017, 27(3):215-221.

[5] Kontomanolis E N, Koutras A, Syllaios A, et al. Role of Oncogenes and Tumor-suppressor Genes in Carcinogenesis: A Review [J]. Anticancer, 2020, 40(11):6009-6015.

[6] Lewandowska A M, Rudzki M, Rudzki S, et al. Environmental risk factors for cancer review paper[J]. Ann Agric Environ Med, 2019, 26(1):1-7.

[7] Joo M K, Park J J, Chun H J, et al. Impact of homeobox genes in gastrointestinal cancer [J]. World J Gastroenterol, 2016, 22(37):8247-8256.

[8] Wang L H, Wu C F, Rajasekaran N, et al. Loss of Tumor Suppressor Gene Function in Human Cancer: An Overview [J]. Cell Physiol Biochem, 2018, 51(6):2647-2693.

[9] Kontomanolis E N, Koutras A, Syllaios A, et al. Role of Oncogenes and Tumor suppressor Genes in Carcinogenesis:A Review [J]. Anticancer Res,2020, 40(11):6009-6015.

[10] Dammann R H, Richter A M, Jiménez A P, et al. Impact of Natural Compounds on DNA Methylation Levels of the Tumor Suppressor Gene RASSF1A in Cancer[J]. Int J Mol Sci, 2017, 18(10):2160.

[11] Icard P, Fournel L, Wu Z, et al. Interconnection between Metabolism and Cell Cycle in Cancer[J]. Trends Biochem Sci, 2019, 44(6):490-501.

[12] Çoban E A, Tecimel D, Şahin F, et al. Targeting Cancer Metabolism and Cell Cycle by Plant-Derived Compounds[J]. Adv Exp Med Biol, 2020,1247:125-134.

[13] Davis J E Jr, Kirk J, Ji Y, et al. Tumor Dormancy and Slow-Cycling Cancer Cells[J]. Adv Exp Med Biol, 2019, 1164:199-206.

[14] Flanigan J S, Silkensen S L, Wolf N G, et al. Global Health Pathology Research: Purpose and Funding [J]. Clin Lab Med, 2018, 38(1):21-35.

[15] Duggan M A, Anderson W F, Altekruse S, et al. The Surveillance, Epidemiology, and End Results (SEER) Program and Pathology: Toward Strengthening the Critical Relationship [J]. Am J Surg Pathol, 2016, 40(12):e94-e102.

[16] Warrick J I, Knowles M A, Yves A, et al. Report From the International Society of Urological Pathology (ISUP) Consultation Conference On Molecular Pathology Of Urogenital Cancers. II. Molecular Pathology of Bladder Cancer: Progress and Challenges [J]. Am J Surg Pathol, 2020,44(7):e30-e46.

［17］Verhaak R G W, Bafna V, Mischel P S, et al. Extrachromosomal oncogene amplification in tumour pathogenesis and evolution［J］. Nat Rev Cancer, 2019, 19(5):283-288.

［18］Habibollahi P, Sheth R A, Cressman E N K, et al. Histological Correlation for Radiofrequency and Microwave Ablation in the Local Control of Hepatocellular Carcinoma (HCC) before Liver Transplantation: A Comprehensive Review［J］. Cancers (Basel), 2020, 13(1):104.

［19］Xu X, Chen C, Liu Q, et al. A Meta-analysis of TAE/TACE Versus Emergency Surgery in the Treatment of Ruptured HCC［J］. Cardiovasc Intervent Radiol, 2020, 43(9):1263-1276.

［20］Tomasian A, Jennings J W, Tomasian A, et al. Vertebral Metastases: Minimally Invasive Percutaneous Thermal Ablation［J］. Tech Vasc Interv Radiol, 2020, 23(4):100699.

［21］Furukawa K, Nagano T, Tachihara M, et al. Interaction between Immunotherapy and Antiangiogenic Therapy for Cancer［J］. Molecules, 2020, 25(17):3900.

［22］Hosseini S S, Khalili S, Baradaran B, et al. Bispecific monoclonal antibodies for targeted immunotherapy of solid tumors: Recent advances and clinical trials［J］. Int J Biol Macromol, 2021, 167:1030 -1047.

［23］Li B, Chan H L, Chen P, et al. Immune Checkpoint Inhibitors: Basics and Challenges［J］. Curr Med Chem, 2019, 26(17):3009-3025.

［24］Du W, Yang M, Turner A, et al. TIM-3 as a Target for Cancer Immunotherapy and Mechanisms of Action［J］. Int J Mol Sci, 2017, 18(3):645.

［25］T Gargett, W Yu, G Dotti, et al. GD2-specific CAR T cells undergo potent activation and deletion following antigen encounter but can be protected from activation induced cell death by PD-1 blockade ［J］. Mol Ther, 2016, 24(6):1135-1149.

［26］S Rafiq, O O Yeku, H J Jackson, et al. Targeted delivery of a PD-1 blocking scFv by CAR-T cells enhances anti-tumor efficacy in vivo［J］. Nat Biotechnol, 2018, 36(9):847-856.

［27］M Condomines, J Arnason, R Benjamin, et al. Tumor-targeted human T cells expressing CD28-based chimeric antigen receptors circumvent CTLA-4 inhibition［J］. PLoS One, 2015, 10 (6):e0130518.

［28］J H Park, I Rivire, M Gonen, et al. Long-term follow-up of CD19 CAR therapy in acute lymphoblastic leukemia［J］. NewEngland Journal of Medicine, 2018, 378(5):449.

# 2

## 环境篇

由于在环境学领域,我国法律、法规及相关著作对"环境"均规定了专门含义,而在医学领域中所指"环境"比较广泛,未规定其专门含义,但是比较两个领域"环境"的内容,既有所重叠,又有所区别。

　　为厘清环境学领域与医学领域中所指"环境"内容不同,同时也为下一篇——"肿瘤与环境关系篇"中相关概念理解打下一定基础,本篇专门对环境学领域所指"环境"进行了阐述。在阐述过程中,紧紧围绕本著作《肿瘤与环境》的编写宗旨,涉及内容均密切关联于本书所需,阐述深度均密切服务于本书所要,尽量做到精而不杂,序而不乱。

# 第一章 环境与环境污染

## 第一节 环境概述

### 一、环境

2015年1月1日实施的《中华人民共和国环境保护法》第一章第二条中指出："本法所称环境,是指影响人类生存和发展的各种天然的和经过人工改造的自然因素的总体,包括大气、水、海洋、土地、矿藏、森林、草原、湿地、野生生物、自然遗迹、人文遗迹、自然保护区、风景名胜区、城市和乡村等。"这是对环境的含义和适用范围做出的法律规定,其目的是明确环境保护的工作对象,准确实施环境保护法。

总的来说,环境学领域中所指"环境"是指人群周围的境况以及其中可以直接和间接影响人类生活和发展的各种自然因素和社会因素的总体,包括自然因素中的各种物体、现象和过程,以及人类发展中的社会和经济的因素、成分等。

### 二、环境分类

环境学中,通常可按环境的范围、属性等进行分类。

#### (一)按照环境范围分类

按照环境范围大小进行环境分类比较简单,一般可分为一些特定范围的环境,如生活区环境、城市环境、区域环境、全球环境和宇宙环境等。

1. 生活区环境

生活区环境指人类基础聚居场所的环境,包括如下几种:

(1)院落环境:功能不同的建筑物和周围场院组成的基本环境单元。

(2)村落环境:主要是农业人口聚居的基本环境单元。

(3)居住小区环境:主要指城镇居民聚居的基本环境单元。

2．城市环境

城市环境是人类开发利用自然资源创造出来的高度人工化的供人类生存的生态环境，它以人口、建筑物的高度密集和资源、能源的大量消耗为特征。

3．区域环境

区域环境是指有一定地域的环境。区域的范围可大可小，不同区域内的环境结构、特点功能也千差万别。区域环境主要是按社会经济条件、行政区划或地理气候条件等体系来划分的，如流域环境、行政区域环境、经济区域环境等。

4．全球环境

全球环境也称地球环境，它是人类生活和生物栖息繁衍的场所，是向人类提供各种资源的场所，也是不断受到人类活动改造和冲击的空间。

5．宇宙环境

宇宙环境也称空间环境、星际环境，指大气层以外的环境。这是人类活动进入大气层以外的空间提出来的概念。

## （二）按照环境属性分类

按照环境的自然属性和社会属性分类，环境可分为自然环境和社会环境。自然环境是社会环境的基础，社会环境是自然环境的发展。

1．自然环境

自然环境是环绕人们周围的各种自然因素的总和，如大气、水、植物、动物、土壤、岩石矿物、太阳辐射等。这些是人类赖以生存的物质基础。通常把这些因素划分为大气圈、水圈、生物圈、土壤圈、岩石圈5个自然圈。按照自然环境的组成要素，主要可分为大气环境、水环境、土壤环境等。

（1）大气环境：大气环境是指生物赖以生存的空气的物理、化学和生物学特性。物理特性主要包括空气的温度、湿度、风速、气压和降水。化学特性主要为空气的化学组成。大气对流层中氮、氧、氢3种气体占99.96%，二氧化碳约占0.03%，还有一些微量杂质及含量变化较大的水汽。人类生活或工农业生产排出的氨、二氧化硫、一氧化碳、氮化物与氟化物等有害气体可改变原有空气的组成并引起污染，造成全球气候变化，破坏生态平衡。大气环境和人类生存密切相关，大气环境的每一个因素几乎都可影响到人类。

（2）水环境：水环境是指围绕人群空间及可直接或间接影响人类生活和发展的水体，其正常功能的各种自然因素和有关的社会因素的总体。水环境主要由地表水环境和地下水环境2部分组成。地表水环境包括河流、湖泊、水库、海洋、池塘、沼泽、冰川等，地下水环境包括泉水、浅层地下水、深层地下水等。水环境是构成环境的基本要素之一,是人类社会赖以生存和发展的重要场所,也是受人类干扰和破坏最严重的领域。

(3)土壤环境:土壤环境实际上指连续覆被于地球陆地地表的土壤圈层。土壤环境要素组成农田、草地和林地等;它是人类的生存环境——四大圈层的一个重要的圈层,连接并影响着其他圈层。

2. 社会环境

社会环境是人类在利用和改造自然环境中创造出来的人工环境和人类在生活和生产活动中所形成的人与人之间关系的总体。广义的社会环境包括自然条件的利用、土地使用、建设设施、社会结构等内容。根据社会环境的广义概念,社会环境包括社群环境、经济与生活环境、社会外观环境3个方面的基本内容。

(1)社群环境:社群环境主要包括社会构成、社会状况、社会约束与控制系统,以此反映社会群体的特征和结构。社会构成包括性别、年龄、民族、种族、职业、家庭、宗教、社会团体和机构等。社会状况包括健康水平、文化程度、居住环境、社会关系、生活习惯、收入水平、就业与失业、娱乐、福利等。社会约束与控制系统包括行政、法律、宗教舆论、公安与军队等。

(2)经济与生活环境:经济与生活环境主要包括由第一、第二、第三产业所反映出来的生活环境、生产环境和市场环境及其结构和功能。第一、第二产业包括农业、工业等,其相应的技术、设施、条件等称为生产环境;绝大多数第三产业为人类生活服务,其具体的服务和有关设施与条件称为生活环境;商品和服务的提供与买卖交换的设施与条件称为市场环境。

(3)社会外观环境:社会外观环境包括自然与人文景观,即自然与人文的有形体与环境氛围配合的系统。

此外,环境还可按照环境要素分类,如可分为大气环境、土壤环境、海洋环境、陆地水环境、生物环境等类型;按照空间尺度分类,可分为全球环境、区域环境、地方环境、地段环境等类型;按照人类利用的主导方式,可分为农业环境、林业环境、旅游环境、城市环境、居住环境等类型;按照人类干扰的程度,可分为天然环境、半天然环境、人工环境等类型。

# 第二节　环境污染概述

## 一、环境污染的内涵

环境污染是由于人类活动使得有害物质或因子进入环境,并在环境中扩散、迁移、转化,使环境系统的结构与功能发生变化,对人类和其他生物的正常生存和发展产生不利影响的现象。环境污染是各种污染因素本身及其相互作用的结果。环境污染作为人类面临环境问题的一个主要方面,与人类的生产及生活活动密切相关。通常,我们所说的环境污染主要指人类活动导致环境质量的下降。在实际工作和生活中,判断环境是否被污染,以及被污染的程度,是以环境质量标准为尺度的。

## 二、环境污染的分类

环境污染的类型有多种,其分类因目的、角度不同而不同。

（1）按污染物性质分类:可分为生物污染、化学污染、物理污染。

（2）按环境要素分类:可分为大气污染、水污染、土壤污染、放射性污染等。

## 三、环境污染的特点

### 1. 时间分布性

污染物的排放量和污染因素的排放强度随时间而变化。例如:工厂排放污染物的种类和浓度往往随时间而变化;由于河流的潮汐和丰水期、枯水期的交替,都会使污染物浓度随时间而变化。随着气象条件的变化,同一污染物在同一地点的污染浓度可相差数十倍。交通噪声的强度随着不同时间内车辆流量变化而变化。

### 2. 空间分布性

污染物和污染因素进入环境后,随着水和空气的流动而被稀释扩散。不同污染物的稳定性和扩散速度与污染物性质有关,因此,不同空间位置上污染物的浓度和强度分布是不同的,为了正确表述一个地区的环境质量,单靠某一点监测结果是不完整的,必须根据污染物的时间、空间分布特点,科学地制订监测方案(包括监测网点布设、监测项目和采样频率设计等),然后对监测所获得的数据进行统计分析,才能得到较全面而客观的反映。

### 3. 环境污染与污染物含量(或污染因素强度)关系

有害物质引起毒害的量与其无害的自然本底值之间存在一界限。所以,污染因素对环境的危害有一值。对阈值的研究,是判断环境污染及污染程度的重要依据,也是制订环境标准的科学依据。

### 4. 污染因素综合效应

环境是一个由生物(动物、植物、微生物)和非生物所组成的复杂体系,必须考虑各种因素的综合效应。从传统毒理学观点分析,多种污染物同时存在对人或生物体的影响有以下几种情况:

（1）单独作用:即当机体中某些器官只是受到混合污染物中某一组分的危害,没有因污染物的共同作用使危害加深时,称为污染物的单独作用。

(2)相加作用:混合污染物各组分对机体的同一器官的毒害作用彼此相似,且偏向同一方向,当这种作用等于各污染物单独作用的总和时,称为污染物的相加作用。如大气中二氧化硫和硫酸气溶胶之间、氯和氯化氢之间,当它们在低浓度时,其联合毒害作用即为相加作用,而在高浓度时则不具备相加作用。

(3)相乘作用:当混合污染物各组分对机体的毒害作用超过单独作用的总和时,称为相乘作用。如二氧化硫和颗粒物之间、氮氧化物与一氧化碳之间,就存在相乘作用。

(4)拮抗作用:当2种或2种以上污染物对机体的毒害作用彼此抵消一部分或大部分时,称为拮抗作用。如动物试验表明,当食物中有 $30\mu g/L$ 甲基汞,同时又存在 $12.5\mu g/L$ 硒时,就可能抑制甲基汞的毒性。此外,环境污染还会改变生态系统的结构和功能。

(5)环境污染还会不同程度地改变某些生态系统的结构和功能。

## 四、环境要素污染

这里,主要就与本书研究内容有密切关联的 5 个环境要素的污染内涵进行简要表述。

(1)大气污染:大气污染系指由于人类活动或自然过程引起某些物质进入大气中,呈现出足够的浓度,达到了足够的时间,并因此而危害了人体的舒适健康和福利或危害生态环境。

(2)水污染:水污染是指水体因某种物质的介入,导致水的物理、化学、生物或者放射性等方面特性的改变,从而影响水的有效利用,危害人体健康或者破坏生态环境,造成水质恶化的现象。水污染情况的不断恶化,加剧全球的水资源短缺,危及人类健康和环境健康,严重制约到人类社会、经济与环境的可持续发展。

(3)土壤污染:土壤污染是指污染物通过多种途径进入土壤,其数量和速度超过了土壤自净能力,导致土壤的组成、结构和功能发生变化,微生物活动受到抑制,有害物质或其分解产物在土壤中逐渐积累,通过"土壤—植物—人体",或通过"土壤—水—人体"间接被人体吸收,危害人体健康的现象。

(4)电磁辐射污染:电磁辐射污染是指人类使用产生电磁辐射的器具泄漏的电磁能量传播到室内外空间中,其量超出环境本底值,引起周围受辐射影响人群的不适感,并使人体健康和生态环境受到损害。

(5)放射性污染:放射性污染主要是指因人类的生产、生活活动排放的放射性物质所产生的电离辐射超过放射环境标准时,产生放射性污染而危害人体健康的一种现象,主要指对人体健康带来危害的人工放射性污染。

# 第二章　环境污染物

## 第一节　环境污染物基本内容

### 一、环境污染物的内涵

环境污染物是指进入环境后使环境的正常组成和性质发生直接或间接有害于人类的变化的物质。环境污染物可以是人类活动的结果,也可以是自然活动的结果,或是这2类活动共同作用的结果。大部分环境污染物是由人类的生产和生活活动产生的。有些物质原本是生产中的有用物质,甚至是人和生物必需的营养元素,由于未充分利用而大量排放,不仅造成资源上的浪费,而且可能成为环境污染物。一些污染物进入环境后,通过物理或化学反应或在生物作用下会转变成危害更大的新污染物,也可能降解成无害物质。不同污染物同时存在时,可因拮抗或协同作用使毒性降低或增大。这里,主要就与本书研究内容有密切关联的5个环境要素的污染物内涵进行简要表述。

(1)水体污染物:水体污染物是指造成水体水质、水中生物群落以及水体底泥质量恶化的各种有害物质(或能量)。

(2)大气污染物:大气污染物是指由于人类活动或自然过程排入大气的,并对人和环境产生有害影响的物质。

(3)土壤污染物:土壤污染物是指进入土壤中改变土壤成分、降低农作物质量或产量,对人体产生危害的物质。

(4)电磁辐射污染物:电磁辐射污染物是指对环境造成影响的电能量和磁能量。

(5)放射性污染物:放射性污染物是指由于人类活动造成物料、人体、场所、环境介质表面或者内部出现超过国家标准的放射性物质或者射线。

### 二、环境污染物的来源

环境污染物的来源多种多样,可按不同标准进行来源分类。

1. 按照环境污染物的来源属性分类

可分为天然污染源和人为污染源。

(1)天然污染源：是指自然界自行向环境排放有害物质或造成有害影响的场所。

(2)人为污染源：是指人类社会活动所形成的污染源。人为污染源包括工业污染源、农业污染源、交通运输污染源、生活污染源等，它们是环境保护工作所研究和控制的主要对象。

2. 按照环境污染物的排放种类分类

可分为有机污染源、无机污染源、热污染源、噪声污染源、放射性污染源和同时排放多种污染物的混合污染源等。

(1)有机污染源：是指进入环境并且污染环境的有机物发生源。

(2)无机污染源：是指进入环境并且污染环境的无机物发生源。

(3)热污染源：是指工农业生产和人类生活中排放出废热的发生源。

(4)噪声污染源：是指能够产生噪声污染的发生源。

(5)放射性污染源：是指能够产生放射性污染的发生源。

(6)混合污染源：是指能够同时排放多种污染物的发生源。

3. 按照环境包括污染物的归属介质分类

可分为大气污染源、水体污染源和土壤污染源等。

(1)大气污染源：是指向大气排放对环境产生有害影响物质的生产过程、设备、物体或场所。

(2)水体污染源：是指向水体释放或排放污染物或造成有害影响的场所、设施。

(3)土壤污染源：土壤污染源是指土壤环境污染物的产生源头，通常把能产生物理的、化学的、生物的有害物质(能量)的设备、装置、场所统称为土壤环境污染源。

4. 按照环境污染物归属的社会功能分类

可分为工业污染源、农业污染源、交通运输污染和生活污染源等。

(1)工业污染源：工业污染源是指工业生产过程中向环境排放有害物质或对环境产生有害影响的生产场所、设备和装置。

(2)农业污染源：是指农业生产过程中对环境造成有害影响的农田和各种农业措施。

(3)辐射污染源：是指能够对周围环境产生辐射污染的设备、物体或场所。

(4)交通运输污染源：是指对周围环境造成污染的交通运输设施和设备。

(5)生活污染源：是指人类由于消费活动产生废水、废气、废渣等污染物的来源。

## 三、环境污染物的种类

这里主要就环境领域中 5 个要素的环境污染物种类进行阐述。

### （一）水体污染物的种类

1. 固体污染物

固体物质在水中有 3 种存在形态:溶解态、胶体态和悬浮态。在水质分析中习惯于将固体微粒分为 2 部分:能透过滤膜的溶解性固体和不能透过滤膜的悬浮物,合称为总固体。固体悬浮物主要来自矿石处理、冶金化工、化肥、造纸和食品加工等过程,还来自农田排水和水土流失等。

2. 耗氧有机物

生活污水和印染、造纸、食品、餐饮、石化等工业废水中含有碳水化合物、蛋白质、氨基酸、脂肪酸、油脂等有机物和其他可被生物降解的人工合成有机物。这些物质本身无毒,但排入水体后在微生物作用下分解,会消耗水体大量的氧,使水中溶解氧降低,故称为耗氧有机物。

3. 植物性营养物

植物性营养物主要指氮、磷化合物,主要来源是化肥、农业废弃物、生活污水和造纸制革、印染、食品、洗毛等工业废水。植物性营养物污染主要表现为水体富营养化。

4. 重金属

作为水污染物的重金属,主要指 $Hg$、$Cd$、$Pb$、$Cr$ 以及类金属砷等生物毒性显著的元素,也包括具有一定毒性的一般重金属($Zn$、$Ni$、$Co$、$Sn$ 等)。从重金属对生物与人体的毒性危害来看,重金属污染的特点表现为:

(1)毒性通常由微量所致,一般重金属产生毒性的浓度范围在 $1 \sim 10mg/L$ 之间,毒性较强的金属 $Hg$、$Cd$ 等为 $0.01 \sim 0.001mg/L$。

(2)重金属及其化合物的毒性几乎都通过与有机体结合而发挥作用。

(3)重金属不能被生物降解,生物从环境中摄取的重金属会通过食物链发生生物放大、富集,在人体内不断积蓄造成慢性中毒,如淡水浮游植物能富集汞 1000 倍,而淡水无脊椎动物及鱼类的富集作用可高达 10000 倍。

(4)重金属的毒性与金属的形态有关,如六价铬的毒性是三价铬的 10 倍。

5. 难降解有机物

难降解有机物是指那些难以被自然降解的有机物,大多为人工合成化学物质,如有机氯化合物、有机重金属化合物以及多环有机物等。这些化学物质的特点是能在水中长期稳定地存留,并在食物链中进行生化积累。目前,人类仅对不足 2% 的人工化学品进行了充分的检测和评估,对超过 70% 的化学品都缺乏健康影响信息的了解,而对其累积或协同作用的研究则更加匮乏。

### 6. 石油类物质

石油污染,指在开发、炼制、储运和使用中,原油或石油制品因泄漏、渗透而进入水体。沿海及河口石油的开发、油轮运输、炼油工业废水的排放以及生活污水的大量排放等都会导致水体受到石油的污染。

### 7. 酸碱污染物

酸碱污染主要是酸类和碱类物质进入废水引起的,一般用 pH 值反映其效应。酸性废水主要来自湿法冶金厂、金属酸洗工艺、矿山及化工厂等;碱性废水来自印染炼铝工艺、制碱厂等。

### 8. 病原体

病原体指可造成人或动物感染疾病的微生物(包括细菌、病毒、立克次氏体、寄生虫、真菌)或其他媒介(微生物重组体包括杂交体或突变体)。生活污水、医院污水,皮毛、制革、屠宰、生物制品等工业行业废水,常常含有各种病原体,如病毒、寄生虫、病菌、霍乱、伤寒、肠炎、胃炎、痢疾及其他多种病毒传染病及寄生虫病。受污染后的水体,微生物的数量剧增,以病虫卵、致病菌和病毒为主,它们常常与其他细菌和大肠杆菌共存。

### 9. 热污染

工矿企业排放的高温废水使水体的温度升高称为热污染。热污染为一种能量污染。水体的温度升高会使水中溶解氧含量降低,影响鱼类的生存和繁殖,加快一些细菌和藻类的繁殖,使厌氧菌发酵,水体恶臭。同时,热污染会加快生化反应和化学反应的速度,还会提高某些有毒物质的毒性,破坏生态系统的平衡。

### 10. 放射性污染

水体放射性污染是放射性物质进入水体后造成的,对人体有危害的有 X 射线、α 射线、射线、射线及质子束等。这类物质主要来自核电厂的冷却水、核爆炸物体的散落物、放射性废物、原子能发电、生产以及使用放射性物质的机构。水体中的放射性物质可被生物体的表面吸附,也可以进入生物体内蓄积起来,还可以通过食物链对人体产生内照射。

## (二)大气污染物的种类

大气污染物的种类很多,按其存在状态可概括为 2 大类:气溶胶状态污染物、气体状态污染物。

### 1. 气溶胶状态污染物

按照气溶胶粒子的来源和物理性质,可将其分为如下几种:

(1)粉尘:粉尘系指悬浮于气体介质中的小固体颗粒,受重力作用能发生沉降,但在一段时间内能保持悬浮状态。它通常是由于固体物质的破碎、研磨、分级、输送等机械过程,或土壤、岩石的风化等自然过程形成的。颗粒的形状往往是不规则的。颗粒的尺寸范围,一般为 $1 \sim 200 \mu m$。属于粉尘类的大气污染物的种类很多,如黏土粉尘、石英粉尘、煤粉、水泥粉尘、各种金属粉尘等。

(2)烟:烟一般系指由冶金过程形成的固体颗粒的气溶胶。它是由熔融物质挥发后生成的气态物质的冷凝物在生成过程中总是伴有诸如氧化之类的化学反应。烟颗粒的尺寸很小,一般为 $0.01 \sim 1 \mu m$。产生烟是一种较为普遍的现象,如有色金属冶炼过程中产生的氧化铅烟、氧化锌烟,在核燃料后处理厂中的氧化钙烟等。

(3)飞灰:飞灰系指随燃料燃烧产生的烟气排出的分散得较细的灰分。

(4)黑烟:黑烟一般系指由燃料燃烧产生的能见气溶胶。

(5)霾(或灰霾):霾天气是大气中悬浮的大量微小尘粒使空气浑浊,能见度降低到10km 以下的天气现象,易出现在逆温、静风、相对湿度较大等气象条件下。

(6)雾:雾是气体中液滴悬浮体的总称。在气象中,雾系指造成能见度小于1km 的小水滴悬浮体。

### 2. 气体状态污染物

气态污染物的种类很多,总体上可以分为 5 大类:以二氧化硫为主的含硫化合物、以一氧化氮和二氧化氮为主的含氮化合物、碳的氧化物、有机化合物及卤素化合物等。

(1)硫氧化物:硫氧化物中主要有 $SO_2$,它是目前大气污染物中数量较大、影响范围较广的一种气态污染物。大气中 $SO_2$ 的来源很广,几乎所有工业企业都可能产生。它主要来自化石燃料的燃烧过程,以及硫化物矿石的焙烧、冶炼等热过程。火力发电厂、有色金属冶炼厂、硫酸厂、炼油以及所有烧煤或油的工业炉窑等都排放 $SO_2$ 烟气。

(2)氮氧化物:氮和氧的化合物有 $NO$、$NO$、$NO_2$、$N_2O_3$、$N_2O_4$ 和 $N_2O_5$,总体用氮氧化物($NOx$)表示。其中污染大气的物质主要是 $NO$、$NO_2$。$NO$ 毒性不太大,但进入大气后可被缓慢地氧化成 $NO_2$,当大气中有 $O_3$ 等强氧化剂存在时,或在催化剂作用下,其氧化速率会加快 $NO_2$ 的毒性约为 $NO$ 的 5 倍。当 $NO_2$ 参与大气中的光化学反应,形成光化学烟雾后,其毒性更强。人类活动产生的 $NOx$,主要来自各种炉窑、机动车和柴油机的排气,除此之外是硝酸生产、硝化过程、炸药生产及金属表面处理等过程。

(3)碳氧化物:$CO$ 和 $CO_2$ 是各种大气污染物中发生量最大的一类污染物,主要来自燃料燃烧和机动车排气。$CO$ 是一种窒息性气体,进入大气后,由于大气的扩散稀释作用和氧化作用,一般不会造成危害。但在城市冬季采暖季节或在交通繁忙的十字路口,当气象条件不利于排气扩散稀释时,$CO$ 的浓度有可能达到危害人体健康的水平。$CO_2$本身是无毒气体,但当其在大气中的浓度过高时,使氧气含量相对减小,对人便会产生不良影响。

(4)有机化合物:有机化合物种类很多,从甲烷到长链聚合物的烃类。大气中的挥发性有机化合物(VOCs),一般是 $C_1 \sim C_{10}$ 化合物,它不完全相同于严格意义上的碳氢化合物,因为它除含有碳和氢原子外,还常含有氧氮和硫的原子。甲烷被认为是一种非活性烃,所以人们以总非甲烷烃类( NMHCs)的形式来报道环境中烃的浓度。特别是多环芳烃类(PAHs)中的苯并[a]芘(B[a]P),是强致癌物质,因而作为判断大气受 PAHs 污染的依据。VOC 是光化学氧化剂臭氧和过氧乙酰硝酸酯(PAN)的主要贡献者,也是温室效应的贡献者之一,所以必须进行控制。VOCs 主要来自机动车和燃料燃烧排气,以及石油炼制和有机化工生产等。

(5)硫酸烟雾:硫酸烟雾系大气中的 SO₂ 等硫氧化物,在有水雾、含有重金属的悬浮颗粒物或氮氧化物存在时,发生一系列化学或光化学反应而生成的硫酸雾或硫酸盐气溶胶。硫酸烟雾引起的刺激作用和生理反应等危害,要比 SO₂ 气体大得多。

(6)光化学烟雾:光化学烟雾是在阳光照射下,大气中的氮氧化物、碳氢化合物和氧化剂之间发生一系列光化学反应而生成的蓝色烟雾(有时带些紫色或黄褐色)。其主要成分有臭氧、过氧乙酰硝酸酯、酮类和醛类等。光化学烟雾的刺激性和危害要比一次污染物严重得多。

### (三)土壤污染物的种类

根据污染物性质,土壤污染物可以分为有机污染物、重金属、放射性物质、化学肥料以及病原微生物。

#### 1.有机污染物

污染土壤的有机物种类很多,主要包括杀虫剂、除草剂、石油类和化工类污染物。在土壤中,杀虫剂毒性巨大,并会长期残留,如六六六、DDT、艾氏剂、狄氏剂、对硫磷、马拉硫磷、氨基甲酸酯等。在杀虫剂、杀菌剂和除草剂三者中,除草剂的占有率排在首位,代表物质为苯氧强酸类物质。石油类污染物主要来自炼油企业、采油区和油田废油,主要污染物为难降解芳烃物质。石油可以使土壤的含氧量和透气性下降,进而使土壤中的微生物无法生存。化工类污染物会影响植物和土壤微生物的生存,主要包括苯并芘和酚类等。

#### 2.重金属污染物

重金属污染物是土壤污染物中最难治理的污染物之一,主要有 Hg、Cd、Pb、Cn、Ni、Cr、Se 和 As 等。重金属主要通过农田污水灌溉、重金属冶炼厂废气的沉降和含重金属的农药化肥等途径进入土壤。实际中,重金属不能为土壤微生物所分解,反而可被生物所富集。因此,土壤一旦被重金属污染,则难被彻底消除,会对土壤环境形成长期威胁。

#### 3.放射性物质

放射性物质是指具有较强辐射的放射性元素,如铯、锶、铀等,还包括一些放射性较强的同位素,如碘。放射性物质主要来源于核工业、核爆炸、核设施泄漏等。放射性物质不能被微生物分解,会残留在土壤中造成潜在威胁。

4. 化学肥料

在现代农业中化学肥料发挥着巨大作用,但同时也对农田造成严重伤害。化学肥料的过度使用,使得土壤有机质含量下降而导致土壤板结,破坏土壤结构,使土壤肥力下降,影响农业的可持续发展。

5. 病原微生物

土壤中的病原微生物,主要来源于人畜粪便以及用于灌溉的污水。人与污染的土壤接触时可传染各种细菌及病毒,若食用被土壤污染的蔬菜、瓜果等即会影响人体健康。这些被污染的土壤经过雨水冲刷,又可能污染水体。

### (四)电磁污染物的种类

根据频率或波长,电磁辐射污染物包括电力、无线电波、微波、太赫兹辐射、红外辐射、可见光、紫外线、X 射线和 γ 射线。其中,无线电波的波长最长,而 γ 射线的波长最短。X 射线和 γ 射线电离能力很强,其他电磁辐射电离能力相对较弱。

### (五)放射性污染物的种类

放射性污染物中常见的放射性元素有镭($^{226}$Ra)、铀($^{235}$U)、钴($^{60}$Co)、钋($^{210}$Po)、氚($^{2}$H)、氩($^{41}$Ar)、氪($^{35}$Kr)、氙($^{133}$Xe)、碘($^{131}$I)、锶($^{90}$Sr)、钷($^{147}$Pm)、铯($^{137}$Cs)等。

## 四、环境污染物的分类

按污染类型可分为大气污染物、水体污染物、土壤污染物等。

按污染物形态可分为气体污染物、液体污染物和固体污染物。

按污染物性质可分为化学污染物、物理污染物和生物污染物。

按污染物来源于人类社会活动的功能可分为工业污染物、农业污染物、交通运输污染物、生活污染物等。

其他环境中还存在一些能对动植物等造成危害的污染物,这些污染物分为:

(1)元素:主要包括铅、镉、铬、汞、砷等重金属元素和准金属、卤素、氧(臭氧)、黄磷等。

(2)无机物:主要包括氰化物、一氧化碳、氮氧化物、卤化氢、卤素化合物(如 CIFBrF$_3$、IFs、BrCl、IBr 等)、次氯酸及其盐、硅的无机化合物(如石棉)、磷的无机化合物(如 PH$_3$、PX$_3$、PX$_5$)、硫的无机化合物(如 H$_2$S、SO$_2$、H$_2$SO$_3$、H$_2$SO$_4$)等。

(3)有机烃化合物:主要包括烷烃、不饱和烃、芳烃、多环芳烃等。

(4)金属有机和准金属有机化合物:主要包括四乙基铅、羰基镍、二苯铬、三丁基锡、单甲基或二甲基胂酸、三苯基锡等。

(5)含氧有机化合物:主要包括环氧乙烷、醚、醇、酮、醛、有机酸、酯、酐和酚类化合物等。

(6)有机氮化合物:主要包括胺、腈、硝基甲烷、硝基苯和亚硝胺等。

(7)有机卤化物:主要包括四氯化碳、饱和或不饱和卤代烃(如氯乙烯)、卤代芳烃(如氯代苯)、氯代苯酚、多氯联苯和氯代二噁英类等。

(8)有机硫化合物:主要包括烷基硫化物、硫醇、巯基甲烷、二甲砜、硫酸二甲酯等。

(9)有机磷化合物:主要包括磷酸酯类化合物,如磷酸三甲酯、磷酸三乙酯、磷酸三邻甲苯酯、焦磷酸四乙酯、有机磷农药、有机磷军用毒气等。

## 五、环境污染物的性质

环境污染物的性质具体表现为:

### 1. 自然性

长期生活在自然环境中的人类,对于自然物质有较强的适应能力。有人分析了人体中60多种常见元素的分布规律,发现其中绝大多数元素在人体血液中的百分含量与它们在地壳中的百分含量极为相似。但是,人类对人工合成的化学物质的耐受力则要小得多。所以区别污染物的自然或人工属性,有助于估计它们对人类的危害程度。

### 2. 毒性

环境污染物中的氰化物、砷及其化合物、汞、铍、铅、有机磷和有机氯等的毒性都很强。其中部分具有剧毒性,处于痕量级就能危及人类和生物的生存。决定污染物毒性强弱的主要因素除了其性质、含量,还和其存在形态密切相关。例如:简单氰化物(氰化钾、氰化钠等)的毒性强于络合氰化物(铁氰络离子等),又如铬有二价、三价和六价3种形式,其中$Cr^{6+}$的毒性很强,而$Cr^{3+}$则具有生物化学效应,是人体新陈代谢的重要元素之一。

### 3. 时空分布性

污染物进入环境后,随着水和空气的流动被稀释扩散,可能造成由点源到面源更大范围的污染,而且在不同空间位置上,污染物的浓度分布随着时间的变化而不同,这是由污染物的扩散性和环境因素所决定的,如水溶解性好的或挥发性强的污染物,常能被扩散输送到更远的距离。

### 4. 活性和持久性

表明污染物在环境中的稳定程度。活性高的污染物质,在环境中或在处理过程中易发生化学反应生成比原来毒性更强的污染物,构成二次污染,严重危害人体及生物。垃圾焚烧过程中产生的二噁英就是最典型的例子。与活性不同,持久性表示有些污染物质能长期地保持其危害性,如持久性有机污染物(POPs)和重金属铅、镉和铍等都具有毒性且在自然界难以降解,并可产生生物蓄积,长期威胁人类的健康和生存。

### 5.生物可分解性

有些污染物能被生物所吸收、利用并分解,最后生成无害的稳定物质。大多数有机物都有被生物分解的可能性。如苯酚虽有毒性,但经微生物作用后可以被分解无害化。但也有一些有机物长时间不能被微生物作用而分解,属难降解有机物,如二噁英等。

### 6.生物累积性

有些污染物可在人类或生物体内逐渐积累、富集,尤其在内脏器官中长期积累,由量变到质变引起病变发生,危及人类和动植物健康。如镉可在人体的肝、肾等器官组织中蓄积,造成各器官组织的损伤;水俣病则是由于甲基汞在人体内蓄积而引起的。

### 7.加和性

在环境中,只存在一种污染物质的可能性很小,往往是多种污染物质同时存在,考虑多种污染物对生物体作用的综合效应是必要的。根据毒理学的观点,混合物对生物体的相互作用有2类:一类是使其对环境的危害比污染物质的简单相加更为严重,称其为协同作用,如伦敦烟雾事件的严重危害就是由烟尘颗粒物与二氧化硫之间的协同作用所造成的;另一类是污染物共存时反而使危害互相削弱,这类相互作用称为拮抗作用,如有毒物质硒可以抑制甲基汞的毒性。

## 六、主要环境污染指标

### 1.水体/土壤污染指标

(1)COD(化学需氧量):是指在强酸并加热条件下,用重铬酸钾作为氧化剂处理水样时所消耗氧化剂的量,以氧的 mg/L 来表示。化学需氧量反映了水中受还原性物质污染的程度,化学需氧量作为有机物相对含量的一种指标,只能反映被氧化的有机物污染,不能反映多环芳烃、PCB、二噁英类等的污染状况。

(2)BOD(生化需氧量):是指在规定条件下,微生物分解存在水中的某些可氧化物质,特别是有机物所进行的生物化学过程中消耗溶解氧的量。目前,国内外普遍规定 $20℃\pm1℃$ 培养 5d,分别测定样品培养前后的溶解氧,二者之差即为 $BOD_5$ 值,以氧的 mg/L 表示。

(3)细菌总数:细菌总数是指 1mL 水样在营养琼脂培养基中,于 37℃ 经 24h 培养后,所生长的细菌菌落的总数。

(4)总大肠菌群数:是指单位容积(L)或单位重量(g)样品中所含总大肠菌群的数量。总大肠菌群系指一群需氧及兼性厌氧菌,在 37℃ 生长时能使乳糖发酵,在 24h 内产酸、产气的革兰阴性无芽孢杆菌。

(5)重金属:是指密度大于 $4.5g/cm^3$ 的金属,包括金、银、铜、铁、汞、铅、镉等,重金属在人体中累积达到一定程度,会造成慢性中毒。在环境污染方面,重金属主要是指汞

（水银）、镉、铅、铬以及类金属砷等生物毒性显著的重元素。重金属非常难以被生物降解,相反却能在食物链的生物放大作用下,成千百倍地富集,最后进入人体。重金属在人体内能和蛋白质及酶等发生强烈的相互作用,使它们失去活性,也可能在人体的某些器官中累积,造成慢性中毒。

（6）有机氯农药:是用于防治植物病、虫害的组成成分中含有有机氯元素的有机化合物,主要分为以苯为原料和以环戊二烯为原料的 2 大类。前者如使用最早、应用最广的杀虫剂 DDT 和六六六,以及杀螨剂三氯杀螨砜、三氯杀螨醇等,杀菌剂五氯硝基苯、百菌清、道丰宁等;后者如作为杀虫剂的氯丹、七氯、艾氏剂等。

（7）多环芳烃:是指含 2 个或 2 个以上苯环的芳烃,简称 PAHs。它们主要有 2 种组合方式,一种是非稠环型,其中包括联苯及联多苯和多苯代脂肪烃;另一种是稠环型,即 2 个碳原子为 2 个苯环所共有。

（8）多氯联苯:简写为 PCBs。PCBs 按氯原子数或氯的百分含量分别加以标号,我国习惯上按联苯上被氯取代的个数(不论其取代位置)将 PCB 分为三氯联苯(PCB3)、四氯联苯(PCB4)、五氯联苯(PCB5)、六氯联苯(PCB6)、七氯联苯(PCB7)、八氯联苯(PCB8)、九氯联苯(PCB9)、十氯联苯(PCB10)。多氯联苯属于致癌物质,容易累积在脂肪组织,造成脑部、皮肤及内脏的疾病,并影响神经、生殖及免疫系统。

2. 大气污染指标

（1）总悬浮颗粒物(TSP):指能悬浮在空气中,空气动力学当量直径 $\leqslant 100\mu m$ 的颗粒物。

（2）可吸入颗粒物($PM_{10}$):指能悬浮在空气中,空气动力学当量直径 $\leqslant 10\mu m$ 的颗粒物。

（3）细颗粒物($PM_{2.5}$):指能悬浮在空气中,空气动力学当量直径 $\leqslant 2.5\mu m$ 的颗粒物。

（4）油烟:是指油类物质不完全燃烧沉积出的细而疏松的黑煤烟。油烟主要含有醛、酮、烃、脂肪酸、醇、芳香族化合物、酯、内酯、杂环化合物以及挥发性亚硝胺等突变致癌物。

（5）挥发性有机物(VOCs):是一类有机化合物的统称,在常温下它们的蒸发速率大,易挥发。VOCs 的人为排放大量来自交通运输、石化行业以及有机溶剂使用过程。大气环境中 VOCs 的浓度较低(一般为 $\mu g/m^3$ 级),一些 VOCs 物质具有毒性、致畸致癌性,严重危害人体健康,如乙醛、苯、甲苯等。

（6）苯并芘:是指含苯环的稠环芳烃。根据苯环的稠合位置不同,苯并芘有多种异构体,常见的有 2 种,一种是苯并[a]芘,CAS 号为 50-32-8,有致癌性;另一种是苯并[e]芘,CAS 号为 192-97-2,有强致癌性。苯并芘最初由煤焦油中分离得到,从煤烟、焦油、沥青、香烟烟雾中都可以查出,有强烈的致癌作用,可以诱发肺癌。

（7）二噁英类：通常指具有相似结构和理化特性的一组多氯取代的平面芳烃类化合物，属氯代含氧三环芳烃类化合物，包括75种多氯代二苯并-对-二噁英（PCDDs）和135种多氯代二苯并呋喃（PCDFs）。

# 第二节　优先控制污染物和持久性有机污染物

## 一、优先控制污染物

### 1. 优先控制污染物的内涵

目前，世界已知的化学物质已超过700万种，而进入环境的化学物质已高达10万多种。以目前的人力、物力、财力，以及污染物危害程度之间的差异，人们不可能对每一种化学物质都进行监测，只能对那些毒性强、降解难、残留时间长、环境中分布广、检测方法基本成熟的污染物优先进行监测和控制，这些污染物被称为优先污染物或优控污染物（priority pollutants）。

### 2. 优先控制污染物的筛选原则

（1）具有较大的排放量，在环境中检出频率较高。

（2）毒性大或具有致癌、致畸、致突变作用。

（3）难降解，在环境中有一定残留量，在生物体内有积累性。

（4）具备实施监测与控制的必要技术条件。

（5）国内外优先控制污染物名录。

1975年，苏联卫生部公布了水体中有害物质的最大允许浓度，其中无机物73种，后又补充了30种，共103种；有机物378种，后又补充了118种，共计496种。10年后，又补充了65种有机物，合计达664种。在1975年公布的工作环境空气和居民区大气中有害物质最大允许浓度中，无机物及其混合物有266种，有机物有856种，共计1122种。同年，欧洲共同体（现为欧盟或欧洲联盟）也提出了《关于水质的排放标准》的技术报告，并列出了水体中需要控制污染物的"黑名单"和"灰名单"。

美国是最早开展优先污染物监测的国家。1977年，美国环境保护局（U. S. Environmental Protection Agency，USEPA）提出的《饮水规程和健康建议》中详尽列出了200种有机物的毒性、对人体的危害和标准规定的浓度值。根据有机物的毒性、生物降解的可能性以及在水体中出现的概率等因素，从7万种有机化合物及其他污染物中筛选出65类129种优先控制的污染物，其中有机化合物有114种，占88.4%。这些优先控制的污染物(US prefered controlled pollutant in water)包括 21 种杀虫剂、26 种卤代脂肪烃、8 种多氯联苯、11 种酚、7 种亚硝酸及其他化合物(表 2-1),其中多氯联苯、氯丹、狄氏剂、二噁英类以及 Pb、Cd、Hg 等都属于环境激素类污染物。随后,又提出了 43 种空气中需要优先控制的污染物名单。

1980 年,前联邦德国公布了 120 种水体中有毒污染物名单并按毒性大小进行了分类。其中,毒性最强的有 16 种,分别是丙酮氰醇、丙烯腈、砷酸氢二钠、苯、四乙基铅、镉化合物、氰化物、DDT、3-氯-1,2-环氧丙烷、乙酰亚胺、水合肼、林丹、硫醇、乙基对硫磷、汞化合物、银化合物。

在研究和参考国外经验的基础上,1989 年我国提出了适合中国国情的"中国环境优先污染物黑名单",包括 14 类 68 种有毒化学污染物(表 2-2),其中有机物共有 12 类 58 种,占总数的 85.3%。这些优先控制污染物包括 10 种卤代烃(烷、烯)类、6 种苯系物、4 种氯代苯类、1 种多氯联苯、6 种酚类、6 种硝基苯、4 种苯胺、7 种多环芳烃、3 种酞酸酯、8 种农药、丙烯腈、2 种亚硝胺、10 种重金属及其化合物。这些水中优先控制污染物的共同特点是:均具毒性,与人体健康密切相关;在环境中有长效性,对环境和人体健康的危害具有不可逆性;有机氯化合物居多,且难生物降解;在水中含量低,一般为 μg/L 数量级甚至 ng/L 数量级。

表 2-1 USEPA 优先控制污染物名单

| 污染化合物 | | 级别 | 环境介质 | | |
|---|---|---|---|---|---|
| | | | 水 | 沉积物 | 生物群 |
| 1. 金属和无机物(metals and inorganic) | | | | | |
| (1) | 锑 | antimony | 3 | × | | |
| (2) | 砷 | arsenic | 1 | | × | × |
| (3) | 石棉 | asbestos | 3 | × | | |
| (4) | 铍 | beryllium | 1 | | × | × |
| (5) | 镉 | cadmium | 1 | | × | × |
| (6) | 铬 | chromium | 1 | | × | × |
| (7) | 铜 | copper | 1 | | × | × |
| (8) | 氰化物类 | cyanides | 5 | × | | |
| (9) | 铅 | lead | 1 | | × | × |
| (10) | 汞 | mercury | 1 | | × | × |
| (11) | 镍 | nickel | 1 | | × | × |
| (12) | 硒 | selenium | 1 | | × | × |
| (13) | 银 | silver | 1 | | × | × |
| (14) | 铊 | thallium | 1 | | × | × |

续表

| 污染化合物 | | 级别 | 环境介质 | | |
|---|---|---|---|---|---|
| | | | 水 | 沉积物 | 生物群 |
| （15） | 锌　zinc | 1 | | × | × |
| 2. 农药类（pesticides） | | | | | |
| （1） | 丙烯醛　acrolein | 2 | | × | × |
| （2） | 艾氏剂　aldrin | 2 | × | | |
| （3） | 氯丹　chlordene | 2 | | × | × |
| （4） | 滴滴滴（DDD）　DDD | 1 | | × | × |
| （5） | 滴滴伊（DDE）　DDE | 1 | | × | × |
| （6） | 滴滴涕（DDT）　DDT | 1 | | × | × |
| （7） | 狄氏剂　Dieldrin | 1 | | × | × |
| （8） | 硫丹　Endosulfan | 3 | | × | |
| （9） | 硫酸硫丹　Endosulfan sulfate | 3 | | × | |
| （10） | 异狄氏剂　Endrin | 1 | × | × | × |
| （11） | 异狄氏醛　Endrin aldehyde | 1 | × | × | × |
| （12） | 七氯　Heptachlor | 1 | | × | × |
| （13） | 七氯环氧化物　Heptachlor epoxide | 1 | × | × | × |
| （14） | α-六氯环己烷（α-六六六）　α-Hexachlorocyclohexane | 3 | × | × | |
| （15） | β-六氯环己烷（β-六六六）　β-Hexachlorocyclohexane | 3 | × | × | |
| （16） | γ-六氯环己烷（γ-六六六，林丹）　γ-Hexachlorocyclohexane | 3 | × | × | |
| （17） | δ-六氯环己烷（δ-六六六）　δ-Hexachlorocyclohexane | 3 | × | × | |
| （18） | 异佛尔酮　Isophorone | 1 | × | | |
| （19） | 四氯二苯并-对-二噁英（TCDD）　Tetrachlorodibenzo-p-dioxin | 1 | | × | × |
| （20） | 毒杀芬　Toxaphene | 1 | | × | × |
| （1） | PCB-1242　PCB-1242 | 1 | | × | × |
| （2） | PCB-1254　PCB-1254 | 1 | | × | × |
| （3） | PCB-1221　PCB-1221 | 1 | | × | × |
| （4） | PCB-1232　PCB-1232 | 1 | | × | × |
| （5） | PCB-1248　PCB-1248 | 1 | | × | × |

续表

| 污染化合物 | | 级别 | 环境介质 | | |
|---|---|---|---|---|---|
| | | | 水 | 沉积物 | 生物群 |
| (6) | PCB-1260 | PCB-1260 | 1 | | × | × |
| (7) | PCB-1016 | PCB-1016 | 1 | | × | × |
| (8) | 2-氯萘 | 2-Chloronaphthalene | 1 | | × | × |
| 4.卤代脂肪烃类(halogenated aliphatics) | | | | | |
| (1) | 氯甲烷 | Chloromethane | 4 | × | | |
| (2) | 二氯甲烷 | Dichloromethane | 4 | × | | |
| (3) | 三氯甲烷(氯仿) | Trichloromethane(Chloroform) | 4 | × | | |
| (4) | 四氯甲烷(四氯化碳) | Tetrachloromethane | 4 | × | | |
| (5) | 氯乙烷 | Chloroethane | 4 | × | | |
| (6) | 1,1-二氯乙烷 | 1,1-Dichloroethane | 4 | × | | |
| (7) | 1.2-二氯乙烷 | 1,2-Dichloroethane | 4 | × | | |
| (8) | 1,1,1-三氯乙烷 | 1,1,1-Trichloroethane | 4 | × | | |
| (9) | 1,1,2-三氯乙烷 | 1,1,2-Trichloroethane | 4 | × | | |
| (10) | 1,1,2,2-四氯乙烷 | 1,1,2,2-Tetrachloroethane | 4 | × | | |
| (11) | 六氯乙烷 | Hexachloroethane | 4 | × | | |
| (12) | 氯乙烯 | Chloroethane | 4 | × | | |
| (13) | 1,1-二氯乙烯 | 1,1-Dichloroethene | 4 | × | | |
| (14) | 1,2-反-二氯乙烯 | 1,2-Trans-dichloroethene | 4 | × | | |
| (15) | 三氯乙烯 | Trichloroethene | 4 | × | | |
| (16) | 四氯乙烯 | Tetrachloroethene | 4 | × | | |
| (17) | 1,2-二氯丙烷 | 1,2-Dichloropropane | 4 | × | | |
| (18) | 1,3-二氯丙烯 | 1,3-Dichloropropane | 4 | × | | |
| (19) | 六氯丁二烯 | Hexachlorobutadiene | 1 | | × | × |
| (20) | 六氯环戊二烯 | Hexachlorocyclopentadiene | 1 | | × | × |
| (21) | 溴甲烷 | Bromotethane | 4 | × | | |
| (22) | 氯溴甲烷 | Chlorobromomethane | 3 | × | | |
| (23) | 二氯溴甲烷 | Bromodichloromethane | 3 | × | × | |
| (24) | 氯二溴甲烷 | Dibromochloromethane | 3 | × | × | |
| (25) | 三溴甲烷(溴仿) | Tribromomethane(Bromoform) | 3 | × | × | |
| (26) | 二氟二氯甲烷 | Dichlorodifluomethane | 3 | × | × | |
| (27) | 氟三氯甲烷 | Trichlorofluomethane | 4 | × | × | |

续表

| 污染化合物 | | 级别 | 环境介质 | | |
|---|---|---|---|---|---|
| | | | 水 | 沉积物 | 生物群 |
| 5. 醚类（ethers） | | | | | |
| （1） | 双-（氯甲基）醚 | bis（Chloromethyl）ether | 3 | × | | |
| （2） | 双（2-氯乙基）醚 | bis（2-Chloroethyl）ether | 3 | × | | |
| （3） | 双（氯异丙基）醚 | bis（2-Chloroisopropyl）ether | 3 | × | | |
| （4） | 2-氯乙基-乙烯基醚 | 2-Chloroethyl vinyl ether | 4 | × | × | |
| （5） | 4-氯苯基-苯基醚 | 4-Chlorophenyl phenyl ether | 1 | | × | × |
| （6） | 4-溴苯基-苯基醚 | 4-Bromophenyl phenyl ether | 1 | | × | × |
| （7） | 双（2-氯乙氧基）甲烷 | bis（2-Chloroethoxy）methan | 3 | × | | |
| 6. 单环芳烃族类（monocyclic aromatic hydrocarbons） | | | | | |
| （1） | 苯 | Benzene | 4 | × | | |
| （2） | 氯苯 | Chlorobenzene | 2 | × | × | |
| （3） | 1,2-二氯苯 | 1,2-Dichlorobenzene | 2 | × | | |
| （4） | 1,3-二氯苯 | 1,3-Dichlorobenzene | 2 | × | × | |
| （5） | 1,4-二氯苯 | 1,4-Dichlorobenzene | 2 | × | × | |
| （6） | 1,2,4-三氯苯 | 1,2,4-Trichlorobenzene | 2 | × | × | |
| （7） | 六氯苯 | Hexachlorobenzene | 1 | | × | × |
| （8） | 乙苯 | Ethylbenzene | 4 | × | | |
| （9） | 硝基苯 | Nitrobenzene | 3 | × | | |
| （10） | 甲苯 | Toluene | 4 | × | | |
| （11） | 2,4-二硝基甲苯 | 2,4-Dinitrotoluene | 3 | × | | |
| （12） | 2,6-二硝基甲苯 | 2,6-Dinitrotoluene | 3 | × | | |
| 7. 苯酚和甲苯酚类（phenol and cresols） | | | | | |
| （1） | 苯酚 | Phenol | 3 | × | | |
| （2） | 2-氯苯酚 | 2-Chlorophenol | 3 | × | | |
| （3） | 2,4-二氯苯酚 | 2,4-Dichlorophenol | 5 | × | | |
| （4） | 2,4,6-三氯苯酚 | 2,4,6-Trichlorophenol | 3 | × | | |
| （5） | 五氯苯酚 | Pentachlorophenol | 1 | | × | × |
| （6） | 2-硝基苯酚 | 2-Nitrophenol | 3 | | × | |
| （7） | 4-硝基苯酚 | 4-Nitrophenol | 3 | | × | |
| （8） | 2,4-二硝基苯酚 | 2,4-Dinitrophenol | 3 | | × | |
| （9） | 2,4-二甲基苯酚 | 2,4-Dimethylphenol | 1 | | × | × |
| （10） | 对-氯-间甲苯酚 | p-Chloro-m-cresol | 3 | | × | |

续表

| 污染化合物 | | 级别 | 环境介质 | | |
|---|---|---|---|---|---|
| | | | 水 | 沉积物 | 生物群 |
| （11） | 2,4-二硝基苯酚-对-甲苯酚 | 2,4-Dinitro-m-cresol | 3 | | × | |
| 8. 钛酸酯类（phthalate esters） | | | | | | |
| （1） | 钛酸二甲酯 | Dimethyl phthalate | 1 | | × | × |
| （2） | 酞酸二乙酯 | Diethyl phthalate | 1 | | × | × |
| （3） | 酞酸二正丁酯 | Di-n-butyl phthalate | 1 | | × | × |
| （4） | 酞酸二正辛酯 | Di-n-octyl phthalate | 1 | | × | × |
| （5） | 酞酸双(2-乙基己基)酯 | Bis(2-ethylhexyl) phthalate | 1 | | × | × |
| （6） | 酞酸丁基苯基酯 | Butyl phenyl phthalate | 1 | | × | × |
| 9. 多环芳烃类（polycyclic aromatic hydrocarbons） | | | | | | |
| （1） | 二氢苊 | Acenaphthene | 1 | | × | × |
| （2） | 苊 | Acenaphthylene | 1 | | × | × |
| （3） | 蒽 | Anthracene | 1 | | × | × |
| （4） | 苯并(a)蒽 | Benzo(a)anthracene | 1 | | × | × |
| （5） | 苯并(b)萤蒽 | Benzo(b)fluoranthene | 1 | | × | × |
| （6） | 苯并(k)萤蒽 | Benzo(k)fluoranthene | 1 | | × | × |
| （7） | 苯并(g,h,i)菲 | Benzo(ghi)perylene | 1 | | × | × |
| （8） | 苯并(a)芘 | Benzo(a)pyrene | 1 | | × | × |
| （9） | 䓛 | Chrysene | 1 | | × | × |
| （10） | 二苯并(a,h)蒽 | Dibenzo(a,h)anthracene | 1 | | × | × |
| （11） | 萤蒽 | Fluoranthene | 1 | | × | × |
| （12） | 芴 | Fluorene | 1 | | × | × |
| （13） | 茚并(1,2,3-cd)芘 | Indeno(1,2,3-cd)pyrene | 1 | | × | × |
| （14） | 萘 | Naphthalene | 1 | | × | × |
| （15） | 菲 | Phenanthrene | 1 | | × | × |
| （16） | 芘 | Pyrene | 1 | | × | × |
| 10. 亚硝胺和其它化合物（nitrosamine and miscellaneous compounds） | | | | | | |
| （1） | 二甲基亚硝胺 | Dimethyl nitrosamine | 3 | × | | |
| （2） | 二苯基亚硝胺 | Diphenyl nitrosamine | 1 | | × | × |
| （3） | 二正丙基亚硝胺 | Di-n-propyl nitrosamine | 1 | × | × | × |
| （4） | 联苯胺 | Benzidine | 3 | | × | |
| （5） | 3,3-二氯联苯胺 | 3,3-Dichlorobenzidine | 1 | | × | × |

续表

| 污染化合物 | | 级别 | 环境介质 | | |
|---|---|---|---|---|---|
| | | | 水 | 沉积物 | 生物群 |
| (6) | 1,2-二苯基肼　1,2-Diphenylhydrazine | 1 | | × | × |
| (7) | 丙烯腈　Acrylonitrile | 4 | × | × | |

注:"级别"为该化学污染物对人体致癌性证据的充分性程度。根据对动物实验取得的致癌性证据的充分程度分为4级。1级,致癌性证据充分;2级,致癌性证据有限;3级,致癌性证据不充分;4级,无致癌性证据。"×"为推荐的优先污染物的采样介质,而不带"×"者为建议不要采集的介质。

表2-2　中国环境优先污染物黑名单

| 序号 | 化学类别 | 名称 |
|---|---|---|
| 1 | 卤代烃(烷、烯)类 | 二氯甲烷(C)、三氯甲烷*(C)、四氯化碳*(C)、1,2-二氯乙烷*(C)、1,1,1-三氯乙烷(T)、1,1,2-三氯乙烷(C)、1,1,2,2-四氯乙烷(C)、三氯乙烯*(C)、四氯乙烯*(C)、三溴甲烷*(C) |
| 2 | 苯系物 | 苯*(C)、甲苯*(T)、乙苯*(T)、邻二甲苯、间二甲苯、对二甲苯 |
| 3 | 氯代苯类 | 氯苯*(T/C)、邻二氯苯*(T)、对二氯苯*(T)、六氯苯(C) |
| 4 | 多氯联苯类 | 多氯联苯* |
| 5 | 酚类 | 苯酚*(C/T)、间甲酚*(O)、2,4-二氯酚*(C/T)、2,4,6-三氯酚*(C/O)、五氯酚*(C/O)、对硝基酚* |
| 6 | 硝基苯类 | 硝基苯*(T/O)、对硝基甲苯*、2,4-二硝基甲苯(C)、三硝基甲苯、对硝基氯苯*、2,4-二硝基氯苯* |
| 7 | 苯胺类 | 苯胺*、二硝基苯胺*、对硝基苯胺*、2,6-二氯硝基苯胺 |
| 8 | 多环芳烃类 | 萘、荧蒽(T)、苯并(b)荧蒽、苯并(k)荧蒽、苯并(a)芘*(C)、茚并(1,2,3-c,d)芘、苯并(g,h,i)芘(c) |
| 9 | 酞酸酯类 | 酞酸二甲酯、酞酸二丁酯*、酞酸二辛酯* |
| 10 | 农药 | 六六六*(C)、滴滴涕*(T)、敌敌畏*(T)、乐果*(T)、对硫磷*(T)、甲基对硫磷*(T)、除草醚*(T)、敌百虫*(T) |
| 11 | 丙烯腈 | 苯烯腈(C) |
| 12 | 亚硝胺类 | N-亚硝基二乙胺、N-亚硝基二正丙胺 |
| 13 | 氰化物 | 氰化物* |
| 14 | 重金属及其化合物 | 砷及化合物*、铍及其化合物*、镉及其化合物*、铬及其化合物*、铜及其化合物*、铅及其化合物*、汞及其化合物*、镍及其化合物*、铊及其化合物* |

注:①括号内符号表示有机物对人体健康影响的范围,其中O表示对器官有影响,T表示毒理影响,C表示在危险水平的5~10时就有致癌危险。

　②砷的污染性质与重金属类似,故与重金属一起讨论。

　③标有*为推荐近期实施的名单,包括12个类别,47种有毒化学物质,其中有机物占38种。

## 二、持久性有机污染物

### 1. 持久性有机污染物的概念

持久性有机污染物(persistent organic pollutants, POPs)是指在环境中难降解、高脂溶性、可以在食物链中富集放大,能够通过各种传输途径进行全球迁移传输的一类具有半挥发性且毒性极大的有机污染物。

### 2. 持久性有机污染物名录

表 2-3 给出的是《斯德哥尔摩公约》(Stockholm Convention,《POPs 公约》)中的 POPs 物质名录,包括 2001 年首批列入的 POPs 共 12 种,2009 年第二批列入的 9 种以及 2011 年《POPs 公约》缔约国大会以全体票数通过的硫丹,目前共有 22 种(类)狭义持久性有机污染物。《POPs 公约》规定,所要控制的有机污染物清单是开放性的,将来可以随时根据公约规定的筛选程序和标准对清单进行修改和补充。拓展 POPs 概念至持久性有毒物质(persistent toxic substances, PTS),可以认为 PTS 是那些在环境中可以长期存在、能够被生物蓄积的有毒物质。持久性有机污染物(POPs)能够对人类健康和生存环境造成不可逆转的影响,其特殊毒性主要包括:①对免疫系统的毒性;②对内分泌系统的危害;③对生殖和发育的危害;④致癌作用以及引起一些其他器官组织的病变,导致皮肤表现出表皮角化、色素沉着、多汗症和弹性组织病变等症状。

**表 2-3　持久性有机污染物名录**

| | | |
|---|---|---|
| 高急性毒性类 | 有机氯农药 | 艾氏剂、狄氏剂和异狄氏剂、滴滴涕、六氯苯、毒杀芬、氯丹、灭蚁灵、七氯、硫丹 |
| | 精细化工品 | 多氯联苯 |
| | 非故意生产副产品 | 多氯代二苯并对二噁英、多氯代二苯并呋喃 |
| 低急性毒性类 | 农业类 | 林丹、α-六氯环己烷、β-六氯环己烷、十氯酮、五氯苯 |
| | 阻燃剂类 | 五溴联苯醚、八溴二苯醚、六溴联苯 |
| | 表面活性剂类 | 全氟辛烷磺酸、全氟辛烷磺酸盐,全氟辛基磺酰氟 |

# 第三章　环境致癌物

环境致癌物（environmental carcinogen, environmental carcinogenicsubstance）指环境中有致癌作用的物质，主要是被国际癌症研究机构（International Agency for Research on Cancer, IARC）认证的，在环境中广泛存在着的对癌症发病有诱发和诱导作用的物质。环境致癌物的确认和发现是一个动态过程，和人们的认识过程密切相关。按照致癌物的性质目前一般把环境致癌物分为化学致癌物、物理致癌物以及生物致癌物。

## 第一节　致癌物发现历史

### 一、化学致癌物发现历史

化学致癌物指能引起动物和人类肿瘤、增加其发病率或死亡率的化合物。现在已知诱发癌症的化学物质已有 1000 多种，包括天然的和人工合成的，下面的物质为常见的化学致癌物。

（1）多环烃类：如煤焦油、沥青、粗石蜡、杂酚油、油等，这些物质中含有 3,4-苯并芘，是一种重要的致癌物质，烟草中的含量也不少。

（2）染料：如偶氮染料、乙苯胺、联苯胺等，均有较强的致癌作用。

（3）亚硝胺：亚硝胺在自然界存在的数量较少，但通过细菌的作用，在人体内可以合成大量的亚硝胺，是消化系统癌症的重要致癌物质。

（4）霉菌毒素：霉菌毒素是某些霉菌的代谢产物，可以致癌，如黄曲霉毒素等其他无机物。如镉、铅、砷、铬、镍等及其相关化合物等均有致癌作用。

人类对化学致癌物的认识，伴随着近代化学工业的迅速发展而逐步深入，数以万计的化学合成品（诸如农药、医药、食物添加剂、塑料制品等）如潮水般地涌入人类生活的各个方面，在给人类社会带来了巨大的物质财富和生活便利的同时，也给人类健康带来了意想不到的威胁。

18 世纪后期,人类首次发现接触外源化学物可以致癌。1774 年,英国外科医师 Pott 注意到从童年起就从事打扫烟囱工助手工作的少年,其中一些人成年后在阴囊部常发生经久不愈的溃疡,病理证实为癌变,从而提出了阴囊癌与职业化学物质接触的关系。后来的研究又发现,接触非精制矿物油的纺纱工人易患阴囊癌,接触用作抗氧化剂的芳香胺的纺织染料和橡胶业从业男性易患膀胱癌。1895 年,德国的莱恩(Rehn)报道了染料生产工人由于接触芳香胺类化学物质而致膀胱癌。1918 年,Yamagiwa 和 Icaikawa 首次详细报道了有实验依据的化学物致癌,反复将煤焦油用于家兔的耳朵可导致皮肤癌。几年后,Kennaway 和 Leitch 验证了这个发现,并证实了将煤灰、其他类别的焦油(如乙炔或异戊二烯)和某些热的矿物油用于小鼠和家兔有类似的致癌作用,但因为大鼠皮肤对煤焦油致癌不敏感,不少学者用大鼠做实验均未成功。到 1938 年黑潘(Heuper)才成功地在狗的实验中证实了乙萘胺致膀胱癌。芳香胺在鼠中只引起肝癌、肠癌和皮肤癌,而不是膀胱癌。1953 年,英国凯思通过大规模的流行病学调查,确定了联苯胺、乙胺、甲萘胺是人的致癌物。20 世纪中期,人们越来越关注人类癌症发病与接触化学物质的相关性。

截至 20 世纪 50 年代,为人所知的癌症病因都与工作场所接触的化学物质有关。这使人们相信大多数人类癌症都是由环境中的化学物质引起的,例如,Hueper 观察到肺癌的增长率与工业和机动化运输的显著增长相吻合,且与工业致癌产品以及它们排出的污物和废气释放到工作场所和大气中有关。然而,Wynder 和 Doll 稍后证明肺癌在男性中明显增加的主要原因是长期吸烟和接触香烟烟雾。美国 1989 年的资料表明,90% 的男性肺癌死亡归因于吸烟,35～64 岁吸烟者与非吸烟者相比,肺癌死亡的相对危险性分别为:经常吸烟者男性 22.36、女性 11.94,曾经吸烟者男性 9.36、女性 4.69。这就是说,对男性经常吸烟者而言,其患肺癌死亡的危险程度比非吸烟者要高出 22.36 倍,女性危险性较低的主要原因是吸烟史较短。进一步研究发现,吸烟不仅同肺癌相关,而且与口腔癌、喉癌、食管癌、胃癌、胰腺癌、膀胱癌、宫颈癌等密切相关。

与此同时,随着工业发展和环境致癌物暴露状况加重,预防医学开始专注于化学致癌物致病机制的研究,以重金属与肿瘤发生的相关性研究为例,生物医学数据库文献检索统计数据结果显示,自 20 世纪 70 年代到 2016 年 5 月,重金属与肿瘤相关研究显著增多,尤其是在 1991 年之后,相关研究在逐年地迅速增加。

## 二、物理致癌物发现历史

人类对某些物理因素致癌的认识已有近百年的历史,到目前为止,已经肯定的物理致癌因素主要有电离辐射、紫外线辐射和某些矿物纤维等。各种形式的辐射已成为最主要的威胁,包括来自日光、电力线、家用电器、移动电话和自然发生的放射性气体的辐射,研究认为,辐射所致癌症大约占全部癌症死亡的 2%,就人类肿瘤的总负荷而言,物理致癌因素的重要性可能远远小于与生活方式有关的化学因素,如吸烟等,这些物理因素之所以成为与人类癌症有关的危险因子,常常是由于人们不适当的生活和生产活动所造成的。

物理性致癌物的发现同样是一个逐步的过程。1895 年 11 月,德国物理学家伦琴在实验中偶然发现了具有穿透能力的 X 射线。3 年之后,居里夫妇首次从青矿中提炼出天然放射性元素。科学家的伟大发现为人类开辟了科学史的新纪元,放射医学家开始用 X 射线诊断疾病,用镭盒、$^{60}$Co 来治疗肿瘤,从而挽救了成千上万患者的生命。不幸的是,就在 1899 年,由于当时对射线损伤及防护知之甚少,研究放射的一位科学家手部发生了放射性皮肤癌,并于 1902 年做了截肢手术,自此人们对放射致癌有所认识。同样不幸的是,被誉为"镭的母亲"并两度获诺贝尔奖的居里夫人因长期接触放射性元素,在 60 多岁便因患白血病辞世。这些事实促使人们去探索肿瘤的物理病因,并进一步认识到电离辐射的致癌作用。

1945 年 8 月,被称为"小孩"和"胖子"的两颗原子弹分别袭击了日本广岛和长崎两座城市,直接死亡人数达 20 余万,幸存者中至今肿瘤发生率和死亡率仍比对照组高。1950 ~ 1978 年对 28 万幸存者进行了随访,结果显示,幸存者在 28 年间死于白血病的有 387 例,比对照人群多 101 例;死于其他肿瘤的有 10421 例,比对照人群多 336 例,每年死于肿瘤者增加 6.6 例/10 万人。白血病发生率在原子弹袭击 3 年后开始增加,1951 年达到高峰,而后相继证明甲状腺癌、乳腺癌、骨癌、肠癌、皮肤癌的发病率增高与原子弹辐射有明确的关系。1997 年 Shintani 在《柳叶刀》杂志上报道,广岛原子弹爆炸幸存者的脑膜瘤发病率从 1975 年起逐年升高,而且离爆炸中心 1km 以内的幸存者的脑膜发病率比未受照射者高 6 倍,在对原子弹爆炸幸存者的研究中,脑膜是第 1 个被证明与辐射有明确关系的肿瘤。

1986 年 4 月 26 日,切尔诺贝利核电站 4 号反应堆发生了一场震惊世界的核事故,造成人员伤亡和大量放射性核污染。这是自广岛、长崎受原子弹灾害以来全球最大的一次核灾难。切尔诺贝利核事故中除过近 500 人受到高剂量照射而出现急性放射病外,其余包括污染清理人员、附近居民等承受了放射性的远期危害。目前,生活在污染区的居民中甲状腺癌患者明显增加,尤其是儿童。在事故后 6 ~ 10 年的随访检查中发现,参与清理事故现场的工作人员淋巴细胞染色体畸变率保持在较高水平,其远期效应尚不十分明确。参加事故处理的人员超过 80 万,其中 1/3 受辐射的剂量超过 200mGy,目前有报告认为上述人群肿瘤的发病率和死亡率有上升趋势。

紫外线与皮肤癌的关系在 18 世纪开始被人们所发现。当时不列颠人和爱尔兰人兴起了涌向澳大利亚的移民潮。澳大利亚白种人因持续暴露于强烈的日光下,皮肤癌的发病率在世界上最高,但这些人的英国亲属们比他们幸运得多,患这些恶性疾病的人数很少。另外,澳大利亚原住民作为有色人种也很少患有这强烈阳光引起的皮肤癌。人们由此认识到强烈阳光和皮肤色素是皮肤癌发生的重要因素。皮肤中的黑色素对紫外线有屏障作用,因此,不同肤色的人种对紫外线辐射诱发的皮肤癌的敏感性不同。在夏威夷的研究表明,紫外线致癌,白种人的发病率是黄种人发病率的 40 倍。我国目前还没有皮肤癌的发病率资料,只有死亡率资料。1990 ~ 1992 年,中国人的皮肤癌(包括恶性黑色素瘤)死亡率为 0.7 例/10 万人,只占全部死因的 0.6%。

### 三、生物致癌物发现历史

自 20 世纪初期,肿瘤的生物病因已引起了人们的注意。现在已经知道,一些病毒、霉菌、细菌、寄生虫都可以引起人类的癌症,生物致癌因素可以和化学致癌因素、物理致癌因素起到协同作用,而人们的饮食习惯、生活方式和体内的免疫功能等可以和生物致癌因素起到协同或拮抗作用。

#### 1. 病毒

1908 年,埃勒曼(Ellermann)和彭氏(Bang)用白血病无细胞滤液注射健康鸡诱发了白血病,为病毒致肿瘤的理论奠定了实验基础。后来,他们又发现了柔斯(Rous)鸡肉瘤病毒(1911 年)、兔纤维瘤病毒(1932 年)、兔乳头状瘤病毒(1933 年)、蛙肾腺癌病毒(1934 年)和小鼠乳腺肿瘤病毒(1936 年)等。1951 年,格罗斯(Gross)应用 AKR 近交系小鼠自发性白血病组织的无细胞滤液,注射给 C3H 近交系乳鼠诱发白血病,并可在小鼠连续地传代。该结果的报道对肿瘤的病毒病因研究起到了有力的推动作用。1970 年,特敏(Temin)和巴尔的摩(Baltimore)在肿瘤病毒中发现逆转录酶(Rt),解释了肿瘤病的RNA(核糖核酸)经 RT 的逆转录合成 DNA(脱氧核糖核酸)的过程。动物的白血病、淋巴瘤、肉瘤以及人类 T 细胞白血病的发生与病毒的病因关系已获得公认。

20 世纪 50 年代,Burkitt 在非洲发现儿童中流行的一种主要侵犯颌部的疾病,命名为伯吉特(Burkitt)淋巴瘤,该病在我国也有少量报道。世界卫生组织在非洲乌干达曾对 42000 名儿童进行血清流行病学调查,发现大多数儿童在 3 ~ 5 岁时皆已感染 EB 病毒,并产生了病毒壳抗原(VCA),所有 Burkitt 淋巴瘤的儿童在出现症状前 2 年,其血清即已有高滴度的 VCA 抗体。抗体高滴度的儿童较一般抗体滴度的儿童发生 Burkitt 淋巴瘤的危险性高 30 倍,对 Burkitt 淋巴瘤的机制尚需深入研究。

自 1963 年勃伦(Blumberg)发现乙型肝炎病毒抗原后,肝癌的病毒病因研究取得了大进展,HBV 感染是肝癌的主要病因,几乎已成共识。大量的文献报道显示,肝癌患者的 HBV 感染高于其他患者。发展中国家肝癌患者 HBV 感染率均大于 50%,有的达90% 以上。前瞻调查结果显示,HBV 感染者的肝癌发病率显著高于其他人群。因此,专家们指出,HBV 与肝癌有一个持续特定的因果关系,两者的相关性高达 80%。HBV 与肝癌流行的地理分布大多一致,且有明显的聚集现象,用土拨鼠、地松鼠、鸭子做实验模型,均看到持续性肝炎病毒感染会引起肝癌的发生。许多病理、细胞、基因的研究结果也都揭示了两者密切的相关性。1983 年,世界卫生组织肝癌预防会议指出 HBV 仅次于烟草(与肺癌),是已知的第二位的人类致癌因素。1987 年,世界卫生组织第三次病毒性肝炎技术咨询组会议指出,40%以上的持续感染者成年后,会因 HBV 导致的肝硬化或肝癌而死亡。

20 世纪 80 年代以来,人类 T 细胞白血病的病毒病因学研究有了新突破,该病毒是人类 RNA 肿瘤病毒。1977 年,日本学者报道一种具有特殊细胞形态和临床表现的新型白血病,具有 T 淋巴细胞的特征,常见于成人,命名为成人 T 细胞白血病(ATL)。1980 年,盖洛(Gallo)实验室首先用人蕈样霉菌病和皮肤型 T 细胞白血病患者的血液和淋巴结标本进行研究,实验结果提示,从这些标本的成熟 T 淋巴细胞中均可分离出逆转录酶阳性的 C 型病毒,该病毒被命名为人类 T 细胞白血病病毒(HTLV)。同年,日本的 Miyoshi 应用 ATL 患者的外周液白血病细胞做研究,也分离出 C 型逆转录病毒,称为成人 T 细胞白血病病毒(ATLV)。后来的研究证明,美国发现的病例和日本的 ATL 病例以及南美加勒比地区的淋巴肉瘤细胞白血病(LCL)属于同一类性质的疾病。从人类体内分离到的嗜 T 细胞逆转录病毒是一个复杂的病毒族,目前已知包括 5 个亚型,相关研究仍在不断深入进行中。另外,其他的病毒致癌物还包括 EB 病毒、HIV、HBV、HPV 等。

### 2. 细菌

幽门螺杆菌(HP)感染与胃癌发生之间的关系已引起国内外重视。幽门螺杆菌感染是胃癌发生的重要危险因素,该观点已被人们所接受。世界卫生组织也已将幽门螺杆菌定为人类胃癌发生的一级致癌物。在不同国家和地区开展的关于 HP 感染与胃癌发生关系的调查普遍显示,两者有一定的相关性,HP 细菌的菌型差异可导致发生胃癌的差异。HP 诱发胃癌的原因包括干扰体内正常生理机制,间接损伤 DNA,抑制抑癌基因表达,促进细胞增殖,激活其他致癌物等。1994 年,英国牛津大学的福曼(Forman)指出,35%的发达国家胃癌病例、85%的发展中国家胃癌病例与 HP 感染有关。

### 3. 寄生虫

1955 年,病理学家侯宝璋指出,中华分支睾吸虫在肝内小胆管及胰管中引起疾病,包括炎性反应、增生、鳞状细胞化生、胆管梗阻、胆汁瘀滞及结石形成。在严重感染病例中,可诱发胆管上皮腺瘤及多灶性腺癌。1965 年,他又报告中华分支睾吸虫感染的猫和狗亦有相似的改变。一组尸体检查报告显示,46 例胆管癌中,67%伴有中华分支睾吸虫感染,胆管癌占肝癌总数的 5%。预防中华分支睾吸虫感染的办法主要是淡水鱼要彻底煮熟后再吃,对流行区粪便加以卫生处理。

1979 年,庄(Chuang)等比较了 289 例有血吸虫感染的结直肠癌患者和 165 例不伴有血吸虫感染的患者,有血吸虫病的患者平均年龄轻 6.5 岁,而且有许多增生性息肉、假性息肉和多中心癌。1976 年,Shind Q. 检查了 15 名日本学者和 2 名中国学者的调查研究,认为日本血吸虫导致结直肠癌的发生。在我国,日本血吸虫病结直肠癌的发病率比较高。另外,埃及血吸虫与膀胱癌的发病密切相关。

### 4.霉菌

霉菌种类繁多,分布极广,自然界有不少霉菌的代谢产物。在我们的日常生活中接触霉菌及其代谢产物的机会很多。关于霉菌及其产物可以引起肿瘤,直到20世纪60年代才引起人们的注意。在1960年,英国的东部和南部的火鸡群中暴发了一场严重的灾难,这场灾难死了约10万只火鸡,后来,用相同饲料饲养的鸡、鸭、牛、猪、鱼等动物也大批死亡。因此,有人怀疑是饲料中的花生粉发霉而引起的问题。于是,研究人员用发霉花生粉饲养大鼠进行实验,历时6个月,部分大鼠发生了肝癌。对花生粉进一步分析,确定了其中的黄曲霉毒素是大批动物死亡的原因。同年,美国有一只运载孵育鳟鱼的轮船,运输途中无数鳟鱼死亡,经过解剖检查,这些鱼多数死于肝癌。科学家在鱼饲料籽中也分离出了黄曲霉毒素。日本曾在从国外进口的大米中发现有冰岛青霉菌污染,这种被称为"黄变米"的大米使许多人死亡,从黄变米中提取的黄米毒素诱发了实验动物肝癌。

1990年,维尔特(Wild)在泰国、冈比亚、肯尼亚和法国测定了这些地区人血清中黄曲霉毒素-白蛋白加合物水平,结果显示,黄曲霉毒素与肝癌的发生有密切关系。在肝癌高发区,对食品采取防霉去毒措施是预防肝癌的重要措施。鉴于霉菌生长需要适宜的温度和温度,我国学者根据玉米、花生中黄曲霉毒素 $B_1$（ $AFB_1$ ）检测数据绘成地图,竟发现全国黄曲霉污染分布与肝癌地理分布趋势基本一致, $AFB_1$ 在人肝脏中代谢,影响正常肝细胞的结构功能,并抑制免疫系统。1991年,美国学者 Hsu 发现,AFB是致人肝癌的致癌剂,引起人们的高度关注。IARC 在1979年发表的文集中已评定黄曲霉毒素是具有足够证据的人的致癌物。1994年1月,《健康报》登载上海市学者高玉、钱耕荪等进行的黄曲霉毒素露与乙型肝炎感染对肝癌发生协同作用的前瞻性研究,结果发现,被研究者尿液中黄曲霉毒素(AF)-DNA 加合物等标志物与肝癌发生呈正相关,AF-DNA使乙肝表面抗原阴性者的肝癌相对危险度增高2.4倍,而对乙肝表面阳性者的肝癌相对危险度增高7.1倍,这就证明了乙肝病毒的感染与黄曲霉毒素的摄入对诱导肝癌发生存在明显的协同作用。经常进食被黄曲霉毒素污染的食物,将大大增加肝癌发生的危险,另外霉菌同食管癌和胃癌的发生密切相关。

# 第二节　IARC 致癌物分级

国际癌症研究机构(IARC)是世界卫生组织下属的一个跨政府机构,办公地点设在法国的里昂。该机构的主要任务是进行和促进对癌症病因的研究,也进行世界范围内的流行病学调查和研究工作。从 1971 年起,IARC 组织专家组收集和评价世界各国有关化学物质对人类致危险性的资料,编辑出版《IARC 关于化学物质致人类癌症危险性评价专题论文集》,并于 1979 年、1982 年和 1987 年 3 次组织专家组对上述专题论文集所评价的环境因子和类别,混合物及暴露环境对人类的致癌性进行再评价,并出版报告。自 1987 年专题论文集改名为《IARC 关于致人类癌症危险性评价专题论文集》,并扩展到物理因子、生物因子致人类癌症危险性评价。

IARC 关于化学物质致人类癌症危险性分类只与一种化学物致癌性证据的充分性(证据权重)有关,而并不涉及其致癌活性大小及其机制。IARC 将化学物对人类致癌性资料(流行病学调查和病例报告)和对实验动物致癌性资料分为 4 级:致癌性证据充分、致癌性证据有限、致癌性证据不足及证据提示缺乏致癌性。对人致癌性证据充分是指在致癌物和人癌症发生之间有因果关系。致癌性证据有限是指因果关系的解释是可信的,但其他的解释如偶然性、偏倚、混杂因素不能完全排除。致癌性证据不足是指资料的性质、一致性或统计学把握度不足以判断因果关系或没有对人致癌性的资料。证据提示缺乏致癌性是指在已知人类充分暴露水平范围内的研究表明暴露水平与所研究的癌症无关联。

分类为人致癌物(组 1)必须要有流行病学证据的支持。流行病学研究(队列研究和病例对照研究)试图为化学品接触与人群癌症发生(或死亡)增加的因果关系提供证据。癌症流行病学研究是比较困难的,一般是在人群接触某种化学品多年之后进行的,可能有很多混杂因素,并往往受到经费和时间的限制。为治疗目的给以化学品(药品)和职业性接触,较易控制接触条件,但个体数和接触期限也往往受到限制。因此,对于很多化学品需要由动物致癌试验、短期试验等为接触此化学品的致癌危险性提供论据(主要用于危害鉴定)。

对于致癌物的分类,虽然各国之间或有些差异,但联合国辖下的 IARC 的分类表,是目前国际上最重要也最常被引用的一项分类标准。根据 IARC 的分类,致癌性是筛选优先污染物的重要依据之一,致癌物共可分为 4 级(5 类)。

第一级(Group 1)致癌物:对人类为确定的致癌物。确证人类致癌物的要求是:①有设计严格、方法可靠、能排除混杂因素的流行病学调查;②有剂量反应关系;③另有调查资料验证,或动物实验支持。

第二级 A 类(Group 2A)致癌物:对人类为很可能致癌物,对动物则为确定之致癌物。

第二级 B 类(Group 2B)致癌物:对人类为有可能致癌物,对动物为很可能也是致癌物。

第三级(Group 3)致癌物:目前尚无足够的动物或人体的资料,以供分类该物质是否为人类致癌物。

第四级(Group 4)致癌物:根据已有的资料,足以认为该物质并非致癌物。

# 第三节 环境致癌物分类

环境致癌物可根据不同标准进行分类,具体分类情况如下:

## 一、按活化需要分类

### (一)直接致癌物

由于其化学结构的固有特性,直接致癌物不需要代谢活化即具有亲电子活性(有极少例外),能与亲核分子(包括DNA)共价结合形成加合物(adduct)。这类物质绝大多数是人工合成的有机物,包括内酯类(如β-丙烯内酯、丙烷磺内酯和α,β-不饱和六环丙酯类),烯化环氧化物(如1,3-丁二烯二环氧化物),亚胶类,硫酸类酯,芥子气和氮芥等,活性卤代烃类(如双氯甲醚、苄基氯、甲基碘和二甲氨基甲酰氯,其中双氯甲醇的高级卤代烃同系物随着烷基的碳原子数增多,致癌活性下降)。除前述烷化剂外,一些铂的配位络合物[如二氯二氨基铂,二氯(吡咯烷)铂,以及二氧-1,2-二氨基环己烷铂]也有直接致癌活性,通常其顺式异构体的活性较反式异构体高。

DNA加合物(DNA adduct)是指DNA分子与化学诱变剂间反应形成的一种共价结合产物。这种结合激活了DNA的修复过程,如果这种修复不是发生在DNA复制前,会导致核苷酸替代、缺失和染色体重排。化学致癌物及其代谢产物与DNA分子碱基的共价结合所形成的加合物,是DNA损伤的主要形式。这种加合物一旦逃避了生物细胞的自身修复系统,就可能成为致突变、致癌的最小因子。许多研究证据表明,DNA加合物的形成是化学物质致突变、致癌进程中的一个重要起始事件,是将化学致癌和癌症发生发展联系起来的一个分子桥梁。DNA加合物形成的位点多发生在嘌呤与嘧啶碱基的O、N原子及磷酸基团的O原子上,另外,鸟嘌呤的C8位点也是某些致癌物的结合位点。DNA链上能形成加合物的位点并不是任意的,而是有相当的位点选择性。DNA加合物的形成涉及特定的电学和立体化学因素。绝大多数致癌剂必须先在生物体内酶系的催化作用下形成亲电子的代谢物,才能与靶细胞DNA的亲核部位结合。体外试验表明不同部位的加合物有着不同的生物学毒性。

DNA加合物的检测方法有很多,以多环芳烃的检测方法为例,简述DNA加合物的检测方法。多环芳烃(PAHs)是一类典型的环境污染物,其主要来源于化石燃料和生物质的不完全燃烧,具有致癌、致畸、致突变性。进入人体后,经过体内的代谢酶活化,产生具有亲电性、活泼的代谢物,与 DNA 的碱基反应形成共价的复合物,即 DNA 加合物,进而引起机体的损伤。例如,苯并[a]芘(BaP)是多环芳烃中污染最广且致癌性最强的一类环境污染物。经体内细胞色素 P450 酶等的作用,BaP 生成最终代谢产物邻二醇环氧苯并[a]芘(BPDE),BPDE 与 DNA 共价结合,形成稳定的 DNA 加合物。

### 1. $^{32}$P 后标记法

$^{32}$P 后标记法是目前应用最为广泛的 DNA 加合物检测方法,该方法由 Randerath 等在 1981 年提出,是一种非常灵敏的 DNA 加合物测定方法,灵敏度为 1 个 DNA 加合物/($1 \times 10^9 \sim 1 \times 10^{10}$)核酸,对 PAH-DNA 加合物很敏感,已广泛应用于动物实验、职业和环境接触 PAHs 的人群研究。

### 2. 色谱质谱法

色谱质谱联用法是检测 DNA 加合物的常用方法之一。常用方法包括气相色谱-质谱联用法(GC-MS)、高效液相色谱-质谱联用法(HPLC-MS)和毛细管电泳-质谱联用法等。色谱方法的原理为复杂样品中的组分在流动相和固定相间具有不同的分配系数,当两相做相对运动时,各组分便在两相中进行溶解、吸附、脱附的多次反复分配,达到彼此分离的效果。质谱具有优良的定性定量能力,并且能够提供物质的结构信息。而色谱-质谱联用法同时具有两者的优点。该法的优点是灵敏度高,特异性强,可用于检测极微量的多环芳烃 DNA 加合物。但需要采用适当的酶将 DNA 水解为单核苷或单核苷酸,需要 DNA 加合物的标准品进行定量等都限制了它的应用。

### 3. 免疫学法

免疫学方法检测 DNA 加合物始于 20 世纪 70 年代,Poiner 等在 1977 年开始采用竞争性放射免疫法测定 DNA 加合物。Sabtella 等于 1988 年创建了酶联免疫吸附(ELISA)测定法,检测了铸造工人外周血白细胞中苯并[a]芘的终代谢产物邻二醇环氧苯并[a]芘(BPDE)与 DNA 形成的加合物。免疫学方法的基本原理是依据抗原-抗体反应,利用特异性的抗体识别基因组 DNA 中的 DNA 加合物。目前,免疫学方法主要包括竞争性放射免疫法、非竞争性酶联免疫吸附法、放射免疫吸附法和超敏酶促放射免疫法。该类方法用生物大分子加合物抗体来诊断检测靶组织中的相应加合物及其含量,可以在特异的组织或细胞中进行定位研究,其测定 DNA 加合物的灵敏度为 1 个 DNA 加合物/($1 \times 10^7 \sim 1 \times 10^8$)核苷酸。

### 4. 荧光测定法

荧光测定法的原理是通过多环芳烃的 DNA 加合物具有荧光的特性进行测定,其检测限为 1 个加合物/($1 \times 10^6 \sim 1 \times 10^8$)核苷酸。1985 年,Vahakangers 等建立了同步荧光色谱(SFS)法,该法是荧光测定法中应用最多的一种方法,即利用固定的等差波长,同步扫描激发光和发射光,特定的加合物水解产物在一定波长处产生特异的峰,通过峰值进行定量,其灵敏度为 310 个加合物/$10^8$ 核苷酸。目前,该方法发展的技术还包括激发 - 发射荧光法、低温激光法和荧光标记法等。荧光法的优点是不破坏 DNA 链就可以进行测定;另外,可以确定加合物的不同立体异构体及 DNA 链上的不同位点上的加合物;还可以研究 DNA 加合物形成和切除与时间之间的动态关系。其缺点是所需 DNA 样品量大(100~1000μg),而且该法不能检测非荧光化合物形成的加合物,所以一般只作为其他方法的补充。

## (二)间接致癌物

间接致癌物也称前致癌物,经过酶的代谢激活后,产生寿命很短的中间代谢产物,称为近似致癌物,最后分解为带正电的亲电基团——亲电子反应物,即称为终致癌物。终致癌物可与生物大分子(如 DNA、RNA、蛋白质)相结合,可造成 DNA 损伤,但这种损伤是可以修复的,如未经修复,则成为致癌的启动因子。如免疫功能正常,被启动的细胞经免疫防御可以停止向癌变发展,如免疫功能低下,在错误修复下,DNA 发生突变可进展成癌。接致癌物可分为天然和人工合成 2 大类。

### 1. 人工合成

包括有多环或杂环芳烃(如苯并[a]芘、苯并[a]蒽、3 - 甲基胆蒽、7,12 二甲基苯并[a]蒽、二苯并[a,h]蒽等);单环芳香胺(如邻甲苯胺、邻茴香胺);双环或多环芳香胺(如 2 - 萘胺、联苯胺等);喹啉(如苯并[g]喹啉等);硝基呋喃;偶氮化合物(如二甲氨基偶氮苯等);甲醛和乙醛;链状或环状亚硝胺类几乎都致癌,但随着烷基的不同作用的靶器官也不同;烷基肼中的二甲肼可致癌,肼本身有弱致癌力;氨基甲酸酯类中的乙酯、丙酯和丁酯均致癌,其中以氨基甲酸乙酯(乌拉坦,亦称脲烷)的致癌能力最强;卤代烃中的氯乙烯的致肝癌作用在近年受到广泛注意,其特点是诱发肝血管肉瘤。

以卤代烃中的氯乙烯为例,阐述人工合成的间接致癌物的致癌作用。氯乙烯是一类合成工业有机溶剂,主要为职业性接触。长期接触氯乙烯后可引起人体多系统的损害,还具有致癌性,可以诱发肝血管肉瘤(ASL)。1974 年,美国首次报道人接触氯乙烯所致肝血管肉瘤。近年来,国内外学者对氯乙烯作业工人进行了大量的流行病学调查研究,Dahar 等对美国 DOW 公司 593 名氯乙烯作业工人进行了 40 年的随访,结果发现,肿瘤死亡增高者主要在氯乙烯的浓度高于 $560mg/m^3$、作业工龄至少 5 年以上的男职工中发生。郑玉向对 1960—1999 年从事氯乙烯作业 1 年以上的 946 名工人进行随访后发现,23 名观察对象死于肿瘤,恶性肿瘤在死因中占首位;与对照组比较,RR 值(相对危险度)为 2.16,差异有统计学意义;氯乙烯暴露组男性肝癌的死亡率明显高于对照组,暴露组的死亡率显著高于对照组,接触组恶性肿瘤、肝癌的死亡率显著高于 1994 年全国城市居民恶性肿瘤的死亡率及 1995 年全国城市居民肝癌的死亡水平;在恶性肿瘤的分类构成中,暴露组肝癌构成居首位,占 30.4% 。

### 2. 天然物质及其加工产物

在 IARC 于 1978 年公布的 34 种人类致癌物中占 5 种：黄曲霉毒素、环孢素 A、烟草和烟气、槟榔及酒精性饮料。以黄曲霉毒素为例，阐述一下间接致癌物中的天然致癌物的致癌机制。

黄曲霉毒素(aflatoxins, AF)是通过聚酮途径由黄曲霉和寄生曲霉所产生的一种对人类和畜禽危害最大、最常见的霉菌毒素。1961 年黄曲霉毒素首次从霉变花生粉中被发现，后来人们又发现了黄曲霉毒素的许多衍生物和类似物，所以现在一般认为它是指一类结构类似的化合物的总称。黄曲霉毒素通常由含有一个双氢呋喃环和一个氧杂萘邻酮的基本结构单位构成。根据其分子结构与感染方式的不同，天然产生的黄曲霉毒素分为 $B_1$、$B_2$、$G_1$、$G_2$。后来人们又在奶中分离到黄曲霉毒素的另外 2 种衍生物即 $M_1$ 和 $M_2$。G 和 B 是根据毒素分别在紫外光下发出绿色(green)荧光和蓝色(blue)荧光来命名的，M 则是由于它最早发现于奶(milk)中。毒力试验证明，$B_1$ 毒性最强，接下来依次是：$M_1>G_1>B_2>M_2>G_2$，由于 AFB 是已知致癌毒性最强的霉菌毒素，而且目前研究最多，因此，通常所说的黄曲霉毒素主要是指 $AFB_1$。

研究显示，$AFB_1$ 进入体内后由于具有亲肝性，首先在肝细胞内聚积，随后在细胞色素 P450 系统的作用下变为 8,9-环氧 $AFB_1$($AFB_1$-8,9-epoxide, AFBO)，催化这一代谢的关键酶为细胞色素 P450，该酶正好主要存在于肝细胞内。虽然其代谢产物 AFBO 在水中性质极不稳定，但因其分子结构中含有惰性质子，故也易于为研究者所掌控。AFBO 可分为 2 种空间构象不同的异构体，即外 AFBO(exo-AFBO)和内 AFBO(intro-afbo)。不过，目前认为只有主要在 P450 3A4 作用下形成具有基因毒性和致癌性的 $AFB_1$ 代谢产物 exo-AF-BO。exo-AFBO 能自发地和核酸及蛋白质等生物大分子结合形成相应加合物，由于肝细胞中 P450 3A4 量最多和活性最高，因此，$AFB_1$-DNA 加合物主要存在于肝细胞内，理论上这种加合物也存在于诸如肠道上皮细胞及肺组织中，但含 $AFB_1$-DNA 加合物的肠道上皮细胞极易脱落，不利于其发挥基因毒性和致癌性，而肺组织中因 P450 3A4 含量极低，关于 $AFB_1$-DNA 加合物在此作用的报道并不多。$AFB_1$ 和 DNA 共价结合后除部分在诸如谷胱甘肽硫转移酶等体内解毒酶的作用下转为无毒物排出体外，由于分子内电子场的改变，可自发形成其他 DNA 加合物，导致 DNA 损伤。

## 二、按致癌危险性分类

根据致人类癌症危险性，IARC 将致癌物分为如下 4 类：

第 1 类，对人致癌性证据充分。

第 2 类，A 组对人致癌性证据有限，但对动物致癌性证据充分；B 组对人致癌性证据有限，对动物致癌性证据也不充分。

第 3 类，现有证据未能对人类致癌性进行分级评价。

第 4 类,对人可能是非致癌物。

## 三、按遗传毒性分类

### (一)遗传毒性致癌物

遗传毒性致癌物是通过诱发体细胞基因突变而活化致癌基因或者灭活抑癌基因从而诱发癌变的一类致癌物。目前的致癌理论认为,少数几个分子甚至一个分子的突变就有可能诱发人体或动物的癌症。对于这类物质中的一些天然存在的或者实际生活中难以避免的物质,通常需要制订一个剂量极低的、对健康影响甚微的社会可以接受的危险性水平。

### (二)非遗传毒性致癌物

非遗传毒性致癌物是指根据目前的试验证明不能与 DNA 发生反应,而是通过间接诱导宿主体细胞内某些关键性病损和可遗传的改变而导致肿瘤的致癌物。

1. 促癌剂

虽然促癌剂单独不致癌,却可促进亚致癌剂量的致癌物与机体接触启动后致癌,所以认为促癌作用是致癌作用的必要条件。TPA 是二阶段小鼠皮肤癌诱发试验中的典型促癌剂,在体外多种细胞系统中有促癌作用。苯巴比妥对大鼠或小鼠的肝癌发生有促癌作用。色氨酸及其代谢产物和糖精对膀胱癌也有促癌作用。近年来广泛使用丁基羟甲苯( butylated hydroxy-toluene,BHT)作为诱发小鼠肺肿瘤的促癌剂,对肝细胞腺瘤和膀胱癌也有促癌作用。DDT、多卤联苯、氯丹、TCDD 是肝癌促进剂。

2. 细胞毒物

最早的理论认为慢性刺激可以致癌,目前认为导致细胞死亡的物质可引起代偿性增生,以致发生肿瘤。其确切机理尚不清楚,但可能涉及机体对环境有害因素致癌作用的易感性增高,一些氯代烃类促剂的作用机理可能与细胞毒性作用有关。氨三乙酸( nitriotriacetic acd,NTA)可致大鼠和小鼠肾癌和膀胱癌,初步发现其作用机理是将血液中的锌带入肾小管超滤液,并被肾小管上皮重吸收。由于对这些细胞具有毒性,可造成损伤并导致细胞死亡,结果是引起增生和肾肿瘤形成。在尿液中 NTA 还与钙络合,使钙由肾盂和膀胱的移行上皮渗出,以致刺激细胞增殖,并形成肿瘤。

3. 激素

40 年前就发现雌性激素可引起动物肿瘤。以后发现多数干扰内分泌器官功能的物质可使这些器官的肿瘤增多。雌激素的致癌机理尚不清楚,但很可能与促癌作用有关;一般认为需要长期在体内维持高水平激素才能在内分泌敏感器官中诱发肿瘤。孕妇使用人工合成的雌激素(己烯雌酚,DES)保胎时,可能使青春期女子发生阴道透明细胞癌,其机理相当复杂。

### 4.免疫抑制剂

免疫抑制过程从多方面影响肿瘤形成。硫唑嘌呤、6-巯基嘌呤等免疫抑制剂或免疫血清均能使动物和人发生白血病或淋巴瘤,但很少发生实体肿瘤。环孢素 A 是近年器官移植中使用的免疫抑制剂,曾认为不致癌,但现已查明,使用过该药的患者的淋巴瘤的发生率增高。

### 5.固态物质

啮齿动物皮下包埋塑料后,经过较长的潜伏期,可导致肉瘤形成。其化学成分并不重要,只要是薄片,即使是金属同样可导致肿瘤形成,关键是大小和形状,而且光滑者比粗糙者更有效,有孔的比无孔的效果差。其作用机理可能是固态物质可为上皮成纤维细胞增殖提供基底。石棉和其他矿物粉尘,如铀矿或赤铁矿粉尘,可增强吸烟致肺癌的作用。

### 6.过氧化物酶体增生剂

具有使啮齿动物肝脏中的过氧化物酶体增生的各种物质都可发肝肿瘤。已发现的过氧化物酶体增生剂有降血脂药物氯贝丁酯(对氯苯氧异丁酸乙酯,clofibrate)、降脂异丙酯(fenofibrate)、吉非罗齐(gemfibrate)、哌磺氯苯酸(tibric acid)、增塑剂二(2-乙基己基)苯二甲酸酯和有机溶剂 1,1,2-三氯乙烯。氯贝丁酯和二(2-乙基己基)苯二甲酸酯对肝肿瘤有促进作用,但不能以促癌作用来概括这类物质的致癌机理。目前认为,肝过氧化物酶体及 $H_2O_2$ 增多,可导致活性氧增多,发生信号转导作用,造成 DNA 损伤并启动致癌过程。

## (三)未确定遗传毒性致癌物

致癌方式尚未完全阐明,如四氯化碳、三氯甲烷、某些多氯烷烃和烯烃等。这些物质在致突变试验中为阴性或可疑,体内和体外研究又未显示出能转化为活性亲电子性代谢产物。硫脲、硫乙酰胺、硫脲嘧啶和相似的硫酰胺类都有致癌性。靶器官是甲状腺,有时可为肝脏。噻吡二胺(methapyrine)这种抗组织胺药物曾在美国广泛用作催眠药,后来发现能诱发大鼠肝癌。

## 四、按性质分类

可以分为物理致癌物、化学致癌物和生物致癌物。物理致癌物主要包括紫外线、电磁辐射、电离辐射和某些矿物纤维等。化学致癌物主要包括芳烃类化合物、亚硝基化合物、偶氮类燃料、霉菌类毒素和重金属离子等。生物致癌物主要包括某些病毒、细菌、霉菌和寄生虫等。

## 五、按作用机理分类

可以分为引发剂(或称始发剂)和促发剂,两者兼有者称为完全致癌物,仅有引发作用者称为不完全致癌物。有些既非引发剂也非促发剂,且本身并不致癌,但能增强引发剂和促发剂的作用,称为助致癌物。

## 六、按来源分类

可以分为天然致癌物质、在原料加工过程中生成的致癌物质以及人工合成的致癌物质。

## 七、其他分类

有研究机构还将致癌物按化学结构进行分类,如烷化类,多环芳烃类、亚硝胺类、植物毒素类和金属类等。此外,还有研究者将致癌物分为确认致癌物(proved carcinogen)、可疑致癌物(suspected carcinogen)、潜在致癌物(potential carcinogen)等。

**【参考文献】**

[1] 董小林. 环境经济学[M]. 北京:人民交通出版社,2011.

[2] 周北海. 环境学导论[M]. 北京:化学工业出版社,2016.

[3] 刘培桐. 环境学概论[M]. 北京:高等教育出版社,1995.

[4] 赵庆良,任南琪. 水污染控制工程[M]. 北京:化学工业出版社,2005.

[5] 高廷耀,顾国维,周琪. 水污染控制工程[M]. 北京:高等教育出版社,2015.

[6] 高乃云,严敏,赵建夫,等. 水中内分泌干扰物处理技术与原理[M]. 北京:中国建筑工业出版社,2010.

[7] 张积仁,李纪强. 环境致癌物危害的预防与干预[M]. 北京:化学工业出版社,2018.

[8] 国家环境保护总局《空气与废气监测分析方法》编委会. 空气与废气监测分析方法[M]. 第四版增补版. 北京:中国环境出版社,2003.

[9] 曹军骥. $PM_{2.5}$ 与环境[M]. 北京:科学出版社,2014.

[10] 郝吉明,马广大,王书肖. 大气污染控制工程[M]. 北京:高等教育出版社,2010.

[11] 羌宁,季学李,徐斌. 大气污染控制工程[M]. 第二版. 北京:化学工业出版社,2015.

[12] 刘景良. 大气污染控制工程[M]. 北京:中国轻工业出版社,2001.

[13] 国家环境保护总局《水和废水监测分析方法》编委会. 水和废水监测分析方法[M]. 第四版增补版. 北京:中国环境出版社,2002.

[14] 陈玲,赵建夫. 环境监测[M]. 第二版. 北京:化学工业出版社,2014.

3

# 肿瘤与环境关系篇

正如"环境篇"中所提,环境学领域所指"环境"是指人群周围的境况以及其中可以直接和间接影响人类生活和发展的各种自然因素和社会因素的总体。

在医学领域,"环境"一词的范围得到了不断扩大和延伸。20 世纪 50 年代,约翰·希金森(John Higginson)医生提出了不同于以往癌症发病的观点,他认为大多数癌症的病因不是遗传因素而是环境因素。这里,他使用的"环境"一词是指周围的环境,是一切作用于人的环境,包括呼吸的空气、居住的条件、所在社区的农业劳动习惯、社会文化活动、社会上的条件、接触到的化学物质以及饮食等。他的观点使人们逐渐认识到大多数癌症的发生是由环境引起的,而不是由遗传引起的,因此,采用积极的措施来预防癌症成为可能。此外,1960 年伦敦大学的 E. Boyland 教授根据流行病学资料,观察到 1960 年挪威男性肺癌是苏格兰的 1/5,而苏格兰人和挪威人在遗传上极为相近,因此他推测癌症发病的差别是在于环境因素,所以提出了"人类癌症 80% 是由环境致癌物引起的"观点。纽约医学院病理科研究组教授威斯伯格(J. H. Weisburger)也认为"从流行病学、对移民的研究及从职业卫生中得到的数据表明,80%~90% 的人癌是由环境因素引起的"。

上述环境领域和医学领域中所指"环境"在一些方面是相似的,如均包括水体、空气、辐射、土壤等因素,但在另外一些方面却存在差别,如医学领域中提到的居住条件、社会条件、文化活动、饮食、接触的化学物质等,这些在环境领域中并未包括。本篇所指"环境"既包括两者的共性因素,也包括两者的非共性因素。

# 第一章　肿瘤与水体

　　水体是环境中污染物汇集的主要场所,污染物在水体介质中会以各种各样的方式相互作用,这种相互作用直接影响污染物的致癌能力。现有研究表明,受污染水体能够增加致癌危险性。水体中的污染物种类繁多,主要包括微生物、重金属、化学物质等。农药和杀虫剂是水体的重要污染物之一,如滴滴涕、六六六等含氯农药及多氯联苯等。中性洗涤剂中的表面活性剂也有促癌作用,特别是洗涤剂中磷酸系与碱性组成部分经常配合使用,从而在湖沼、内海、河湾等处形成红潮,致使鱼类窒息、浮游生物及藻类发生畸形等。水体污染不仅对水生生物造成致命影响,而且由于某些生物能富集水中致癌物质,所以导致人体可能通过食物链间接地发生癌症。目前,对水体(主要为废水或污水)中致癌物质及其机制尚未完全清楚,但是根据现有水质分析结果,已发现水体中有百余种物质为致癌、促癌和致突变物。

## 第一节　水体污染物致肝癌发生机制

　　饮水污染与肝细胞癌发病相关。我国肝细胞癌高发区的流行病学调查发现,水质污染与肝细胞癌发病相关。江苏启东居民肝癌发病率及死亡率,依次相关饮宅沟水(塘水)>灌溉沟水>河水>井水(浅井、深井)。饮塘水、灌溉沟水、河水、井水者肝癌发病率分别为 101.35/10 万、64.7/10 万、42.64/10 万和 0/10 万。饮塘水肝癌平均发病年龄较年轻,而饮深井水者肝癌发病较年长。饮用沟塘水地区的肝癌死亡率最高,饮用深井水及自来水的原发性肝癌发病率最低。国内外其他地区亦发现饮水污染与肝癌有关。研究表明在乙肝感染人群中,长期使用自来水者肝癌发病率最低,饮用流动河水、半流动河水、死沟水、屋外浅井水者,肝癌发病率依次升高;但在非乙肝感染的人群中,肝癌的发病率差异不明显,因此饮水与乙肝可能存在协同致肝癌作用。饮水中的致癌物质,可能是肝癌发生的重要原因。湖泊塘沟中易生长蓝绿藻,有时能产生藻类毒素,对肝有毒性作用的主要是微囊藻毒素(含 MC)。对一些肝癌高发地区调查发现,微囊藻能在水中分解出 MC。MC 是一种促肝癌剂,存在于受污染的水源地、封闭的浊水、水箱水、鱼肉、鱼肝内,能通过胎盘,造成肝肾受损、肝脏炎症,可降低肝功能,如同时与肝炎病毒和黄曲霉毒素协同,易引起肝癌。

# 第二节 水体污染物致胃癌发生机制

在我国福建开展的前瞻性研究发现:饮用河水、浅井水、自来水者,胃癌死亡率分别为 86.03/10 万、62.03/10 万和 29.78/10 万,若原来饮用河水和浅井水的居民改用自来水,胃癌死亡率分别下降 59% 和 57%。有研究认为,饮水中高浓度硝酸盐与胃癌发生有关,但有人却不支持这一结论。目前,液氯消毒法是普遍采用的自来水消毒方法,被世界普遍采用。但由于氯会与水中有机物反应生成三卤甲烷、卤乙酸等更强有机污染物,致使自来水致癌致突变性比天然水更强。自来水中氯化副产物的数量和种类,与源水中有机物、无机物、温度、pH、水处理措施有关。有研究认为,饮用水氯化消毒副产物,可能是消化系统癌和泌尿道癌的致病因素,但不同地区研究尚不一致。

此外,根据藻类毒素的作用方式,可将藻类毒素分为肝毒素(如微囊藻毒素)、神经毒素(如类毒素)、皮肤刺激物以及其他毒素,其中肝毒素的危害最大,它是由地表水中普遍存在的蓝藻分泌的。近年来,水体中微囊藻毒素与癌症发生的关系已经引起人们的重视。在我国江苏太湖流域开展的饮用水微囊藻毒素与消化道癌症死亡率关系的流行病学研究发现,源水来自太湖的自来水,均能检出低浓度微囊藻毒素,但来自深井水的末梢水均未检出。饮用水微囊藻毒素暴露等级,与男性胃癌和男性各部位合计恶性肿瘤的标化死亡率(standardized mortality ratio,SMR)呈正相关。

# 第二章 肿瘤与大气

本篇章中,大气污染物既包括传统意义上的企业有组织排放与无组织排放产生的颗粒和废气,也包括机动车辆尾气排放产生的颗粒和废气,同时还包括室内装修中产生的挥发性有机物、室内生物质燃烧产生的颗粒和废气、食用油在高温下产生的油烟废气、烟草燃烧产生的颗粒和废气,以及室内氡气污染物等。

基于此,依据大气污染物主要来源地,本书将大气污染物分为室外大气污染物和室内空气污染物。室外大气污染物主要包括企业生产过程及机动车辆产生的污染物,上述其他污染物则归为室内空气污染物。

另外,作为室内空气污染物之一的烟草燃烧污染物,其对环境造成的影响对象主要限于被动吸烟人群(主动吸烟人群不属于环境范畴),所以本篇章只研究烟草燃烧污染物引发肿瘤的机制(即被动吸烟人群引发肿瘤机制)。

## 第一节 大气污染物致肺癌发生机制

### 一、室外大气污染物致肺癌发生机制

1. 大气混合污染物致肺癌发生机制

近年来,随着社会经济的迅速发展,许多致癌性原料及产品的生产与使用大幅增加,这些现象不但促使直接接触的人群肺癌数量增多,同时也对局部大气造成污染。空气污染物包含酸类(硝酸盐、硫酸盐)、有机化合物(多环芳烃、苯并芘)、金属($Hg$、$Cd$、$Ni$、$Cr$)、粉尘颗粒、放射性核素及 $SO_2$、$NO_2$ 等气体,其中很多是致突变物或致癌物质。在人口稠密的大城市空气中含有大量的致癌物,如苯并芘等有机化合物、砷和铬等无机化合物以及放射性核素,这些致癌物能吸附有机化合物的碳粒、氧化剂、气溶胶状的硫酸等物质。燃煤、石油等矿物燃料燃烧是产生上述各种污染物质的主要来源。居住在

污染物排放点附近的居民经常暴露于已知或可疑的致癌物环境中,如燃煤发电厂排放苯并芘等多环有机物、铬和镍等金属、氡和铀等放射性核素,非铁金属冶炼厂排放无机砷、其他金属以及二氧化硫,城市固体废物焚烧炉排放铅和镉等重金属,多环芳烃、二噁英等有机化合物以及酸性气体等。

肺癌发病率在许多国家的城乡差异提示,大气污染与肺癌的发生有关。英国 Stocks 多次测定 26 个居民点大气中芳香族多环碳氢化合物的浓度,发现这种化合物的浓度与各居民点居民的肺癌死亡率之间呈明显的相关性。此外,我国部分省(市)环境保护监测研究也表明,我国城市居民肺癌死亡率与城市大气污染有密切关系,大气污染越严重,肺癌发病率与死亡率越高。另外,我国上海市居民肺癌死亡率市区高于郊区、近郊又高于远郊的事实也提示,大气污染可能对肺癌的发生起一定作用。有研究对城市和农村肺癌死亡率进行比较后发现,城市肺癌死亡率较乡村高 30% ~40%,且在城市居住时间越长,肺癌死亡率越高。这些观察结果与城乡间大气中致癌物(如苯并芘)水平的差别是一致的。但也有研究认为,在城市居民中吸烟者的比例比农村高,肺癌发生率的城乡差异也与吸烟有关。但在有些研究中即使调整了吸烟因素,城市肺癌死亡率高的现象依然存在。城乡差异中的"城市因素",除了长期暴露于城市大气污染外,还要考虑室内大气污染、饮食和职业因素的影响。此外,上述研究中的发病率、大气污染暴露水平以及其他有关资料是以群体平均水平表达的,还不能恰当地考虑个体间和地区间其他一些危险因素的差异。

2.柴油废气接触致肺癌发生机制

柴油颗粒物是由基本的碳和被吸附的有机化合物组成,包括多环芳烃和硝酸盐、金属、硫酸盐和其他微量元素。它主要包含具有很大表面积易使有机物吸附的可吸入性颗粒。有些研究已经证明,暴露于柴油颗粒提取物后会发生不同癌症,柴油颗粒物具有致突变作用。

Garshick 等开展了一次病例对照研究,其研究对象是出生在 1900 年或之后并至少有 10 年工作经历的铁路工人。他们应用 1981 年 3 月 1 日到 1982 年 2 月 28 日的死亡数据和美国铁路职工退休管理协会的现有工作史数据证明,经吸烟和石棉暴露调整之后,年龄小于 65 岁并暴露于柴油废气超过 20 年的已故铁路工人的肺癌 OR 值为 1.41 (95% Cl 为 1.06 ~1.88)。然而,Garshick 在 2004 年发表的一项研究并没有发现肺癌死亡率和受试者担任铁路工人的时间存在联系,在这一研究中,肺癌死亡率增高仅见于那些专门在由柴油发动机驱动的火车头工作的受试者。Swanson 等证明,工作超过或等于 20 年的货车司机和工作超过或等于 10 年的铁路工人经诊断年龄、吸烟和种族调整之后,患肺癌的风险显著升高。其调整之后的 OR 值分别是 2.5(95% CI 为 1.1 ~4.4)和 2.4(95% CI 为 1.1 ~5.1)。他们还发现,农民中肺癌的发生也具有统计学意义的趋势,且他们是第一批将这一人群记录为危险人群的研究者。2003 年 Jarvholm 等在货车司机中证实了这些研究结果。Bruske-Hohlfeld 等发现,农民的患病风险增高,而且暴露超过 30 年的 OR 值为 6.81(95% CI 为 1.17 ~ 39.51),OR 值的升高归因于农民反复的暴露,因为他们经常在田地里往返开拖拉机,这可能会增加废气的浓度从而增加他们的暴露。2002 年,USEPA 确定柴油废气是一种潜在的肺癌致病物。

## 二、室内大气污染物致肺癌发生机制

### (一)室内煤烟致肺癌发生机制

目前,全球(主要是发展中国家和地区)几乎有一半人口在使用生物质燃料进行家庭烹饪或取暖,因而经常暴露于这种环境的家庭妇女和儿童,状况往往堪忧。人群的暴露水平主要受燃料种类、炉灶状况、房屋结构、室内通风状况以及当地气候条件等多种因素影响,因此不同条件下取得的研究结果可能是不同的。

在家庭燃烧煤炭或木柴时,一般会有 10% ~ 30% 的碳不完全燃烧,从而生成不完全燃烧状态下的气相与固相产物。在这些产物中,已发现有数百种化合物,包括对人类可能有致癌性的苯、甲醛、苯并芘等半挥发和不挥发的有机化合物。煤比木柴含有更多的硫、砷、矽、氟、铅等污染物,燃烧时这些污染物及其氧化物被释放出来从而污染室内空气。大多数使用固体燃料情况下,微细颗粒物的污染水平一般可达到每立方米数百微克,烹饪时甚至可达每立方米数千微克。

关于家庭煤烟暴露与肺癌之间联系的流行病学证据主要来源于我国,特别是在我国云南宣威开展的系列研究。宣威妇女的吸烟率极低,但在 20 世纪 70 年代,该地区女性世界人口调整死亡率高达 33.3/10 万。当地妇女习惯在室内火塘边燃煤取暖或烹煮食物,平均每天约有 7h,室内通风状况极差。1982 年,在全县 11 个公社中调查了 1958 年前使用当地烟煤的住户所占的比例,并与 1973 ~ 1975 年公社肺癌 SMR 资料进行了相关研究,发现两者有很高的相关性($r=0.82$, $P=0.002$)。室内空气中苯并(a)芘浓度与女性肺癌 SMR 间也存在高的正相关($r=0.778$, $P<0.01$),这表明居民室内燃煤所致严重空气污染是该地区居民肺癌高发的主要危险因素,煤烟中的苯并芘是主要的致癌物。之后开展的全人群病例对照研究(肺癌病例和对照各 122 例)揭示,肺癌危险性与家庭烟煤累积使用量有关,累积使用量>130t 者的危险性为使用量<130t 的 2.4 倍。最后,有 2 万余名生于 1917—1951 年期间、终身使用当地烟煤且室内炉灶无排烟装置的农民参加了一项安装烟囱改灶的干预研究。在调整包括是否改灶、烹饪年限和吸烟年限等相应的混杂因素后,发现改灶后的男、女性肺癌危险性分别下降到 0.59(95% CI 为 0.49 ~ 0.71)和 0.54(95% CI 为 0.44 ~ 0.65)。肺癌危险性随改灶后时间的增长进一步下降。改灶后 10 年内肺癌的危险性增高,认为与戒烟初期肺癌危险性不降反升的现象相似,是健康状况不良者较早被动地改灶的缘故。男、女性改灶的保护效应相似,由于当

地男性很少烹饪且资料分析时已调整烹饪年限,可以认为肺癌危险性降低主要是由于煤烟减少的缘故。这项研究提供了煤烟与肺癌发病相关性的有力证据,此外动物实验结果也证明煤烟是肺癌的重要原因,燃煤烟气吸入使小鼠肺癌发生率明显升高。

在我国东北地区,由于气候条件使室内燃煤所致的空气污染水平较高。沈阳进行的一项全人群肺癌病例对照研究(1249 名病例组,1345 名对照组)发现,经调整年龄、教育程度和吸烟后,肺癌危险性随室内烧炕取暖年限以及使用煤炉年限增加而上升。作者根据调查对象在每一住处的生活年限,是否用煤作为取暖、烹饪的燃料以及烹饪地点是否与居室分开等构建了一个测定室内空气污染程度的累积变量,结果反映在男、女性中室内空气污染与肺癌间均存在暴露-效应关系。在哈尔滨的一项包括 120 名非吸烟女性肺腺癌病例和同等数量的非吸烟人群对照的病例对照研究中,调整一系列有关因素后,发现肺腺癌危险性与在卧室内使用煤炉、用煤取暖的年限有显著的暴露-效应关系。美国洛杉矶的一项病例对照研究中,调整有关的混杂因素后,发现在儿童期和青春发育期家庭取暖或烹饪时用煤作燃料的,成人后肺腺癌的危险性增加 1 倍,但此项研究中未报告是否存在暴露量和效应的关系。

除了人类流行病学证据外,动物实验资料也支持燃煤烟气与肺癌有关联的结论。在与宣威人类暴露状况相似条件下使实验动物吸入燃煤产生的高浓度烟气,结果在雌性、雄性昆明小鼠中肺鳞癌、腺鳞癌和腺癌的发生率升高,在雌性、雄性 Wistar 大鼠中肺鳞癌发生率上升。在哈尔滨进行的一项煤烟吸入实验中,昆明小鼠肺腺癌发生率增高。在雄性昆明小鼠气管内注入宣威煤烟灰溶液,结果使肺腺癌的发生率增加。将宣威煤烟提取物进行皮肤涂抹实验,在 SENCAR 小鼠中诱发皮肤肿瘤显著增多。

此外,另有研究表明,燃烧蜂窝煤的家庭内污染显著高于烧石油气的家庭,煤烟引起的家庭内微小环境空气污染是女性肺癌的重要危险因素。

曾对暴露于室内空气污染的人群研究基因多态性与肺癌间的联系性。有一些证据表明,暴露于室内空气污染,尤其是暴露于多环芳烃的人群中,GSTM1 阴性基因型与肺癌危险性增高有关联。由于大多数研究的样本量很小,对暴露人群中其他的基因多态性与肺癌间的关系尚难以做出定论。还有一些关于宣威煤烟的致变性和遗传毒性资料,如在暴露于煤烟发生的非吸烟者肺部肿瘤中 KRAS 和 TP53 基因发生突变,也观察到暴露于煤烟的人尿中排出数种多环芳烃代谢物,暴露个体呈现细胞遗传损伤(微核、姐妹染色单体交换和染色体畸变)以及 DNA 加合物和 P53 蛋白积聚的水平升高。

根据人类和实验动物研究的充分证据,IARC 认为燃煤产生煤烟对人类有致癌性(Ⅰ类致癌物)。

### (二)室内油烟致肺癌发生机制

高温下用食用油炒、煎、炸食物是中国和世界上华人中常见的烹调方法。已知吸烟是肺癌发生的主要原因,但在非吸烟的中国妇女中肺癌发病率比较高,在被食用油油烟污染的空气中存在可能使人类致癌的物质,从而使研究人员去探索肺癌是否可能与暴露于烹饪时产生的油烟有关。高温烹饪时脂质发生聚合反应,伴随着聚合和分解,产生低级脂肪酸、醇、醛、酮、呋喃、羧酸、一氧化碳、二氧化碳、氢和水等。多位学者对饭店厨房空气成分进行了检测分析,结果表明厨房空气中烹饪油烟(cooking oil fume,COF)比重较大,其种类达 200 多种,其中包括醛、酮、烃、酯、酸、醇及芳香族和杂环化合物,特别是含有包括多环芳烃(polycyclicaromatic hydrocarbons,PAHs)在内的多种致癌化学物,其中苯并芘 B[a]P)浓度与 PAHs 类化学物的总浓度有很好的相关性。

在上海市区进行的全人群肺癌病例对照研究中首次发现不吸烟女性肺癌与烹调有关。这项研究包括 672 例女性肺癌病例和 735 名女性人群对照,其中 436 例病例和 605 名对照是非吸烟者。81% 的肺癌病例经组织学或细胞学证实,61% 经病理证实的肺癌为肺腺癌。在烹饪方面向调查对象收集了关于常用食用油的种类、炒煎炸的频度、烹饪时厨房烟雾程度以及眼睛刺激的频度等。经调整年龄、教育程度和吸烟因素后,发现肺癌危险性随多项测定烹调状况的指标上升而增高。女性肺癌危险性随每周炒、煎、炸食物次数增多而上升。以平时常用豆油者为参比,常用菜油者肺癌的相对危险度(relative risk,RR)为 1.4(95% CI 为 1.1~1.8)。眼受油烟刺激频度愈高,肺癌相对危险度也愈高。以平时常用豆油且眼从不或甚少受刺激者为参比,常用菜油且眼经常受油烟刺激者的肺癌相对危险度达 2.8(95% CI 为 1.8~4.3)。

经过 10 余年以后,上海再一次进行类似的调查研究。研究中包括 504 例非吸烟女性肺癌和 601 名女性人群对照,77% 的病例经组织学或细胞学证实,经组织学证实的病例中 76.5% 是肺腺癌。与最常使用豆油者比较,最常使用菜油者肺癌的调整 OR 值为 1.85(95% CI 为 1.12~3.02)。肺癌危险性随炒、煎、炸频度增加而上升。每周炸 1 次以上者比每周炸 1 次或以下者其调整 OR 值为 1.88(95% CI 为 1.06~3.32),每周煎一次以上者比每周煎 1 次或以下者其调整 OR 值为 2.09(95% CI 为 1.14~3.84),每周炒 7 次以上者比每周炒少于 7 次者其调整 OR 值为 2.33(95% CI 为 0.68~7.95)。肺癌危险性还随烹饪时室内油烟严重程度上升,也随眼睛刺激的频度升高。在多因素分析中,经调整通风状况变量后,烹饪时厨房内烟雾程度、食用油种类、煎炒频度均对肺癌危险性有独立的效应。可见,2 次独立开展的病例对照研究都取得类似的研究结果。

在甘肃陇东地区也进行了一项检验油烟与肺癌关联性的全人群病例对照研究。研究中包括 233 名女性肺癌病例和 459 名女性人群对照,其中 206 名病例和 441 名对照为非吸烟者。但只有 37% 的病例是经组织学或细胞学确认的。与只用亚麻籽油者比较,只用菜油者肺癌危险性增高(调整 OR 值为 1.65(95% CI 为 0.8~3.2),混合使用菜油和亚麻籽油者危险性也升高(调整 OR 值为 1.70(95% CI 为 1.0~2.5))。肺癌危险性随每月炒菜次数增加而升高。肺癌危险性还随开始烹饪年龄提前、每日烹饪餐数增加以及烹饪年限增加而上升。

我国香港也报道了一项病例对照研究结果。研究包括由香港最大的肿瘤中心经组织学或细胞学诊断的 30~79 岁非吸烟女性肺癌 200 例和 285 名女性人群对照。向研究对象收集了自儿童期开始的一生烹饪习惯以及可能的混杂因素的详尽资料,包括烹饪年数,炒、煎、炸的频度,使用食用油的种类,是否使用脱排油烟机或排风扇以及高温加热锅的习惯等。作者在研究中构建了一个类似吸烟包年那样的同时考虑烹饪频度和年限的合成指标——菜肴盘(碟)年(dish-year),即烹饪 1 年且日平均烹饪 1 个菜肴谓之 1 个盘年单位。研究发现,经用不同模式调整有关因素后,肺癌危险性显著地随总的盘年数增加而上升。以每 10 盘年为单位,油炸的肺癌危险性最高(OR = 2.56,95% CI 为 1.1 ~5.00),油煎其次(OR = 1.47,95% CI 为 1.27~1.69),油炒最低(OR = 1.12,95% CI 为 1.07~1.18)。危险性与食用油的种类(花生油、玉米油、菜油)并无联系。按肺癌组织学类型分析,危险性与肺腺癌和肺非腺癌均有联系,但与肺腺癌的联系性更强。

高温条件下产生的食用油油烟的细胞遗传毒理学实验研究指出,某些不饱和脂肪酸含量较高的食用油,如菜油和豆油,在高温加热后(230℃以上)产生的油烟的凝聚物均有致变性,菜油的致变性大于豆油。菜油油烟凝聚物对细菌(如鼠伤寒沙门菌的逆向和正向突变试验)、哺乳动物体外细胞(如 V79 细胞姐妹染色单体交换试验)和整体动物细胞(如小鼠骨髓微核试验)均显示有细胞遗传毒性。菜油油烟冷凝物可诱导大鼠气管上皮细胞转化,且有一定的剂量-效应关系。

有 2 个动物实验结果支持了油烟与肺癌有关联的假设。使 Balb/c 小鼠吸入烹调油烟染毒,对照组吸入加热空气。结果染毒的雌性和雄性小鼠中暴露-效应关系显著,癌变率为 18.95%,主要是肺腺癌,而对照组则无癌变发生。在另一实验中使雄性大鼠吸入烹调胡麻油烟,对照组吸入新鲜空气。光镜下可见实验组有肺泡上皮腺样化生、鳞状化生病变形成,对照组则无此病变。

根据上述人类和实验动物研究结果,IARC 认为高温下烹饪产生的食用油油烟很可能对人类有致癌性(ⅡA 类致癌物)。

### (三)室内木材烟气致肺癌发生机制

世界范围内,使用木柴、秸秆等生物燃料用于取暖和烹饪的人数比用煤作为燃料的人数更多。由于烟气组分存在差异、测定水平参差不齐,致使对生物燃料燃烧与肺癌之间的关系研究尚不够深入。

在我国台湾高雄,曾先后报道 2 个病例对照研究的结果。第一个对照研究发现,与不参加烹饪或用煤气烹饪的非吸烟妇女比较,用木柴作为烹饪燃料的非吸烟妇女的肺癌危险性增加 1 倍多。经样本量扩大后的另一项研究中,在按病理类型分析时发现,暴露于木柴烟气的妇女调整后的肺鳞状细胞癌、小细胞癌以及肺腺癌的危险性 OR 值均为

3.1,呈现显著升高。

欧洲 7 个国家多中心肺癌病例对照研究发现,经调整吸烟状况和其他有关混杂因素后,与从不使用煤或木柴烹饪或取暖的人比较,不论男女性,使用木柴但从不用煤烹饪或取暖者的肺癌危险性显著增加 20%~30%。该研究包含迄今世界上研究中肺癌病例数最多的 2861 例,对照有 3118 名,其中一部分来自医院,一部分来自当地人群。

在日本大阪和墨西哥进行的 2 项病例对照研究中,非吸烟妇女的肺癌危险性与暴露于木柴和秸秆燃烧产生的烟气有关,但也缺乏肺癌危险性随暴露年限延长和暴露强度增加而上升的信息。在暴露于木柴烟气的个体中曾发现包括微核、姐妹染色单体交换和染色体畸变在内的细胞遗传损伤。此外,暴露个体的 DNA 加合物、DNA 损伤以及 TP53 蛋白积聚的水平升高。

此外,使雌性和雄性昆明小鼠在类似宣威人群暴露状况条件下吸入燃烧木柴产生的高浓度烟气,导致小鼠肺腺癌发生率上升。但在 Wistar 大鼠的实验中,并未观察到肺部肿瘤发生率增高。昆明小鼠气管内注入木柴烟气提取物可使肺腺癌发生率增加,对昆明小鼠和 SENCAR 小鼠进行皮肤涂抹试验可使良性皮肤乳头状瘤发生率增加。

基于以上人类研究和动物实验的证据,IARC 认为木柴燃烧产生的烟气很可能对人类有致癌性(ⅡA 类致癌物)。

### (四)室内烟草烟雾致肺癌发生机制

目前,室内烟草烟雾致肺癌相关研究广泛开展。室内烟草烟雾致肺癌研究主要针对被动吸烟者吸入烟草烟雾后患肺癌的相关问题进行研究。被动吸烟者包括配偶、父母及同事,他们暴露于烟雾环境,比其他人能吸入更多的烟草烟雾。

根据美国调查结果,在美国每年发生的肺癌患者中,约 3000 例肺癌是由被动吸烟引起。深入调查表明,与非吸烟者相比,如果女性非吸烟者的配偶是吸烟者,她们患肺癌的危险性增加 25%;若男性非吸烟者的配偶是吸烟者,则危险性增加 35%。Hecht 等对被动吸烟者的尿液进行化学分析,发现其中存在烟草致癌剂,其含量是吸烟者尿中含量的 1%~5%。我国上海市区曾进行一项病例对照研究,结果发现与吸烟丈夫共同生活的非吸烟妇女其肺癌相对危险度随共同生活年数的增加而上升,共同生活 40 年及以上者与共同生活 20 年以下者比较,相对危险度达 1.7(95% CI 为 1.0~2.9);该组妇女肺鳞癌和小细胞癌的相对危险度更高,为 2.9(95% CI 为 1.0~8.9)。

很多研究团队均认为烟草烟雾(ETS)的暴露会在人类中导致肺癌。基于对不同国家流行病学研究的回顾,表 3-1 列出了非吸烟妇女患肺癌的 RR 值,它呈现出剂量-反应关系。这些妇女患肺癌的风险随着丈夫吸烟量的增加而升高,那些暴露最严重的妇女其患肺癌的 RR 值要增加 30%~150%。一项对 37 个流行病学研究结果进行加权分析的研究结果显示,对于不吸烟的妻子,丈夫吸烟比丈夫不吸烟其患肺癌的 RR 值高

24%（95% 置信区间［CI］为 13% ~ 36%）。虽然工作地点的 ETS 暴露没有配偶吸烟暴露来得精确，但一些研究结果显示，若将工作地点和配偶吸烟的 ETS 暴露结合在一起，仍存在剂量-反应关系。在一些使用了尼古丁的生物标记物对 ETS 和肺癌关系进行研究的项目中，会有 5% 的女性应答者，尽管她们的确是吸烟者，却称自己不曾吸烟。在纠正了这项偏倚后，和吸烟者住在一起的女性患肺癌的调整 RR 值为 1.15 ~ 1.20。国家研究理事会（National Research Council）的报道中指出，大约有 20% 的肺癌发生在不吸烟的男性和女性中（相当于每年 3000 例），这些肺癌的发生也许归咎于 ETS 的暴露；每年在吸烟者和非吸烟者中诊断的肺癌中，有 2% ~ 3% 应归咎于 ETS。

表 3-1　根据丈夫吸烟程度分层的不吸烟妇女患肺癌的相对风险

| 作者 | 肺癌病例数 | 丈夫的吸烟程度 | |
|---|---|---|---|
| | | 轻度 | 重度 * |
| Hirayama[31] | 201 | 1.4 | 1.9 |
| Trichopoulos 等[32,33] | 77 | 1.9 | 2.5 |
| Garfinkel[34] | 153 | 1.3 | 1.1 |
| Correa 等[35] | 22 | 1.2 | 3.5 |
| Koo 等[36] | 88 | 1.9 | 1.2 |
| Wu 等[37] | 28 | 1.2 | 2.0 |
| Garfinkel 等[38] | 134 | 1.1 | 2.0 |
| Akiba 等[39] | 94 | 1.4 | 2.1 |
| Pershagen 等[40] | 67 | 1.0 | 3.2 |
| Lam 等[41] | 199 | 1.9 | 2.1 |
| Gao 等[42] | 406 | 1.2 | 1.7 |
| Janerich 等[43] | 191 | 0.8 | 1.1 |
| Fontham 等[44] | 420 | 1.1 | 1.3 |
| Brownson 等[46] | 432 | 0.9 | 1.3 |
| Stockwell 等[47] | 210 | 1.5 | 2.4 |
| Fontham 等[45] | 651 | 1.1 | 1.8 |
| Boffetta 等[48] | 509 | 0.6 | 1.3 |

注："*"表示虽然对重度吸烟者的定义在各种研究中不尽相同，但基本上都包含了每天吸烟 20 支以上的吸烟者。

除了在家中暴露于吸烟配偶的二手烟雾外，在工作场所也存在暴露的情况。在国际癌症研究中心 2004 年出版的《烟草烟雾和被动吸烟》中，列出了对不吸烟女性在工作场所暴露于烟草烟雾研究（19 项研究，3588 例肺癌）的综合分析结果，OR = 1.19（95% CI 为 1.09 ~ 1.30），即有 19% 升高的肺癌危险性。2007 年年初发表了一项更大规模的综合分析结果，该分析包括了在世界上各个地区进行的 22 项研究，合计 4305 例肺癌。资料分析时拟合了固定效应和混合效应模型,还分析了高暴露组职工的肺癌危险性以及暴露年限和肺癌的关系。结果表明,暴露的不吸烟职工的肺癌相对危险性为1.24,95% CI 为1.18~1.29;而高暴露组职工的肺癌危险性增加1倍(RR=2.1,95% CI 为1.33~2.60)。暴露于烟草烟雾的年限与肺癌危险性间存在很强的相关关系。另外,在我国上海市的另一项调查研究中发现在工作场所暴露于吸烟同事的二手烟雾中,暴露者相对危险度显著升高,达1.7(95% CI 为1.3~2.3),且相对危险度随每日暴露小时数和吸烟同事人数的增多而升高。与不暴露者比较,调整可能的家中暴露和其他混杂因素后,在工作场所每日暴露1~2h、3~4h 和4h 以上者的肺癌相对危险度分别为1.0(95% CI 为0.6~1.7)、1.6(95% CI 为1.0~2.5)和2.9(95% CI 为1.8~4.7);工作场所吸烟的同事人数为1~2人、3~4人和4人以上者的肺癌相对危险度分别为1.0(95% CI 为0.6~1.6)、1.7(95% CI 为1.1~2.8)和3.0(95% CI 为1.8~4.9)。

卷烟点燃时会产生极高温度,产生的烟草烟雾中含有4000多种化学物质。烟草中大多数的化合物都是在燃烧点后方的缺氧富氢的环境中通过热解和蒸馏的方式产生。当烟草气体产生时,每毫升烟雾中大约有 $10^9$ ~ $10^{10}$ 个颗粒物,这些颗粒物在空气动力学上的直径为0.1~1mm,这就决定了其在气道和肺泡中沉积的位置。烟雾潴留的部分也因吸入方式的不同而大不相同。烟草产生的气体的化学成分可分为微粒物质或焦油以及气相部分。醋酸纤维素的过滤嘴可以有选择性地去除挥发性亚硝胺和苯酚。微粒相的中性部分含有潜在重要的肿瘤启动物,如PAHs。20世纪末,在烟草烟雾中已识别的致癌物有69种,包括10种多环芳烃、6种杂环烃、4种挥发烃、3种硝基烃、4种芳香胺、8种N-杂环胺、10种N-亚硝胺、2种醛类、10种其他有机化合物、9种无机化合物以及3种酚化合物,其中存在于主流烟雾中的11种化合物(2-萘胺、4-联苯胺、苯、氯乙烯、氧化乙烯、砷、铍、镍化合物、铬、镉和 $^{210}$ 钋)已被IARC确认为人类致癌物。

尽管人类和实验动物在暴露于烟草烟雾的方式和诱发的肿瘤方面不尽相似,但动物实验结果仍能提供烟草烟雾致癌性方面有价值的证据。一些实验研究报道,大鼠吸入烟草烟雾引起恶性或良性肺部肿瘤有所增加,对肺部肿瘤发生具有不同易感性的小鼠暴露于烟草烟雾都能引起肺腺瘤发生增加。

除人类流行病学研究和动物实验外,还有大量支持关于暴露于烟草烟雾与肺癌间联系性的资料。可的宁是尼古丁的代谢产物,是目前测定烟草烟雾近期暴露状况的最合适的生物标志物。在二手烟雾暴露者的尿中,可的宁的水平往往升高。在暴露者中还发现芳香胺血红蛋白加合物和多环芳烃白蛋白加合物的浓度比不暴露者高。吸烟母亲的胎儿脐带血中蛋白加合物的浓度与母亲血中的浓度有关,前者的浓度低一些。检测尿的生物标志物时,发现烟草烟雾暴露者中烟草特有的致癌物NNK的代谢产物的水平总是升高的,尿中这些代谢产物的水平为吸烟者的1%~5%。非吸烟者摄入烟草特有的致癌物NNK的资料是反映二手烟雾与肺癌发生间有因果联系的辅助证明。此外,在人群中还发现被动吸烟与尿内致变物的浓度有联系,有些研究发现尿致变性与尿可的宁浓度有相关关系。曾发现暴露于二手烟雾的儿童中姐妹染色单体交换水平升高。暴露于烟草烟雾的非吸烟者发生的肺肿瘤含有 TP53 和 KRAS 突变,与吸烟者肿瘤中发现的情况相似。在体外和体内实验系统中都发现侧流烟雾、烟草烟雾或其凝聚物具有遗传毒性。根据上述种种证据,都足以做出烟草烟雾对人类具有致癌性的结论。

烟草烟雾致癌机制一般认为是其化学致癌物质经代谢活化为亲电代谢物,后者可与靶细胞中生物大分子 DNA、RNA 及蛋白质中的亲核结构结合,尤其是与 DNA 生成加合物,从而诱导原癌基因活化。在这个过程中,很多因素能够影响个体对吸烟导致肺癌的敏感性,包括致癌物的量、代谢的活化作用和解毒、DNA 的修复能力、凋亡、基因的不同功能如信号转导通路以及细胞循环的规则。

### (五)室内氡致肺癌发生机制

氡广泛存在于自然界,它是一种在室温环境下来自于铀的放射性衰变的无味无色惰性气体,这种物质可以渗透过地壳在居室中沉积。氡本身发生放射性衰变,半衰期大约 4h,从而产生 2 种氡放射性衰变产物。氡衰变产生的一系列衰变产物,称为氡子体。氡子体半衰期短,大部分衰变时可生成高能 α 粒子,这些粒子会附着于空气中的浮质、灰尘及其他粒子,从而使之在人体内沿着呼吸道沉降,最后堆积于呼吸道壁层的细胞中。氡的衰变产物不断衰变,直到它们变成非放射性微粒。在每一个衰变周期,它们都会释放 α、β、γ 射线,从而使附近的活细胞出现潜在的 DNA 损坏和(或)变性,以及之后发展的恶性肿瘤(如肺癌)。许多研究已经证明射线对细胞 DNA 有致突变作用,并且在 Sprague-Dawley 小鼠 A/J 小鼠上会发生肺癌。

国际上对受到较高氡浓度暴露的地下矿工开展的大量流行病学研究表明,氡及其子体的暴露是矿工肺癌发病的主要原因。欧洲、北美和中国的研究已确认较低浓度的氡,例如家中发现的浓度,也能造成健康风险并在世界范围内显著促成肺癌的发生。室内氡主要来自地基及周围土壤、建筑和装饰材料、室外空气、室内天然气的燃烧和生活用水。

基于估计的对住宅中氡和烟草烟雾的终身暴露量,很多国家都进行了肺癌的病例对照研究。Axelson 等注意到,在瑞典住在石屋里的人比住在木头屋子里的人患肺癌的风险更高。Pershagen 等的研究显示,吸烟调整后的肺癌风险和累计氡暴露有关,累计暴露时间越长,患肺癌风险就越高。对于超过 30 年的每升 3.8 ~ 10.8pCi 的暴露水平,平均起来该浓度的氡暴露的肺癌的 RR 值为 1.3(95% CI 为 1.1 ~ 1.6);对于超过 30 年每升 10.8pCi 以上的暴露浓度,RR 值为 1.8(95% CI 为 1.1 ~ 2.9)。此外,有证据显示,氡暴露和吸烟的联合作用呈倍乘关系,而不是简单的加和关系。一项在新泽西的研究显示,若住在家中的妇女的暴露量超过 4pCi/L,其患肺癌的危险增加 2 倍以上。Lubin 等将 2 项在中国进行的住宅氡暴露的病例对照研究结果结合起来发现,肺癌风险的 OR 值增高。尤其对于在同一个房子里居住 30 年或更多年的受试者,他们暴露于 $100Bq/m^3$ 的氡浓度水平下,肺癌的 OR 值是 1.32(95% CI 为 1.07 ~ 1.91),1Ci 相当于 $3.7 \times 10^{10}Bq$。2005 年,Darby 等和 Krewski 等在分别将 13 个欧洲的病例和 7 个北美的病例对照研究结合起来之后,也发现肺癌的风险增高。在美国,若一年中对氡的测量有 20% 都超过了 4pCi/L,则建议进行纠正措施。Letourneau 等在加拿大的研究结论与在中国的研究较为相似。

国际放射防护委员会(ICRP)第 50 号出版物估计公众肺癌的 10% 可归因于氡及其子体的照射,IARC 将氡归为 I 类致癌因素,国际原子能机构(IAEA)认为空气中的氡是造成人类肺癌的第二位原因。2009 年,世界卫生组织(WHO)第 291 号强调,氡是继吸烟之后引起肺癌的第二种最重要病因,氡引起肺癌的比率估计范围为 3% ~ 14%。氡更容易使吸烟者患肺癌,而且是非吸烟者中肺癌的主要病因。氡接触量与肺癌风险成正比,平均每立方米空间内氡含量升高 100Bq(贝可),肺癌风险增加 16%。家中的氡浓度越低,风险也就越小,但尚不了解氡接触低于何浓度才无风险。

各国对室内氡的危害都很重视。到目前为止,世界上已有 20 多个国家和地区制订了室内氡浓度控制标准。1995 年,我国技术监督局和卫生部就颁布了《住房内氡浓度控制标准》(GB/T16146-1995)。标准规定:已有住房,室内氡的年平均平衡当量浓度不能超过 $200Bq/m^3$;新建住房,室内氡的年平均平衡当量浓度不能超过 $100Bq/m^3$。

# 第二节　木尘及棉尘致鼻咽癌发生机制

木尘(wood dust)是指树木砍伐、木材加工过程中产生的细小粉尘颗粒,这些颗粒易进入深部呼吸道并在肺部沉积,从而对人类健康造成危害。棉尘主要是指棉、麻等进入空气当中的植物性粉尘,棉尘可造成人类特征性呼吸系统症状和急性或慢性肺通气功能损害。木尘和棉尘均属于大气环境中的粉尘污染物。

一些研究发现木尘、棉尘的职业暴露与鼻咽癌发病有关,Hildesheim 等在我国台湾完成 375 例鼻咽癌病例和 325 例对照的病例对照研究,结果显示木尘暴露的优势比(OR)为 1.7(95% CI 为 1.0 ~ 3.0),暴露 10 年以上的鼻咽癌发病风险增加到优势比(OR)为 2.4(95% CI 为 1.1 ~ 5.0)。有学者分析了上海纺织工人的鼻咽癌发病情况,发现棉尘暴露大于 $143.4mg/m^3$ 的工人咽癌发病优势比(OR)为 3.6,95% 可信区间为 1.8 ~ 7.2。另有学者分析一家报业公司的印刷工人的患病情况,在 144 名印刷工人中有 5 例鼻咽癌发生,而在 435 名非印刷的其他职员中无一例鼻咽癌。对上海市纺织业织布工和编织工、金属冶炼、炼钢（吹风转炉）和精炼炉工、锅炉司炉工、刀锻工、面包师傅、糕饼师傅、制造糖果工人、焊工、火焰切割工、金属磨工、磨光工、工具磨削工和机床操作工的调查也发现鼻咽癌危险性明显增高。

# 第三节　室内烟草烟雾致胰腺癌发生机制

　　对于从未吸烟的人，他们的胰腺癌发病率与暴露于二手烟环境的时间有关，暴露时间越长，发病率越高。2004年，加拿大报道称，胰腺癌与环境性吸烟之间也轻度相关，所以对二手烟与胰腺癌的关系应当引起人们的关注，被动吸烟会使胰腺癌的发病率升高。

　　被动吸烟与胰腺癌发生的机理可能既有烟草的器官特异性致癌效应，也有器官非特异性致癌效应。有资料称，烟草中致癌物质作用于胰腺的可能途径包括：烟草中的 N-亚硝酸盐经肝脏胆汁分泌进入胆道，再反流入胰管内反复刺激胰管，发生致癌效应，以此解释吸烟者胰腺癌几乎均为导管细胞癌似有一定道理；通过肺部吸收后，随血循环进入胰腺；通过气道和消化道共同通路进入胰腺。因为胰腺癌好发部位为胰头部，故推测第一种途径可能为主要途径。

# 第四节　室内烟草烟雾致膀胱癌发生机制

　　近年来，被动吸烟与膀胱癌的关系越来越受到重视。Zeegers 等在芬兰开展过一项有关被动吸烟与膀胱癌关系的前瞻性队列研究，调整吸烟年限和吸烟量后，未发现两者的相关性。研究发现被动吸烟者，血、唾液和尿中尼古丁代谢产物可替宁的水平显著高于无被动吸烟者，且尿中水平还与暴露被动吸烟的量有关。华中科技大学同济医学院附属同济医院泌尿外科，在 2005 年 10 月至 2009 年 3 月期间，进行了一项病例对照研究，病例组为 124 例初次诊断为膀胱癌的患者，对照组为 227 例非肿瘤、非泌尿系统疾病的住院患者。使用 Logistic 回归分析计算吸烟对膀胱癌发生的比数比（OR）及 95% 可信区间（95% CI）。结果显示吸烟者易患膀胱癌的风险是终生不吸烟者的 1.867 倍，男性吸烟者的相对危险度是终生不吸烟者的 2.648 倍，对于已戒烟的男性相对危险度是终生不吸烟者的 2.019 倍。不吸烟者在未成年期暴露于烟草烟雾环境易患膀胱癌的风险是无暴露者的 2.068 倍，而对于成年后暴露于烟草烟雾环境的发病风险与无暴露者差异无统计学意义（$P>0.05$）。结论为：吸烟是膀胱癌发病的危险因素之一；已戒烟者膀胱癌发生的危险度低于现行吸烟者;戒烟有利于降低吸烟者易患膀胱癌的风险。在未成年期长期暴露于烟草烟雾环境中,膀胱癌的发病风险显著增加;而成年人暴露于烟草烟雾环境中,是否能增加膀胱癌的发病风险并不确定。

# 第五节　汽车尾气致膀胱癌发生机制

尾气分为柴油机尾气和汽油机尾气,IARC 分别将其一起列为 2A 组和 2B 组。Silverman 等以男性(白种)膀胱癌患者为研究对象,在当地人群中选择对照进行研究,发现卡车司机中患膀胱癌的 RR 高于一般人群( RR = 2.1, $P < 0.05$ ),且随着接触时间的增加,膀胱癌发生的 RR 显著增高。与汽油机卡车司机和其他职业人群相比,柴油机卡车司机患膀胱癌的危险度增高尤为明显。Boffetta 等研究结果也表明,在不考虑分类误差及混杂因素的情况下,暴露于柴油废气可能会增加膀胱癌的发生。

# 第三章　肿瘤与土壤

　　土壤污染物包括固体型和液体型。液体型污染物往往渗入地下或随雨水径流流失,或者随蒸发而挥发,但固体型污染物却能长久滞留于土壤中。来自企业排放的酚、氯等易分解污染物,一般不易积存,大部分被微生物分解掉。来自城市污水中的有机物,种类虽多,但大部分较易自然降解。问题最大的土壤污染物是重金属物质(如汞、砷、铅、镉、铬、铜等),这些物质一旦进入土壤,很难分解或去除,从而造成严重后果。土壤污染物除来自企业和城市的污水处理及废弃物之外,大气中的粉尘也是其重要的来源,这些粉尘首先污染大气,然后沉降到地面污染土壤。此外,喷洒药剂时,约有40%～60%的药剂最终会落入土壤,如较难分解的有机氯农药,能长期残留于土壤中。核爆炸的尘埃及原子能工业的废弃物也可增加土壤中的放射性本底值,对人的健康造成威胁,亦是致癌因素。

　　胃癌发病率的地区差异除了与当地的饮食习惯有关外,还与地质土壤环境不同有关,日本的胃癌与其酸性土壤有关,荷兰、英格兰等地的胃癌与泥炭土壤有关,智利、日本与冰岛等地的胃癌高发可能与火山的有机物土壤有关。有研究表明,我国胃癌死亡高发地区位于大面积出露的第三系地质及第三系地层冲积平原区,认为与胃癌高发相关的致癌物存在于出露的第三系地层或来源于这一地区的沉积物中。水可能是这一地质致促癌物进入机体的主要媒介。流行病学资料、病理检查、动物实验和环境监测表明:钼与胃癌有关。钼是人体必需微量元素,参与形成黄嘌呤氧化酶、醛氧化酶、亚硫酸氧化酶、硝酸盐还原酶、亚硝酸盐还原酶等。钼也是抗氧化剂,有抗癌作用。流行病学统计结果提示:土壤中含钼量与胃癌发生率、死亡率呈负相关。国内调查787080人发现,胃癌死亡率与土壤钼含量呈显著负相关。

# 第四章 肿瘤与电磁辐射

电磁辐射(electromagnetic radiation)是带净电荷的粒子被加速时所发出的辐射,又称为电磁波。电磁辐射可以按照频率分类,从低频率到高频率,包括有无线电波、微波、红外线、可见光、紫外线、X 射线和 γ 射线等。

## 一、电磁辐射暴露

(1)自然电磁辐射源:主要包括雷电、太阳黑子活动、宇宙射线等。

(2)人为电磁辐射源:主要包括电脑、电视、音响、微波炉、电冰箱等家用电器,手机、传真机、通信站等通信设备,高压电线、电动机、电机设备、飞机、电气铁路等,广播、电视发射台,手机发射基站、雷达系统、电力产业机房、卫星地面工作站、调度指挥中心以及应用微波和 X 射线等的医疗设备。

## 二、电磁辐射危害

电磁辐射是一种复合的电磁波,以相互垂直的电场和磁场随时间的变化而传递能量。人体生命活动包含一系列的生物电活动,这些生物电对环境的电磁波非常敏感,因此电磁辐射可以对人体造成影响和损害。电磁辐射对人体的危害表现为热效应和非热效应 2 大方面。

(1)热效应:人体 70% 以上是水,水分子受到电磁波辐射后相互摩擦,引起机体升温,从而影响到体内器官的正常工作。体温升高引发各种症状,如心悸、头胀、失眠、心动过缓、白细胞减少免疫功能下降,视力下降等。当功率为 1000W 的微波直接照射人时,可在数秒内致人死亡。

(2)非热效应:人体的器官和组织都存在微弱的电磁场,它们是稳定和有序的,一旦受到外界电磁场的干扰,处于平衡状态的微弱电磁场将遭到破坏,人体也会遭受损害,这主要是低频电磁波产生的影响,即人体被电磁辐射照射后,体温并未明显升高,但已经干扰了人体的固有微弱电磁场,使血液、淋巴液和细胞原生质发生改变,对人体造成严重危害,可导致胎儿畸形或孕妇自然流产;影响人体的循环、免疫、生殖和代谢功能等。

目前,电磁污染已成为继大气污染、水污染、固体废弃物污染和噪声污染之后的"第五大污染",电磁辐射问题越来越受到世界各国的普遍重视。意大利每年有 400 多名儿童患白血病,专家认为病因是受到严重的电磁污染。美国一癌症医疗基金会对一些遭电磁辐射损伤的患者进行抽样化验,结果表明:在高压线附近工作的人其癌细胞生长速率比一般人快 24 倍。我国每年出生的 2000 万儿童中,有 35 万为缺陷儿,其中 25 万为智力残缺,有专家认为电磁辐射是影响因素之一。

1998 年世界卫生组织调查显示:①电磁辐射是心血管疾病、糖尿病、癌突变的主要诱因;②电磁辐射对人体生殖系统、神经系统和免疫系统造成直接伤害;③电磁辐射是造成孕妇流产、不育、畸胎等病变的诱发因素;④过量的电磁辐射直接影响儿童组织发育、骨骼发育、视力下降,肝脏造血功能下降,严重者可导致视网膜脱落;⑤电磁辐射可使男性性功能下降,女性内分泌紊乱、月经失调。

## 三、电磁辐射与肿瘤

极低频(extremely low frequenc,ELF)电磁辐射是指电力设备(高压输电线、配电所、电灯等)或电器(电视机、计算机显示器、空调、电冰箱等)产生的频率低于 300Hz 的电磁辐射。随着科学技术和电力事业的发展,环境中 ELF 电磁辐射已超过了自然界中的几个数量级,在高压输电线附近的居住环境和与电职业有关的工作场所的辐射强度更是明显增高,由此对人体的健康造成的影响和危害越来越受到人们的关注。Khe Aifets 等对 25 年以来世界各地登记的白血病发病情况与当地 ELF 电磁辐射和生态调查报告进行分析,得出了儿童白血病与 ELF 电磁辐射暴露的当前趋势,指出欧美国家从 20 世纪 60—70 年代至今其儿童白血病的发病率增长了 30%,而同期人均磁场暴露量增长了 4 倍,若将该时期儿童白血病的发病增长人数完全归因于电磁场的暴露,则可解释 25% 的白血病新发病人数。最近流行病学的调查分析对 IARC 判定 ELF 电磁辐射为可疑致癌物提供了重要的依据。

许多与电有关的职业 ELF 电磁辐射暴露水平更高,尤其是电力事业工人,电厂工人暴露场强为 $0.52\mu T$,电站工人暴露场强为 $0.75\mu T$,输送线巡线员暴露场强为 $0.36\mu T$,而普通办公室工作人员磁场暴露强度为 $0.09\mu T$。近些年来,对 ELF 电磁辐射暴露与成人肿瘤关系流行病学研究比较多的是白血病、脑肿瘤、乳腺癌及其他肿瘤的发生关系。

# 第五章 肿瘤与电离辐射

电离辐射是指波长短、频率高、能量高的射线,是一切能引起物质电离的辐射总称,其种类很多,高速带电粒子有 α 粒子、β 粒子、质子,不带电粒子有中子以及 X 射线、γ 射线。人类主要接收来自自然界的天然辐射,它来源于太阳,宇宙射线和在地壳中存在的放射性核素。地下溢出的氧是自然界辐射的另外一种重要来源,从太空来的宇宙射线包括光量子、电子、γ 射线和 X 射线。在地壳中发现的主要放射性核素有铀、钍和钋,以及其他放射性物质,它们释放出 α 射线、β 射线或 γ 射线。人造辐射主要用于医用设备,研究及教学机构,核反应堆及其辅助设施。上述设施能产生放射性废物,其中一些会向环境中泄漏出一定剂量的辐射。此外,放射性材料也被广泛用于人们的日常消费。

在接触电离辐射的工作中,如防护措施不当,违反操作规程,人体受照射的剂量超过一定限度,则能发生有害作用。在电离辐射作用下,机体的反应程度取决于电离辐射的种类、剂量、照射条件及机体的敏感性。电离辐射可引起放射病,它是机体的全身性反应,几乎所有器官、系统均发生病理改变,但其中以神经系统、造血器官和消化系统的改变最为明显。电离辐射对机体的损伤可分为急性放射性损伤和慢性放射性损伤。短时间内接受一定剂量的照射,可引起机体的急性损伤,平时见于核事故和放射治疗患者,而较长时间内分散接受一定剂量的照射,可引起慢性放射性损伤,如皮肤损伤、造血障碍、白细胞减少、生育力受损等。另外,辐射还可以致癌和引起胎儿的死亡和畸形。电离辐射是一种弱致癌性因素,过量的电离辐射几乎可以导致各种类型的肿瘤,如组织肉瘤、乳腺癌和肺癌等。

## 第一节 电离辐射致肺癌发生机制

大剂量电离辐射可引起肺癌,不同射线产生的效应也不同,如日本广岛原子弹主要释放的是中子和 α 射线,长崎则是 α 射线,前者患肺癌的风险高于后者。通过对铀矿工人肺癌发病的调查发现,矿工的肺癌主要由氡及其子体辐射引起。美国学者对开采放射性矿石的矿工调查,70%～80%工人死于放射引起的肺癌,其中以鳞状细胞癌为主。从开始接触到发病时间为10～45年,平均为25年,均发病年龄为38岁,我国云南个旧锡矿矿工肺癌高发,也认为与矿中放射性物质,包括氡及其子体等有关。美国1978年报道,一般人群中电离辐射有49.6%来自自然界,44.6%为医疗照射,其中来自X线诊断的占36.7%。在动物实验中,用$^{60}Co$、$^{140}Ir$、$^{198}Au$、$^{90}Sr$、$^{239}Pu$、$^{106}Ru$、$^{59}Fe$、$^{35}S$、$^{32}P$、$^{106}Rh$等在小鼠、大鼠、狗、家兔中诱发了肺鳞癌和未分化癌。

## 第二节　电离辐射致乳腺癌发生机制

女性暴露于高剂量的电离辐射环境中可增加乳腺癌发生风险,特别是绝经前的暴露史有更高的风险,其诱发并形成肿瘤大概需至少5～10年的时间,乳腺癌风险性高低直接与暴露的辐射剂量有关。

## 第三节　电离辐射致胃癌发生机制

电离辐射是导致胃癌发生的重要因素。电离辐射对胃癌发生影响的最佳证据来源于第二次世界大战期间日本广岛和长崎原子弹爆炸后幸存者的前瞻性研究。随访期间,80000名遭到核辐射的幸存者中有2600名患胃癌。1980—1999年对38576个核爆炸幸存者随访485575人年后,有1270名患胃癌。Poisson回归分析显示,电离辐射暴露、男性、年龄、吸烟史为胃癌的危险因素。也有资料证实,20世纪30—60年代接受消化性溃疡胃部辐射治疗的患者,胃癌发生的风险明显升高。

## 第四节　电离辐射致皮肤癌发生机制

放射性皮肤恶性肿瘤的临床特征均发生在受照部位。早期放射工作者在尚未懂得防护的情况下,经常暴露在X射线照射范围中,引起皮肤暴露处癌变,病变多见于手部,尤以手指为多。这多为放射工作者慢性放射损伤的结果,临床特征为局部皮肤萎缩变薄、粗糙、疣状增生、角质突起,或反复破裂形成溃疡,经久不愈。潜伏期较长,平均20～

29年。捷克铀矿工人中由于α辐射体剂达到1~2Gy,矿工面部原发性皮肤基底细胞癌增多。近年来由于放射仪器设备的改进和放射技术的进步,特别是加强了各项防护措施,职业性皮肤癌基本上已经绝迹。但某些接受放射治疗的患者,经过若干年后,在放射野内发生皮肤癌的病例仍可遇见。

## 第五节 电离辐射致骨肉瘤发生机制

有资料报道,环境中电离辐射可诱发骨肉瘤,放射相关性骨肉瘤好发于接受放疗的部位,通常有至少3年的潜伏期,其中绝大多数是骨肉瘤。当有放射线损伤存在时,一些罕见原因及其他的暴露因素和条件(如铬、镍、钴、铝钛、甲基异丁烯酸盐和聚乙烯)也曾被怀疑,但仍不能得到明确的证实。常规治疗剂量的放疗所导致的骨肉瘤临床上很少发生,但是一旦发生却能造成很大的破坏。接受医疗评估的低剂量辐射,如X射线或CT扫描,与骨肉瘤的风险无相关性。

## 第六节 电离辐射致软组织肉瘤发生机制

有资料显示,放射线接触也是局部软组织肉瘤的重要致病因素。1910年左右,厂家在手表表盘涂镭以获取夜光功能,后发现它会散发α和γ射线,会导致接触部位的骨及软组织肿瘤而逐渐弃用。20世纪70年代,也有病例报道骨镶嵌工人在影像检查的射线下工作而未戴手套进行保护,从而发生手部的恶性肿瘤。现在随着肿瘤放射治疗的应用越来越广泛、经过放疗患者生存期逐渐延长,对放射性导致的第二肿瘤认识越来越深入,一般认为肉瘤的发生率与照射剂量有关,一般局部接受50Gy或以上的剂量,经过10余年的发展,会产生软组织肉瘤,前提是产生肿瘤部位必须在照射范围内、此部位照射前组织正常,但有少数资料显示,照射剂量达到19~22Gy即可诱发软组织肿瘤,而且潜伏期短。

放射线有关的软组织肉瘤一般为恶性纤维组织细胞瘤及纤维肉瘤,如果同时存在遗传易感性则发生率更高,比如视网膜母细胞瘤基因(Rb1)胚系突变的患者发生放疗后肉瘤的风险增加,且一般为骨肉瘤,有Tp53基因胚系突变、NF1基因突变的患者也有较高的放疗后发生肉瘤的风险。

判定是否为放射线诱发的肉瘤有赖于以下3个标准:①软组织肿瘤必须是发生在

第一个肿瘤的放射治疗野内);②第二个肿瘤与第一个肿瘤的病理形态不同;③第一个肿瘤放射治疗后,有较长的潜伏期才出现第二个肿瘤。

## 第七节 电离辐射致甲状腺癌发生机制

对射线与甲状腺癌之间的关系研究最早始于20世纪50年代,后在多个研究中得到证实:电离辐射与甲状腺癌发生显著相关。研究主要从2个方面得到证据:一是原子弹爆炸后的幸存者中甲状腺癌的发病率显著增加;二是曾经接受头颈部外放射治疗良性病症儿童的甲状腺乳头状癌(papillary thyroid carcinoma, PTC)患病率显著增加。与外放射不同,直至最近人们才证明放射性和其他快速衰变的放射性碘的内放射是导致儿童,尤其是年龄小于10岁的儿童发生甲状腺癌的致病因素,但对成人未见类似结果。

甲状腺癌的发病率与放射线的照射量有线性相关关系,接触射线的时间越长,年龄越小,发病率越高。有研究表明,当照射剂量少至0.65Gy多到25Gy都有诱发甲状腺癌的可能,但放射剂量在1~6Gy时甲状腺癌的发生率较高,剂量大于3Gy为高危组,而超过15Gy时又下降,其原因可能是大剂量的放射线可使甲状腺组织全部或近于全部破坏,剩下无生命力的甲状腺组织很少发生甲状腺癌。

## 第八节 电离辐射致白血病发生机制

1945年日本遭原子弹轰炸后,82000名幸存者中,急性髓性白血病、慢性粒细白血病、急性淋巴细胞白血病的发病率显著增加,受辐射剂量越大的地区,发病率越高,尤其是儿童,常有染色体异常和基因异常。患者发病潜伏期最少为2~3年,发病高峰为6~8年后,20年后发病率才逐渐下降。除慢性淋巴细胞白血病外,其他各种白血病的发病率均有增加,其中急性髓系白血病的发病率增加30倍以上,以10岁以下和50岁以上人群发病率最高,发病潜伏期为5~21年;急性淋巴细胞白血病患病的相对危险值达9.1,儿童人群更高。辐射剂量越大,白血病患病率越高。骨髓增生异常综合征主要发生于遭受低剂量辐射的存活人群,潜伏期更长,急性髓系白血病蛋白基因突变率较高。但慢性淋巴细胞性白血病的发病率并未增加。根据对原子弹爆炸幸存者的研究,全身急性放射剂量为1Gy的人群,一生中发生白血病的概率为85/10万。放射剂量在0.2Gy以下者,白血病发生的危险增加较不明显。核电厂和核军工人员的白血病发病率也高于普通人群。在放射治疗的患者中,继发性白血病的概率明显高于普通人群。

较早时间,从事放射诊断和治疗的医疗人员接触射线较多,白血病发病率相对较高。20世纪上半叶,医用放射工作者发生白血病的风险较高,如英国1897—1921年间,放射科医生白血病发生率是1921年以后的6倍;美国1920—1929年间的放射工作者患白血病的风险,高出健康人8.8倍,1930—1939年间高出3.4倍,1940年以后放射工作者白血病发生率增高不明显;1929—1942年国外调查发现,放射科医生患白血病的机会,是非放射科医生的10倍。我国1950—1980年间医用X线诊断工作者白血病的发生率,是非X线医务工作者的3.5倍。

但随着防护措施的改善,发病率已与普通人群基本一致。放射科医生的白血病发病率,在1960年以后显著降低,与正常对照组无显著差异;而一项回顾性调查发现,与非放射科医护人员相比,放射工作者的白血病患病率仍然偏高。因各种肿瘤接受放射治疗的患者,白血病患病率也明显增高。

真性红细胞增多病和特发性血小板增多症用$^{32}$P口服治疗后,这些患者急性髓系白血病的发生率可达4.6%,平均发病时间为给药后8.5年。鼻咽癌和淋巴瘤局部放射治疗后,及因甲亢、甲状腺癌而口服$^{131}$I治疗后,白血病发病率也明显增加。

一般认为,放射治疗致白血病的风险不及化疗,放疗可使白血病的风险增加2倍,化疗则增加10倍,而放疗+化疗则增加17倍。诊断性照射一般没有致白血病的危险,但多数报道认为,孕期妇女接触射线后,出生儿童的急性白血病患病率可增加1~4倍。

有资料分析原子能工作者、核电站周围居民及其后代罹患白血病的风险。美国、英国、加拿大一项95673名原子能工作者(至少工作6个月)白血病死亡率的调查结果显示,相对危险系数(RR)为1.2(不包括慢性淋巴细胞白血病)。对124743名暴露于离子辐射环境的英国工人调查显示,白血病(不包括慢性淋巴细胞白血病)发生的相对危险增加不明显。英国调查39557名男性和8883名女性核电站工人的孩子,患儿童白血病的风险并未增加。加拿大安大略核电站附近居民的儿童,患儿童白血病的危险也没有明显增加;也无证据证明从事放射工作的男性公民的后代患白血病的风险增加。美国或英国从事夜光表工作的工人或铀矿工人,患白血病的概率并未增加。

成人非霍奇金淋巴瘤、乳腺癌、泌尿生殖系统肿瘤、儿童Ewing肉瘤、Wilms瘤等放疗后,白血病的发生率增加2~3倍。采用放疗的某些良性疾病,继发白血病的危险也明显增加。美国和苏格兰等报道,因各种良性疾病行放疗而发生白血病的风险增加1.2~3.0倍。

母亲怀孕期间接触诊断性X线后,儿童发生白血病的风险增加0.4~0.5倍,但这一观点有争论。成年人反复接受诊断性X线检查是否增加白血病的发生也有争论,有的人认为发生髓系白血病的危险增加,另一些人认为没有直接关系,或接触X线后的头几年内危险略有增加。

实验表明,X线可致动物白血病。小鼠经170cGy每周1次共4次全身照射后,白血病发病率为95%。小鼠经单次200～400cGy全身照射后,白血病发病率为30%～40%,是正常对照的11倍。用$^{60}$Co分次全身照射小鼠,总剂量为580cGy,结果白血病发病率为62%,是正常对照的10倍。狗经每天照射X线5～10cGy,2.5～5年后,4/17的狗发生白血病。现已将低剂量、多次、全身照射,作为诱发实验动物白血病的方法。

X线可增加白血病的发病率,白血病发病率常随骨髓造血细胞照射剂量的增加而增加,剂量越大,潜伏期越短,尤其与骨髓的照射剂量有关,阈值范围是3～4cGy;如果剂量明显增加,则可死于骨髓造血衰竭,以致白血病发生率并不增高。发病率还取决于受照个体的性别、年龄,20岁以下和35～49岁间发病率较高,男性高于女性。

离子射线(X线)主要通过引起染色体畸变、基因突变、基因表达状态改变、潜伏的致癌病毒激活等方式来诱发肿瘤。致肿瘤的过程要经过启动、促进、演变3个阶段。离子射线主要作用于启动阶段,可造成细胞DNA断裂,可促进产生活性氧损伤DNA;在DNA修复过程中,可发生染色体畸变,结果能使基因组不稳定、基因突变、基因表达状态改变,Ras、c-Myc等癌基因激活,DNA损伤修复障碍,可导致细胞突变。

# 第六章　肿瘤与紫外线

紫外线是电磁波谱中波长 10 ~400nm 辐射的总称。依据紫外线自身波长的不同，可将紫外线分为 3 个区域：短波紫外线（UVC）、中波紫外线（UVB）和长波紫外线（UVA）。

## 第一节　紫外线致皮肤癌发生机制

皮肤癌为表皮角质形成细胞的恶性增生，主要包括基底细胞癌（BCC）和鳞状细胞癌（SCC）。日光中的紫外线（UV）是皮肤癌发生的主要原因，特别是波长 280 ~320nm 的中波紫外线（UVB）最具致癌性或突变性。已有令人信服的证据表明，过度暴露在紫外线辐射之下，是人体 DNA 损伤的主要原因，至少在非黑色素瘤性皮肤癌中，太阳辐射是贯穿于启动和促进恶变过程中的重要致癌因素。然而另有证据表明，亚致癌量的紫外线暴露同时结合其他行为，如无机砷、环境和异生等因素，也会导致皮肤癌的发生。在皮肤癌发生、发展过程中，紫外线辐射是其至关重要的环节。中波紫外线（UVB）引起的原癌基因（如 RAS）表达或抑癌基因（如 p53）突变可使细胞形态改变和分化而导致恶性肿瘤细胞产生。

紫外线辐射可造成皮肤光损伤甚至皮肤癌。常见皮肤癌包括基底细胞癌、鳞状细胞癌、恶性黑色素瘤、光毒反应、光敏反应以及光线性角化病等。近期有学者指出，造成皮肤光损伤的罪魁祸首为中波紫外线（UVB）。紫外线引起癌症的机制大概分为 2 种：一种认为紫外线照射能够改变细胞内的遗传成分；另一种认为紫外线照射可改变人体的免疫功能。紫外线被皮肤吸收后产生"嘧啶二聚体"，此物为导致细胞变性的主要根源，从而引发皮肤癌。如着色干性皮肤病患者，其身体皮肤细胞缺乏修补及去除因紫外线照射受损而产生"嘧啶二聚体"的能力，因此极易发生皮肤癌。

## 一、UVB 致 DNA 损伤及氧自由基的影响

UVB 致 DNA 损伤和免疫调节表皮角质形成细胞产生的超氧化物歧化酶、过氧化氢酶、谷胱甘肽过氧化物酶等抗活性氧自由基酶均可对活性氧自由基产生一定的对抗效果。过量 UVB 辐射后可导致皮肤 DNA 断裂、DNA 蛋白质交链等的发生,最终引起皮肤中氧自由基活性增强,导致抗活性氧自由基酶无法发挥良好效果。多余的氧自由基就会对皮肤自身抗氧化防御能力产生抑制作用,使机体氧化与抗氧化之间的平衡受到破坏,引起皮肤损伤的产生。

## 二、UVB 对凋亡、p53 以及细胞周期调节分子的影响

研究发现,机体在受到大量的 UVB 辐射后为了使完整性得以维持,需要对细胞反应以激活,会对 DNA 损伤引起的基因突变予以清除,使细胞周期进程得以延缓,将细胞周期停滞在 G1 期,最终引起细胞突变的基因在复制前便得到了及时的修复,并且与转录激活有关的 p53 基因也会因此而凋亡。p53 基因为机体中的一种抑癌基因,对于清除 UVB 辐射造成的损伤细胞具有促进作用。p53 基因的存在可有效降低皮肤癌的发生,然而在 DNA 受损后,p53 基因可使细胞周期停滞在 G1 期。在 DNA 完成合成前并对其展开修复,如果细胞损伤相对较为严重则无法获得充分的修复,进而诱发细胞凋亡,从而促进了皮肤癌的早期发生与发展。曾有研究显示,在 SHK-1 小鼠受到长期 UVB 照射后,其机体内的 p53 基因表达会明显增加。致使与皮肤肿瘤发生与发展相关的细胞周期素 D1 的表达增加,进而促进肿瘤的发展进程。

## 三、UVB 对相关通路以及因子的影响

研究证实,UVB 可使核因子 NF-κB 通路打开。该通路为哺乳动物 Rel 蛋白家族的一员,属于 DNA 结合蛋白的一种,其参与了细胞周期调控、细胞增殖与分化、细胞凋亡以及致癌基因等。皮肤受到 UVB 辐射以及脂多糖等刺激后,在 NF-κB 信号转导通路上游激活酶反应的作用下非活化复合体会被激活。除以上作用外,UVB 还可以对激活蛋白活化产生介导作用。激活蛋白属于一种转录因子,参与了靶基因调节,可对各种刺激做出生理以及病理应答,并且参与了细胞的增殖、分化以及转化过程,在肿瘤的发生、发展、侵袭、转移等过程中均发挥了重要的作用。曾有研究指出,激活蛋白还参与了细胞的正常生长、癌性转化过程。

UVB 还可以对蛋白激活 B 通道进行调节。该通道的主要途径为细胞内重要信号的转导通路。曾有研究指出,不同的刺激下会通过 PI3K 机制诱发丝氨酸、苏氨酸残基发生磷酸化。在此基础上,会使丝氨酸、苏氨酸活化。丝氨酸、苏氨酸被活化可对下游凋亡蛋白、细胞周期凋亡调节蛋白等产生活化调节作用,从而实现抑制细胞凋亡,促进细

胞增殖的作用。在蛋白激活 B 通道因子发生基因突变后,细胞生存与凋亡失去平衡,从而促进了正常细胞发生恶化。

### 四、UVB 对环氧化酶、鸟氨酸脱羧酶的影响

环氧化酶属于限速酶的一种,可以对花生四烯酸转为前列腺素产生催化作用。有研究显示,在大量 UVB 辐射后,环氧化酶转录作用增强,从而引起蛋白表达水平增加,前列腺素水平也会因此而升高。这对于受损细胞的增生具有显著的促进作用,从而诱发皮肤肿瘤的形成。鸟氨酸脱羧酶为多胺合成中第一个调节酶。多胺在细胞增生以及分化、移行中属于基础物质,具有关键作用。由此可知鸟氨酸脱羧酶对细胞的生长、分化,产生重要的调节效果。曾有研究指出,在转移性细胞肿瘤中可以持续检测到鸟氨酸脱羧酶基因产物。目前关于 UVB 与鸟氨酸脱羧酶之间的关系还不十分清楚,需要展开进一步的研究加以证实。

# 第二节　紫外线致恶性黑色素瘤发生机制

目前,紫外线照射已被广泛认可为黑色素瘤的主要危险因素。过度的紫外线照射是造成欧美白种人皮肤黑色素瘤的主要病因之一。大气中氟利昂等有害物质的大量排放破坏了臭氧层,造成紫外线过滤不充分。日光中的紫外线灼伤皮肤并可诱发 DNA 突变。紫外线中的 UVA 和 UVB 两个波段均有可能对人体造成伤害,诱发黑色素瘤的发生,但具体机制并不明确。UVB 可以被 DNA 吸收,造成 DNA 损伤,导致 DNA 突变。而 DNA 对 UVA 的直接吸收相对较少,因此多认为 UVB 是破坏黑色素细胞基因并诱导发病的主要原因,但也有认为 UVA 是诱导黑色素瘤发生的主要致癌物,其能抑制免疫系统的某些功能从而加速肿瘤的形成。尽管何种波段的紫外线是导致黑色素瘤发生的主要原因尚有争议,但紫外线照射能够导致黑色素瘤的发生已被公认。

### 一、日光照射致黑色素瘤发生机制

黑色素瘤的发病率随着与北极和南极之间距离的增加而增加。移居到阳光充足地区的成人比当地出生的成人的黑色素瘤的发病率要低,这点表明紫外线下的持续暴露在黑色素瘤的发生过程中起重要作用。阳光照射导致的雀斑和痣是黑色素瘤发展的危险因素。

Elwood J. M. 等针对皮肤黑色素瘤危险因素的相关文献进行总结,发现间歇性日光照射和晒伤史与黑色素瘤的发病呈正相关,而高度持续性日光照射与黑色素瘤发病呈

负相关,提示急性日光照射所致皮肤晒伤对于黑色素瘤发病的作用比慢性累积性日光照射更为重要。多项报道指出儿童和青少年时期接受慢性累积性日光照射对于黑色素瘤发病的影响较成人为重。间歇性紫外线照射部位发生的黑色素瘤如躯干、肢体末端,高发年龄大约 55 岁,但持续性紫外线照射部位如面部等的黑色素瘤发病率随着年龄的增长而持续上升。这种间歇性紫外线照射的黑色素瘤发病率下降表明:紫外线照射易受伤害的时期在青春期,即在青春期紫外线高剂量暴露地区的人群为主要的危险人群。

## 二、人工紫外线照射致黑色素瘤发生机制

紫外线暴露除了日光照射外,也包括室内设备所致的人工照射。室内紫外线照射在发达国家越来越流行,尤其是北欧和美国。这种人工紫外线照射和黑色素瘤发病之间关系的最有力的证据就是,室内紫外线床的应用可能增加了黑色素瘤的发病率,30 岁以前接受室内照射的人群发生黑色素瘤的风险比未接受室内照射的人群高出 75%。IARC 关于人工紫外线和皮肤癌的研究表明,首次使用的年龄小于 35 岁和黑色素瘤的发病率相关。

# 第七章　肿瘤与重金属

重金属是一类相对密度比较高和即使接触较低浓度也对人体有一定毒性的金属元素,包括铅、镉、锌、汞、银、铬、铜铁和铂族元素。根据2012年IARC颁布的人类致癌金属、类金属分类,砷和无机砷化合物、铍及铍化合物、镉和镉化合物、六价铬化合物、镍化合物和钚为确定的人类致癌物;金属碳化钨、磷化铟和无机铅化合物为很可能的人类致癌物(2A),钴及钴化合物、铅、镍金属与合金、溴酸钾、二氧化钛和五氧化二钒为可疑人类致癌物(2B)。

## 第一节　砷致肿瘤发生机制

自然界中单质砷存在的稳定形式是As,砷可存在于食物、水、土壤和空气中,可通过食入、吸入等途径进入人体。化合物主要以三价或五价的无机物和有机物的形式存在于环境中,如亚砷酸盐、砷酸盐、三氧化二砷、五氧化二砷、单甲基砷酸等。

砷是一种公认的致癌物,在众多的职业、流行病学和动物实验研究中,砷及无机砷化合物与多种癌症包括肺癌、膀胱癌和皮肤癌发生的风险性升高有关,同时也有一些资料表明,它们可引起前列腺癌、肾癌和肝癌。

### 一、砷致肺癌发生机制

1930年,Saupe描述了2例和砷暴露有关的肺癌病例。从那时起,大量将砷和人类肺癌联系起来的数据就被公布出来。Blot和Fraumeni揭示了在1938—1963年间暴露于三氧化二砷的冶炼厂工人肺癌死亡风险升高。Tokudome和Kuratsune发现1949—1971年间在日本金属提炼厂工作的铜冶炼工人其肺癌死亡率明显升高。肺癌的平均潜伏期是37.6年,和估计的砷暴露水平不相关。Rencher等在美国犹他州的铜冶炼厂开展了一次回顾性死亡研究,并证明在所有的死亡工人中有7%死于肺癌,而在美国犹他州总死亡人口中有2.7%死于肺癌,在冶炼厂相关的矿井和集中器工作过的死亡工人中有 2.2% 死于肺癌。其他研究者已经证实了肺癌和在铜冶炼厂工作的关系,发现肺癌发病风险增高与暴露于含有无机砷的杀虫剂有关,甚至和应用含砷的医疗药物有关。Guo 等得出了一个著名的结论,砷暴露和鳞状细胞或小细胞肺癌之间的关联最为强烈。

大多数研究都假定只有吸入性暴露才和砷相关肺癌有关联。然而,在中国台湾的西南和东北海岸、日本的新潟县、智利南部以及孟加拉国,地下水受到了砷的严重污染,因而饮用那些地下水就和肺癌发病率增高有关。Chen 等评估了吸收进入人体的砷和肺癌发病风险之间的剂量反应关系,这种关系就像肺癌和吸烟的关系一样。他们发现,摄取砷含量水平最高(700mg/L)的饮用水的人群与摄取砷含量水平最低(10mg/L)的饮用水的人群相比,肺癌的发病风险增高,其相对危险度为 3.29(95% CI 为 1.60 ~ 2.78)。而且,在中国台湾西南地区应用自来水系统之后,肺癌死亡率下降了,从而更加支持了吸收进入人体的砷和肺癌之间可能存在关系的观点。

在这些关于砷和肺癌的研究中,最重要的混杂因素是吸烟。更多近期的研究已经试图调整吸烟的影响,并已证实了砷持久的致癌作用。而且,就像 Pershagen 等提出的那样,砷和吸烟之间似乎存在一种协同作用。该研究评价了瑞典的铜冶炼工人,并发现在砷暴露的非吸烟者中,经年龄调整的肺癌死亡率比是 3.0。在那些没有职业砷暴露的吸烟者中,这一比率是 4.9。在砷暴露的吸烟者中,经年龄调整的肺癌发病率比是 14.6。由 Hertz-Picciotto 等所做的 Meta 分析和由 Chen 等以前所做的描述性研究同样支持砷和吸烟之间的这种协同作用。

非职业暴露于铜冶炼厂(即居住在冶炼厂附近)也可能会造成致癌风险。然而,大多数研究在这种环境下并未能建立起具有统计学意义的关联,这就暗示砷可能单独作为一种弱的致癌物或者它还需要一种辅助致癌物来诱导癌症的发生。

文献综述提示砷暴露之后诊断出肺癌的平均潜伏期大约为 30 年。而且,砷相关的肺部恶性肿瘤似乎更容易发生在肺上叶。砷相关的肺癌包括各种组织学细胞类型,而且每种细胞类型的肺癌的相对频数似乎和普通非暴露人群一样。

支持砷的致癌作用的动物实验数据是有限的。Ishinishi 等发现 Wistar-King 鼠经气管吸入 3 种形式的砷(铜矿石、烟尘和三氧化二砷)与其肺部腺瘤或腺癌的形成有关。在另一出版物上,Ishinishi 等证明了在给叙利亚金仓鼠每周 1 次经气管灌输 3.75mg 或 5.25mg 的三氧化二砷之后,它们有 10% ~ 30% 的患肺部腺癌的风险。Ivankovic 等证明了在给 15 只小鼠经气管灌注 0.1mL 含砷酸钙的葡萄园杀虫剂后有 9 只(60%)发生了多病灶的支气管腺癌和支气管肺泡细胞癌。Soucy 等在动物模型上发现了三氧化二砷对血管再生、黑素瘤生长以及新陈代谢的剂量依赖作用。有趣的是,砷的存在形式似乎会影响肺癌在动物研究中的发病风险。具体来说,砷酸钙似乎有最强的致瘤潜力,而三氧化二砷的致癌性还存在质疑。

人们已经发现砷能诱导人类胎儿肺组织的癌前病变,这种病变背后的机制可能在于砷诱导的 DNA 的过度甲基化。Mass 和 Wang 发现,人类肺部腺癌 A549 细胞暴露于亚砷酸钠或砷酸钠后导致了一种肿瘤抑制基因 p53 片段显著的甲基化,这将改变 p53 作为细胞周期中允许细胞最终转化为持续增殖细胞系的检查点的功能。其他的鼠类研究已经提示,砷提高了来源于烟草的致癌物,以及苯并芘增加了皮肤和肺部 DNA 加合物数量的能力,而这是突变形成的初始步骤。

国内外对杀虫剂砷的使用者、生产者,冶炼工人等进行的调查报告,肺癌的发病率明显提高。有人曾对美国 36 个冶炼铜铅锌工业区居民进行调查,发现男女肺癌的死亡率较美国其他地区显著增高。美国癌症研究所报道,暴露于三氧化二砷的工人,肺癌死亡率 3 倍于对照组,工作 15 年以上者可高达 8 倍。砷引起的肺癌以分化差的癌为多见。

1980 年,IARC 确定现今可得的人类数据足以说明砷是一种肺部致癌物。

## 二、砷致膀胱癌、肝癌和肾癌发生机制

Chen C. J. 等对我国台湾西南部普通居民的调查显示,膀胱癌、肝癌和肾癌与饮用水中砷的浓度成剂量-反应关系,当水中的浓度分别为 $170\mu g/L$、$470\mu g/L$ 和 $800\mu g/L$ 时,膀胱癌的男性死亡率 OR 值分别为 5.1、12.1 和 28.7,而女性分别为 11.9、25.1 和 65.4;肝癌的男性死亡率 OR 值分别为 1.2、1.5 和 2.5($P<0.001$),女性分别为 1.6、2.1 和 3.6($P<0.001$);肾癌的男性死亡 OR 值分别为 4.9、11.9 和 19.6,女性分别为 4.0、13.9 和 37.0。这些数据充分说明,砷的有效浓度与致癌性能呈现正相关性。

## 三、砷致前列腺癌发生机制

美国的一项长达 20 年的队列研究中队列人数为 2073 人,根据其暴露的砷浓度分为 $<1000\times10^{-12}/a$、$(1000\sim4999)\times10^{-12}/a$ 和 $\geqslant5000\times10^{-12}/a$ 三个水平,不考虑其他砷暴露水平,前列腺癌标准化死亡比升高到 1.45(95% CI 为 1.01~1.91)。

## 四、砷致皮肤癌发生机制

从事砷杀虫剂生产的工人、金矿工人以及铜、锌等金属冶炼工人通过呼吸摄入砷,可引起皮肤癌。用三氧化二砷治疗气喘病可导致 Bowen's 病(又称上皮内上皮痛或原位癌,是一种少见病)的发生,后者在临床上具有慢性前癌性皮炎和多发性上皮癌的症状。在我国台湾地区发现,饮水中砷含量越高,皮肤癌的发病率就越高。在阿根廷发现,饮水砷污染后,皮肤癌等的发病率上升。

## 五、砷致其他肿瘤发生机制

Oswald 等人在瑞士雌鼠孕期皮下注射砷化合物,可使母鼠及其后代的淋巴细胞白血病和恶性淋巴瘤的发生率提高,如果仔鼠出生后继续注射砷化合物,可使这些肿瘤的发生率继续提高。

# 第二节　汞致肿瘤发生机制

汞在自然界中的赋存形式主要有金属汞、无机汞和有机汞。通常,汞多以无机汞和有机汞的形式出现。无机汞有一价和二价的化合物,一价汞盐只有少数可溶于水(如硝酸亚汞),其他均微溶于水(如甘汞 $HgCl_2$),有的二价汞盐易溶于水(如硫酸汞、硝酸汞、氯化汞、溴化汞等),有的二价汞盐几乎不溶于水(如硫化汞、碘化汞、硫氰酸汞、碳酸汞、磷酸汞等)。有机汞化合物均有脂溶性,也有不同程度的水溶性和挥发性,如甲基汞、二甲基汞、苯基汞、甲氧基乙基汞等。一般有机汞对热、氧、水都比较稳定,可与酸、碱、卤素、还原剂、金属等发生化学反应。无机汞的甲基化既可通过生物代谢转化完成,也可通过物理化学的非生物甲基化反应达到。有机汞的毒性较金属汞和无机汞大。汞对人体健康的危害与汞的化学形态、环境条件和侵入人体途径、方式有关。

## 一、金属汞对人体的危害

金属汞蒸气有高度的扩散性和较大的脂溶性,侵入呼吸道后可被肺泡完全吸收并经血液运至全身。血液中的金属汞,可通过血脑屏障进入脑组织,然后在脑组织中被氧化成汞离子。由于汞离子较难通过血脑屏障返回血液,因而逐渐蓄积在脑组织中,损害脑组织。其他组织中的金属汞,也可能被氧化成离子状态,并转移到肾中蓄积起来。金属汞慢性中毒的临床表现,主要是神经性症状,有头痛、头晕、肢体麻木和疼痛、肌肉震颤、运动失调等。大量吸入汞蒸气会出现急性汞中毒,其症候为肝炎、肾炎、蛋白尿、血尿和尿毒症等。金属汞被消化道吸收的数量甚微。通过食物和饮水摄入的金属汞,一般不会引起中毒。

## 二、无机汞化合物对人体的危害

无机汞化合物分为可溶性和难溶性 2 类。难溶性无机汞化合物在水中易沉降。悬浮于水中的难溶性汞化合物,虽可经人口进入胃肠道,但因难于被吸收,不会对人构成危害。可溶性汞化合物在胃肠道吸收率也很低。

汞离子与体内的巯基有很强的亲和性,故能与体内含巯基最多的物质(如蛋白质)和参与体内物质代谢的重要酶类(如细胞色素氧化酶、琥珀酸脱氢酶和乳酸脱氢酶等)相结合。汞与酶中的巯基结合,能使酶失去活性,危害人体健康。

## 三、有机汞化合物对人体的危害

有机汞的特点是剧毒,代谢缓慢,易为生物所积累;汞-甲基链在大多数生物体内十分稳定。烷基增大了汞化合物的脂溶性,因而有机汞才能渗透血脑屏障和细胞膜。有机汞的脂溶性及 $RHg^+$ 与生物配体的结合能力,使得这类化合物在各种有机体内有很长的半衰期。事实上,生物体还是能缓慢清除有机汞,将有机汞分解成无机汞。

对甲基汞新陈代谢的研究,特别是在甲基汞毒性效应方面所做的研究,证明甲基汞除了本身的直接毒性外,还因缓慢分解成无机汞而可能引起二次中毒。进入人体和动物体内的甲基汞有 90% 是通过胃肠道吸收,胃肠道吸收的甲基汞大部分积聚在红细胞中;甲基汞在红细胞中的含量是血浆中含量的 300 倍。甲基汞通过血循环在体内传递,在各组织和器官里的分配大体一致。甲基汞在脑和肾里的浓度比大约是 1∶3,甲基汞特别能穿透血脑屏障损害中枢神经系统。甲基汞与巯基结合牢固,把汞离子释放到中枢神经的成键部位上,损害了细胞膜的通透性,影响线粒体的功能,抑制蛋白质的合成,使得 RNA 减少,DNA 不能复制。机体能清除甲基汞,是由于血浆中的甲基汞比红细胞中的甲基汞相对容易释放出来。清除速度快慢,是与血浆中的甲基汞含量比红细胞低有关。实际上,人和高等动物体内血浆中的甲基汞并不多。甲基汞对动物的胎脑和幼脑的发育影响特别大,甲基汞对人的毒害神经系统,特别是中枢神经,主要是引起神经障碍,通常表现出的症状为麻木、极度颤抖、视野缩小、听力损害、语言和智力恶变及共济失调,轻微的甲基汞中毒很难发觉,这点与烷基铅很相似,特别是当甲基汞浓度很低对智力和行为仅产生极轻微影响时,很难确定甲基汞是否是真正的祸因。严重的甲基汞中毒病症似中风,往往在暴露于甲基汞数月之后就会发病。中毒后如果及时治疗,病人可以治愈。

甲基汞可穿透胎盘在胎儿体内积累,甲基汞穿过胎盘屏障的迁移速度比无机汞快 10 倍。胎儿组织比怀胎母体对甲基汞有更强的结合力,新生儿体内甲基汞水平高于被暴露的母体,用母乳喂养幼儿也是暴露甲基汞的一种重要方式,甲基汞从怀胎母体身上转移到胎儿身上,使母体自身得以减毒。

Ellingsen D. G. 等和 Boffetta P. 研究发现,接触的工人中,其肺癌发生率和死亡率均比普通人群高。Boffetta P. 等对挪威的一个氯碱工厂的工人进行队列研究,674 名男性工人接受调查,他们平均受雇时间为 9.6 年,尿液中汞的累积量为 3700nmol/L,观察到的结果显示,肺癌的标准化率比 SIR = 2.05。

# 第三节 镉致肿瘤发生机制

在自然界中,镉的常见矿物是硫镉矿(化学成分 CdS),镉通常以杂质在锌矿与铅矿中存在,因此主要是作为锌和铅的冶炼的副产品产生的。镉存在于食物、大气、水体和土壤中,可通过呼吸道或消化道而进入人体,吸入的镉大约有 1/5 被吸收,食入的镉大约有 1/2 被吸收,但皮肤吸收的镉却很少。人们一般通过蔬菜、豆类、稻谷和烟草等接触镉,现在认为人体内镉的主要来源是吸烟。环境污染是镉摄入增多的主要原因。环境中最常见的镉是以其硫化物、氯化物和氧化物组成的盐。锌与镉化学性质相似有拮抗作用,因此经常暴露于镉环境下的人体应适当增加锌的摄入量,不过应注意的是锌排泄速度比镉快,故给锌的时间应长些。镉的致癌机理报道较少,可能与降低抑制肝内金属硫蛋白合成有关,重金属能引起脂质过氧化反应,从而破坏细胞膜的不饱和脂肪酸,导致膜损害。

大量流行病学调查证明长期接触镉的工人,肺癌的发生风险增加,Sorahan T. 等对美国从事镉回收作业的 571 名男性工人进行研究,按总的镉暴露浓度分为 $<400mg/m^3$、$400 \sim 999mg/m^3$、$1000 \sim 1999mg/m^3$ 和大于 $2000mg/m^3$ 四个浓度水平,经调整年龄、工龄等因素,结果发现,以 $<400mg/m^3$ 浓度水平为参照,其余三个浓度水平肺癌死亡率的相对危险度(RR)分别为 2.3、2.83 和 3.88。多项研究证明,乳腺癌的发生也跟镉暴露、尿镉水平密切相关,Mcelroy J. A. 等的病例对照研究中,病例组为 246 名女性乳腺癌患者,年龄在 $20 \sim 69$ 岁之间,对照组为 254 名经年龄匹配的非乳腺癌患者,调整其他可能的危险因素,镉暴露水平最高($\geqslant 0.58\mu g/g$)的女性患乳腺癌的风险是最低($0.26\mu g/g$)镉暴露水平者的 2 倍多,OR 为 2.29。镉暴露者患前列腺癌的风险也随着镉浓度的增加而升高,瑞典的一项饮食暴露与前列腺癌的队列研究,共有 41089 名年龄在 $45 \sim 79$ 岁的男性研究对象,随访时间为 1998—2009 年,结果发生前列腺癌 3085 例,至 2008 年,队列中死于前列腺癌 326 例,这些人镉的暴露水平为 $(19\pm3.7)\mu g/d$,镉暴露与前列腺癌的 RR 为 1.13。镉可引起大鼠患胰腺癌,人类胰腺也是镉致癌作用的靶器官,许多研究发现,镉暴露水平与胰腺癌有关;Amaral A. F. 在西班牙东部的一项病例对照研究中,胰腺癌病例组 118 例、对照组 399 例,结果显示,在这些人群中,镉暴露于最高镉浓度者患胰腺癌的风险 OR=3.58。镉暴露也与子宫内膜癌的发生呈正相关。瑞典的一项前瞻性队列研究,研究对象为 30210 名绝经后妇女,她们每天经食物摄入的镉含量大约为 $15\mu g/d$,经 16 年的随访后,378 名妇女患子宫内膜腺癌,其患病的风险 RR=1.39。

# 第四节　铅致肿瘤发生机制

铅的主要矿物有方矿铅(主要为 PbS)、铅矾(主要为 $PbSO_4$)和白铅矿(主要为 $PbCO_3$),而土壤中的铅主要以残渣为主,其次为铁锰氧化物结合态和碳酸盐结合态。铅通常以蒸气、烟尘的形式进入呼吸道,吸入的铅 30%~40% 进入血液循环系统,进入血液中大部分的铅可停留 1 月余,然后扩散和积聚在肝、肾、脑和肺等组织,铅还可通过消化道进入人体,如果在铅作业场所进食、饮水,有可能会摄入铅。

流行病学调查表明,英国宇航局工人支气管肺癌发病率较正常人高,铅对苯并[a]芘诱发工人肺癌可能有协同作用。给大鼠口服或皮下注射铅盐,可引起肾肿瘤;氧化铅和苯并[a]芘对仓鼠有协同致癌作用;四乙基铅可使小鼠发生肝癌。有研究表明血液中的铅与肿瘤有关($P = 0.05$),目前已经发现血铅水平跟肺癌、胃癌死亡率的关系。Cooper 等对 4519 位男性电池工人进行队列研究,随访 34 年发现有 1326 名工人的血液平均铅浓度为 62.7μg/100g,1009 名工人的为 40μg/100g,278 名工人的为 70μg/100g,102 名工人的为 80μg/100g,24 名工人的超过 100μg/100g,恶性肿瘤的死亡率超过标准化死亡率 SMR = 113(观察死亡数 344,期望死亡数 303.4),这超出的死亡数是由于胃癌(观察死亡数 34,期望死亡数 20.2)和呼吸系统肿瘤主要是肺癌(观察死亡数 116,期望死亡数 93.5)引起的,其 SMR 分别为 168 和 124,差异有统计学意义。

上海某冶炼厂的回顾性队列研究中,以 3344 名铅接触车间工人为暴露组,以本厂非铅接触车间的 3627 名工人为非暴露组,观察期间为 1985—1997 年。研究发现,有铅接触工作史且工龄超过 20 年的工人患膀胱癌的相对危险度(relative risk,RR)为 6.66(95% CI 为 2.83 ~ 13.01)。然而其他一些研究认为职业接触铅与膀胱癌无关。Fu 等进行的 Meta 分析显示,铅暴露者患膀胱癌的 RR 为 1.41(95% CI 为 1.16 ~ 1.71),但在进行 Meta 分析的 14 篇文献中仅有 4 篇文献的结果中涉及了膀胱癌,所以该结果尚不能排除出现偏倚的影响。

铅与癌症的关系比较复杂,大量的动物实验表明铅有致癌作用,但在人群中,铅作为致癌物的证据比较弱。鉴于有充分的铅致肿瘤的动物实验证据但人类致癌证据不充分,1987 年 IARC 将无机铅及铅的化合物列为 2B 组。

# 第五节　铬致肿瘤发生机制

铬主要分布在岩石、土壤、大气、水及生物体中,土壤中的铬分布很广,含量范围也很宽,但在水体和大气中含量较少,动、植物体内则含有微量铬。铬主要以三价铬和六价铬化合物 2 种形式存在。致癌作用与铬化合物的种类有关,溶于酸不溶于水的铬化合物被认为是最危险的。铬化合物致癌的潜伏期很长,平均约 20 年,早期很难发现。三价铬主要的食物来源为谷类、肉类、蔬菜和鱼贝等食物,铬可通过吸入、食用等途径进入人体。酸性环境中有机物质含量高,可促进有毒的六价铬向三价铬转化,但三价也可向六价铬转化,尤其是在含锰氧化物的矿物中。工业上产生的某些六价铬化合物已经成为环境污染物和职业的呼吸肿瘤的致癌物,只有六价铬化合物已经在动物实验和职业工人中被证实是致癌物。

## 一、铬致肺癌发生机制

流行病学调查表明从事铬酸盐生产的工人,肺癌发病率比一般人高,据美、英、法等国的调查资料,与铬酸盐接触的工人肺癌死亡率为一般人群的 5 倍,铬酸盐还能引起人的鼻中隔穿孔或发生鼻腔癌。在动物实验中,铬酸盐能诱发注射局部的肉瘤、肺癌或纵隔肿瘤,苏联学者曾调查了 1958—1967 年铬铁合金生产工人的癌症死亡率,发现男性工人肺癌、食管癌及胃癌死亡率比对照组高,肺癌死亡率在 30～30 岁年龄组比城市居民多 4.4 倍,在 50～59 岁年龄组则多 6.6 倍,铬酸盐生产工人年龄越低,肺癌死亡的相对危险度越大。大量资料表明,凡从事炼铬、镀铬,铬颜料操作的工人,多数可发生肺癌。

Machle 和 Gregorius 开展了回顾性死亡研究,其中的研究对象来自 1933—1946 年间在美国新泽西州、纽约、马里兰和俄亥俄州 7 家不同工厂里工作的员工。他们将自己的发现同美国大都会人寿保险公司的产业投保人在 1947 年前 10 个月的死亡数据进行了比较,结果发现员工(18～50 岁)肺癌的死亡风险增高了 16 倍。之后的一些研究已经证实与职业性铬暴露相关的肺癌发病风险有所增高,从铬酸盐制造业到铬酸盐染料和(或)喷漆业,都在该职业暴露范围之内。另外,其他的铬暴露行业有石工业、硬铬电镀业和不锈钢制造业,他们都会提高肺癌的患病风险。发生铬相关肺癌的平均潜伏期为13～30 年,暴露时间升高能提高患病风险。主要的癌细胞类型是小细胞癌和鳞状细胞癌,但各种细胞类型均在文献中被报道过。

关于经口吸入铬,对现有数据进行的系统回顾不支持铬的致癌作用,尤其是在当前强制执行的饮水中最大污染水平的标准之下。现在还没有数据支持在主要生产和应用铬的工厂周围居住的居民患癌的人数增多的结论。动物研究表明,暴露于吸入性铬之后患肺癌的风险有轻度升高。Levy 等发现,在小鼠支气管内灌输 2 种不同的铬酸锶后,其中有相当数目的小鼠发生了肺癌(43/99 和 62/99),几乎全都是鳞状细胞癌。同样灌输铬酸锌也会导致肺癌的发生显著升高,但恶性肿瘤的数目减少了。

铬的致癌性的分子机制目前仍在研究之中,但大多数证据都指向氧化损坏 DNA。Cheng 等发现,通过气管灌输法给予 Big Blue 转基因鼠以铬酸钾形式存在的铬,在最初暴露的 2 周内,出现了剂量依赖和谷胱甘肽依赖的突变频率,这就暗示潜在致癌机制是由 DNA 的氧化损伤介导的。Hodges 等也为氧化损坏 DNA 的机制提供了支持。他们发现,将人类肺上皮细胞(A549)暴露于重铬酸钠 1h 会导致相当数量的 DNA 链断裂。免疫组织化学分析发现,DNA 修复糖基化酶 8-脱氧鸟嘌呤(OGG1)的水平在被处理细胞中增高。在一个随访研究中,Hodges 等发现,用重铬酸钠处理肺癌 A549 细胞株 16h,会导致细胞核提取物中 OGG1 mRNA 的表达水平以及 OGG1 蛋白出现浓度依赖性的降低。因此,这些研究结果证明了重铬酸钠的致癌性可能部分是由 OGG1 操控的 DNA 修复机制的抑制来介导的。

有一项研究提出了铬暴露和吸烟的潜在辅助致癌机制。Feng 等指出,正常人类肺成纤维细胞提前暴露于铬加强了苯并吡二醇环氧化物与 p53 基因,尤其是密码子 248、273 和 282 中的突变热点之间的联系。1990 年,IARC 确定铬是一种人类肺部致癌物。

### 二、铬致口腔癌、小肠癌发生机制

国家毒理学计划曾报道,动物实验中,摄入六价铬化合物的大鼠和小鼠都患上口腔肿瘤、小肠肿瘤和增生。雄性和雌性大鼠和小鼠各 50 只,分别用含重铬酸钠 0mg/L、14.3mg/L、57.3mg/L、172mg/L 和 516mg/L(雄性和雌性大鼠、雌性小鼠;雄性小鼠则分别用含重铬酸钠 0mg/L、14.3mg/L、28.6mg/L、85.7mg/L 和 257.4mg/L)的水喂养 105～106 周,结果在饮用重铬酸钠 516mg/L 组的雄雌性大鼠中口腔肿瘤发生率升高,而小鼠中小肠癌(十二指肠、回肠和空肠)发生率升高的主要是含重铬酸钠 85.7g/L、257.4mg/L(雄性小鼠)和 172mg/L、516mg/L(雌性小鼠)组中。

# 第六节　镍致肿瘤发生机制

镍是一种在环境中发现的与硫或砷结合存在的自然产生的元素。镍存在于土壤、沉积物和水体中,是植物和细菌体内必不可少的元素。镍可通过食入、吸入和皮肤接触等途径进入人体。镍在自然界中主要以硫化物、氧化物和砷化物等形式存在。镍是公认致癌物,它可使那些纯暴露于该物质的人群鼻咽癌和肺癌的发生率增加。1990 年,IARC 将镍化合物确定为人类致癌物。

### 一、镍致肺癌发生机制

镍很早就被发现有致癌活性。英国在 1932 年就开始报道接触金属镍尘或羟基镍蒸气的工人中患肺部癌症的增多。1973 年苏联报道了 1955—1967 年 13 年内对 4 个镍企业工人的死亡调查结果,除肺癌发病率远远高于一般居民外,导致锌企业工人死亡的主要死因是肺癌和胃癌,其中肺癌死亡的平均工龄为 7～13 年,最高为 25 年。已有许多动物实验证明镍化合物的致癌性。在动物实验中,使大鼠和豚鼠长期吸入金属尘,可诱发肺癌和肺癌样病变,大鼠吸入羟基镍也可诱发气管的腺样癌变和鳞状细胞癌。

Doll 提供了职业性镍暴露后发生肺癌和鼻咽癌的第一个流行病学证据,然而他的研究在镍暴露时间和其他潜在肺部致癌物如吸烟的暴露信息上并没有足够的数据。对镍工人的研究继续证明其患肺癌的风险增高,其中最大的一项研究是由人类镍致癌性国际委员会(ICNCM)在 1990 年进行的,这项研究评估了拥有最小雇佣时间且时间范围在 6 个月到 5 年之间的 140888 名镍工人。该委员会确定,患肺癌的风险大部分与暴露于高浓度的氧化镍和硫酸镍有关,或仅仅与高浓度的氧化镍有关。低水平的可溶性镍暴露和高的肺癌发病风险有关,而金属镍并无可观的相关风险。然而,Grimsrud 等评估了一组挪威镍提炼厂工人,并发现与肺癌风险有明显的剂量相关效应,同样,暴露于可溶于水的镍也有这种效应,而暴露于硫酸形式、氧化形式和金属形式的则没有这种效应。在其他研究中,Grimsrud 等还证明在镍工厂进行加工的工人,肺癌死亡率升高,关于每种特定形式的镍的风险一直处于争论之中。

动物数据还不能完全支持镍是一种肺部致癌物这一假设。Ottolenghi 等给小鼠吸入碱式硫化镍并诱导它们发生了肺癌。然而,Dunnick 等却并未证明这一反应。他们评估了氧化镍的吸入效应,却没有发现小鼠中肺癌的发生有所增多。在高剂量组肺癌的发生有所增多,但并没有统计学意义。在国家毒理学项目 2 年吸入性研究之前,并没有进行可溶性镍的吸入性研究,而暴露于可溶性镍之后,也并没有发现肺癌发病率有显著升高。除了一个研究之外,将动物暴露于金属镍也没有证明肺癌的发生,该研究是将小鼠通过气管灌输元素镍后,小鼠发生了肺癌。在分子水平上,研究显示镍损坏 DNA 并使 DNA 发生突变,同时还可以阻止 DNA 修复。

## 二、镍致鼻咽癌发生机制

1932 年,英国报道了接触金属镍尘或羟基镍蒸气的工人中患鼻腔、鼻旁窦癌的人增多。Andersen A. 等对炼镍工人的队列研究中,有 379 名工人 1916—1940 年间至少工作了 3 年时间,4385 名工人在 1946—1983 年间至少工作了 1 年或 1 年以上,队列的总人年为 125000,其中发生鼻咽癌者 32 人,期望值为 1.8,SIR 约为 18.0。大量的流行病学研究表明,职业暴露的镍与呼吸系统的癌症相关,金属镍粉通过气管滴注、皮下注射、肌内注射和腹腔注射均可引起肿瘤。

## 三、镍致白血病发生机制

白血病是常见恶性肿瘤,广东 1970—1972 年死亡率回顾调查,根据研究死亡率与镍有高度相关。白血病初起即有镍升高,病情恶化,会持续升高,待病情有缓解时,血清镍亦下降。血清镍越高则病人存活时间就越短,提示镍可能是促进白血病发病的一个因素。血清镍测定可作为诊断白血病的指标,并可以估计癌症程度,预测病情变化趋势,具有临床实用价值。

## 四、镍致其他肿瘤发生机制

食管癌高发区的食物中镍比低发区稍高。江苏启东肝癌高发区的土壤中,镍含量高,与肝癌发病率呈正相关。此外,胃癌、肾癌亦有增加的态势。

# 第七节 铍致肿瘤发生机制

铍是一种在土壤、岩石、煤炭和石油中发现的自然产生的元素。自然存在的铍在工业或生活中可通过"三废"排放而进入水体、空气和土壤,并导致环境污染,环境中的铍可以通过呼吸道、消化道和皮肤等途径进入人体并在体内蓄积。人类可通过粉尘和烟雾而吸入铍,也可通过水和食物而食入铍。铍已经在动物实验和流行病学研究的基础上被确认为人类致癌物,早在1960年中期,在美国的铍制造工人中发现致癌的可能性并在铍病中登记,之后相继有流行病学调查确认这一事实。

Mancuso等首次报道了铍和人类肺癌之间的潜在联系。许多动物实验与流行病学研究发现,铍与呼吸道肿瘤的发生有关。Finch G. L.等在4组小鼠实验中,每组各30只雄性和雌性小鼠,它们分别吸入平均初始量依次为$40\mu g$、$110\mu g$、$360\mu g$和$430\mu g$的铍,从暴露的第14个月开始,小鼠中开始出现肿瘤,最终有64%的小鼠患上肺癌。Mary K.等对人类的队列研究中,共5436名男性工人,经调整年龄、出生队列等因素,其中293名工人患肺癌,肺癌发病率与平均和累积浓度均成正相关($P<0.0001$)。Ward等完成了美国俄亥俄州和宾夕法尼亚州7个铍加工车间的9225名男性工人的分析,并且观察到了显著的气管、支气管、肺癌的增长,标准死亡率(SMR)达1.26。

由于铍的研究产生了各种不同的结果,促使IARC对是否将铍划分为肺部致癌物进行了4次会议讨论。1993年,IARC确定人类研究中的证据已足以提示铍是一种致癌物。

# 第八节 铜致肿瘤发生机制

在有些癌症中发现病人血清铜浓度升高,一般在恶性淋巴瘤及急性淋巴细胞性白血病时有此现象。也有人发现血清铜与肺癌、胃癌、肠癌、乳腺癌和骨肉瘤等实体瘤之间有一定的相关性,与皮肤癌和前列腺癌亦有关。在妇科癌症中,如果血清铜高于$199\mu g/dL$时,就明确揭示有癌的侵袭。卵巢癌病人血清铜也明显地增高,当化疗有效、癌消退时,病人的血清铜会因病情缓解而明显下降。有人认为铜的这种作用,和抗硒的作用有关。

# 第八章 肿瘤与化合物

## 第一节 亚硝胺类致肿瘤发生机制

### 一、亚硝胺来源

1. 香烟

香烟中含有三大类亚硝胺：挥发性亚硝胺、非挥发性亚硝胺和香烟中特有的亚硝胺——具强致癌性的去甲烟碱亚硝胺和甲酰基去甲烟碱亚硝胺。烟草中的蛋白质、农药和生物碱是产生亚硝胺的前体物。烟草中的生物碱（烟碱尼古丁、去甲烟碱、甲酰基去甲烟碱、假木贼碱和新烟草碱）在烟草燃烧过程中会生成一些香烟中特有的亚硝胺化合物。

2. 含硝酸盐和亚硝酸盐的食物

亚硝酸盐是亚硝胺类化合物的前体物质，它在微生物或催化剂的作用下，与二级胺作用生成亚硝胺。自然环境中，亚硝胺类物质含量较低，亚硝酸盐却是广泛存在的，尤其是在食物与香烟中，亚硝酸盐每天都会随着粮食、蔬菜、鱼肉、蛋奶而进入人体。如蔬菜中亚硝酸盐的平均含量大约为4mg/kg，肉类约是3mg/kg，蛋类约为5mg/kg。某些食品里含量更高，比如豆粉里的平均含量可达10mg/kg，咸菜里的平均含量也在7mg/kg以上。日常膳食中，绝大部分亚硝酸盐在人体中像"过客"一样随尿排出体外，但在特定条件下（如在缺少维生素C的情况下），亚硝酸盐在人体胃的酸性环境里也可以转化为亚硝胺。因此，长期食用亚硝酸盐含量高或摄入含有亚硝胺的食品，极有可能诱发癌症。

### 二、亚硝胺致癌机理

在酶的作用下，先在烷基的碳原子上进行羟基化，形成羟基亚硝胺，再经脱醛作用，生成单烷基亚硝胺，再经脱氮作用，形成亲电子的烷基自由基。后者在肝脏或细胞内使核酸烷基化,生成烷基鸟嘌呤,引起细胞遗传突变,因而显示致癌性。以二甲基亚硝胺为例来进行描述:二甲基亚硝胺(dimethylnitrosamine)在细胞内代谢中可转变为甲基亚硝胺、重氮甲烷和自由甲基。自由甲基具有亲电子性质,在细胞内可与 DNA 的亲质子基团(亲核基团)结合成共价键的化合物,使细胞中的 DNA 受损伤;轻微的损伤可在短期内修复,严重的可引起细胞死亡。但这 2 种情况都不会引起细胞癌变,只有当受损伤的 DNA 不能修复或修而不复,而且这种细胞仍能长期存在下去时,细胞癌变才会开始。

## 三、部分亚硝胺类化合物暴露情况

1. N-methyl-N′-nitro-N-nitrosoguanidine,N-甲基-N′-硝基-N-亚硝基胍(MNNG)

中文名称:1-甲基-3-硝基-1-亚硝基胍。分子式:$C_2H_5N_5O_3$。可溶于水、二甲亚砜和极性有机溶剂。MNNG 是一种很强的诱变剂和致癌剂,对细胞、细菌、病毒都有致突变作用,也可引起植物染色体畸变。与大多数化学致癌物在体内须经代谢激活为最终致癌物不同,MNNG 发生致癌作用不需要任何转化。

MNNG 诱发肿瘤往往是在摄取途径,多数是在胃肠道,包括前胃(乳头瘤或癌、胃腺、腺癌、肉瘤)、小肠(乳头瘤、腺癌、肉瘤)及大肠(腺瘤型息肉或息肉样癌)。通过饮用水、胃管内鼻饲或腹腔内注射在小鼠体内可见前胃或胃部肿瘤的发生,而大鼠则须经过胃管鼻饲可诱发以上部位肿瘤,在雄性仓鼠及狗通过饮水摄入 MNNG 则可导致以上所述部位肿瘤。MNNG 通过直肠内给药可诱发小鼠大肠肿瘤。通过饮用水的摄入、皮下注射或腹腔内注射可诱发小鼠大肠肿瘤及大鼠腹腔内注射引起大肠肿瘤。

目前 MNNG 仅作为一种化学试剂在实验室进行研究。根据在 1981—1983 年的美国国家职业暴露调查报告结果显示,大约有 523 名工人可能暴露于含有 MNNG 的环境中。目前关于人类流行病学方面的研究数据尚不充分,在某遗传学实验室内有一项进行了超过 13 年的针对接触 MNNG 工人的调查数据,有脑胶质肿瘤的 3 例死亡报道及 1 例结肠癌的死亡病例报道,并且所有研究对象死亡之前暴露于 MNNG 的平均时间在 6 ~15 年不等,而且该实验还包括了其他的致癌物质的使用。

2. N-nitrosodi-n-butylamine,N-亚硝基二丁胺(NDBA)

别名:N-二丁基亚硝胺。分子式:$C_8H_{18}N_2O$。N-亚硝基二丁胺是一种在室温下呈黄色油性状态的亚硝胺类化合物,微溶于水,溶于植物油及有机溶剂中。在阴暗环境下,在中性或碱性溶剂中性质稳定,可保存至少 14d,而在酸性溶剂或强光下性质极不稳定,尤其是在紫外线照射下。

动物暴露实验:在单次剂量给 NDBA 后就可致癌,尤其是对泌尿膀胱系统的致癌性更强,NDBA 通过口腔或皮下注射均可诱发呼吸系统肿瘤、消化系统肿瘤和肝脏肿瘤,静脉注射可以诱发大鼠白血病。

暴露因素：人们往往通过消化道吸收、呼吸道吸入、皮肤接触暴露于该物质环境中。作为含有亚硝胺化合物的产品的相关代谢物可以检测出该物质。NDBA可能来源于二级或三级正丁胺及季铵盐通过与亚硝基化剂发生反应而产生，如亚硝酸盐在胃内或烹饪过程中产生。NDBA在豆油中测出浓度为$290\mu g/kg$，在奶酪中所测浓度为$20\sim30\mu g/kg$，而在熏肉或腌肉中大于$3.9\mu g/kg$。同时，烟草烟雾和橡胶制品中也能测到NDBA成分，亚硝胺类物质也可通过安抚奶嘴、婴儿奶嘴由唾液吸收入体内。

3. N-nitrosodiethanolamine，二乙醇亚硝胺

分子式：$C_4H_{10}N_2O_3$。室温下呈黄色黏稠的油状液体，有独特的气味，溶于水及极性有机溶剂，不溶于非极性溶剂。在阴暗环境下，在中性或碱性溶剂中可至少保存14d，在酸性溶剂中或强光下，尤其是在紫外线照射下，性质不稳定。

暴露因素：在酸性条件下，亚硝酸钠和二乙醇胺反应生成N-亚硝基二乙醇胺。在烟草、切削油、化妆品及洗发香波中均可检出。属低毒。研究表明，二乙醇亚硝胺可以通过2种暴露途径在2类啮齿类动物不同组织部位致癌。通过饮水摄取，可致小鼠肝细胞癌及肾脏良性肿瘤（乳头瘤）。仓鼠皮下注射后可致鼻腔恶性肿瘤（腺癌），而注射部位可诱发纤维肉瘤、良性气管肿瘤（乳头瘤）及肝细胞腺瘤。

4. N-nitrosodiethylamine，二乙基亚硝胺（DEN）

分子式：$C_4H_{10}N_2O$。在室温下呈微黄色的挥发性液体。溶于水、乙醇、乙醚、有机溶剂及油脂。在阴暗环境下，在中性或碱性溶液中性质稳定，至少保存14d，而在酸性及有光线条件下性质不稳定，尤其是在紫外线照射下。DEN为IARC确定的2A类致癌物。DEN是已知的强致癌物，但并不是终致癌物，经细胞色素氧化酶（Cyp）代谢成终致癌物发挥作用。DEN明显诱导Balb/o3T3细胞发生恶性转化并发肝癌。

动物暴露实验：DEN最常引发肿瘤的器官是肝脏、肾脏、消化道、呼吸道。进一步研究表明，该物质还可以通过不同的暴露途径诱发不同实验动物不同组织器官的肿瘤。比如，可以通过肌内注射诱发小鸡的肝脏肿瘤，通过腹腔内给药可以诱发新生大鼠肝肿瘤。另外，可以通过气管内给药诱发仓鼠肺肿瘤，通过皮下注射可以诱发兔子的肺肿瘤，同样，通过腹腔内注射给药可以诱发新生大鼠的肺肿瘤，而通过口腔摄入可以导致蛇类的肺肿瘤。

暴露因素：人类潜在的暴露途径包括消化道、呼吸道及皮肤。最普遍的暴露环境存在于食品、饮料、烟草烟雾、饮用水及工业污染中所含有的未知数量的DEN。通过空气、食物及吸烟每日约摄入数微克的该物质，在多种食物中可以检测到该物质，如奶酪中含量为$0.5\sim30\mu g/kg$，各种鱼类为大于$147\mu g/kg$，咸鱼为$1.2\sim21mg/kg$。在烟草烟雾中测得DEN含量为$1.0\sim28ng/$支。橡胶加工过程中往往会产生DEN，并且也可以存在于橡胶终末产物中。存在于安抚奶嘴、婴儿奶嘴中的亚硝胺类物质可以通过唾液进入人

体。在一些实验室,从事共聚合物及润滑油生产的工人面临潜在的职业暴露风险,但工人的数量无具体统计数据。

5. N-nitrosodimethylamine,亚硝基二甲胺(NDMA)

NDMA 是二烷基 N-亚硝胺类物质中最简单的一种。分子式:$C_2H_6N_2O$。在室温下呈黄色液态的一种亚硝胺类化合物,有微弱的特殊气味。易溶于水、酒精、乙醚、二氯甲烷和植物油混相,可溶于油脂、氯仿及大多数其他有机溶剂。在阴暗环境下,在中性或碱性溶液中性质稳定,可保存 14d 以上,但在酸性或光照下性质极不稳定,尤其是在紫外线照射下。

动物暴露实验:NDMA 可以在不同的实验动物、不同的组织器官通过不同的暴露方式致癌。在所有实验动物中,包括大鼠、小鼠、仓鼠、豚鼠及子、青蛙、蝾螈及不同的鱼类,NDMA 主要在肝脏、呼吸道、肾脏及血管诱发肿瘤。

暴露因素:人类暴露于 NDMA 可以通过消化道、吸入及皮肤接触。最普遍的人群暴露方式是通过食物、饮料、烟草烟雾、除草剂、杀虫剂、饮用水及工业污染。另外,该致癌物可以通过人体内摄入的胺与亚硝酸盐反应产生。每天约有数微克的 NDMA 是通过空气、饮食及烟气摄入的。

NDMA 存在于各种食物中,包括奶酪、大豆油、各种肉制品、烤肉、各种腌制肉类、熏猪牛肉香肠、熟火腿、鱼及鱼制品、用于制作肉制品的香料、苹果白兰地及其他酒精饮料及啤酒。NDMA 还可以在含有氨基比林成分的多种药品中测得。橡胶制品中也可以产生亚硝胺类物质,有二甲胺成分的杀虫剂和除草剂中,NDMA 的含量为 190～640ng/L。NDMA 广泛存在于环境中,但通过光照可以被迅速分解,往往不存在于外界空气和水中。在实验室或从事共聚合物、润滑剂及杀虫剂生产的工人有潜在的 NDMA 的职业暴露风险。

6. N-nitrosodi-n-propylamine,二正丙胺亚硝胺

分子式:$C_6H_{14}N_2O$。在室温下呈黄色液态的一种亚硝胺类化合物。溶于水、脂质及有机溶剂。在阴暗环境下,在中性或碱性溶液中性质稳定,至少可保存 14d,但在酸性或光照下性质不稳定,尤其是在紫外线照射下。

动物暴露实验:二正丙胺亚硝胺可以不同的暴露方式对不同动物的不同组织器官致癌:可以通过饮用水或皮下注射的方式导致小鼠肝细胞癌及良恶性食管肿瘤;皮下注射可以诱发仓鼠、小鼠肺、鼻腔及鼻窦肿瘤,仓鼠喉气管肿瘤,小鼠肾的良恶性肿瘤;通过腹腔内注射可以诱发猴的肝肿瘤;通过胃管喂食可以诱发小鼠的食管及鼻腔肿瘤;通过气管滴注可以诱发雄性仓鼠的气管肿瘤。

暴露因素:人类暴露于二正丙胺亚硝胺最常见的途径是通过吸入、消化道及皮肤接触。在变形的橡胶制品、奶酪及酒精饮料中可以检测到该致癌物,在除草剂氟乐灵、异

乐灵及氨磺乐灵中有低浓度的二正丙胺亚硝胺[$(17 \sim 190) \times 10^{-6}$]。有证据表明,通过消化含有亚硝酸盐及二级胺的食物,在上胃肠道形成二正丙胺亚硝胺。在烟草烟雾中可以测得低水平的二正丙胺亚硝胺(约1ng/支)。在环境中通常检测不到该物质。一旦被释放于环境中,通过光化学效应及生物学效应被降解。二正丙胺亚硝胺在化工厂的废水中可以测得。汽车轮胎制造过程中的橡胶硫化步骤可测得该致癌物,从而导致从事该工作的工人存在暴露风险。

7. N-nitroso-N-ethylurea,N-亚硝基-N-乙基脲

分子式:$C_3H_7N_3O_2$。常温下为固体,为实验室用有毒化合物,加热可生成有毒气体。N-亚硝基-N-乙基脲可以通过不同的暴露方式,导致不同种类的实验动物、不同组织部位的肿瘤发生。动物围产期的暴露可以导致成年后致癌。围产期暴露可以诱发神经系统肿瘤、肾肿瘤及淋巴网状内皮细胞肿瘤等组织器官不同的肿瘤。通过口腔暴露,可以导致哺乳期小鼠神经系统肿瘤,通过单剂量皮下注射致新生小鼠或哺乳期暴露的大鼠、小鼠、仓鼠及兔子神经系统肿瘤。在成年啮齿动物中,腹腔内注射可以诱发大鼠脑肿瘤,静脉注射可以诱发小鼠的脑及外周神经肿瘤。

8. 4-(N-nitrusomethylamino)-1-(3-pyridy1)-1-butanone,4-(亚硝基甲氨基)-1-(3-吡啶基)-1-丁酮(NNK)

烟草特有亚硝铵(tobacco-specific nitrosamines,TSNAs)是由烟草内源性生物碱通过亚硝胺化作用而产生的,是存在于烟草、烟草制品和烟草烟气中的亚硝胺类化合物,研究证明,TSNAs与肺部、口腔、食道、胰脏、肝脏等部位发生的肿瘤有关。其中,NNK是TSNAs的典型代表。NNK及其主要代谢物4-(N-亚硝基甲氨基)-1-(3-吡啶基)-1-丁醇(NNAL)具有特异的致肺癌活性,而且它们是卷烟烟气中已知的仅有的胰腺致癌物。

NNK一般不能直接和DNA发生作用,它主要在体内或体外通过生物降解产生中间体,再与DNA发生作用。研究表明,NNK上亚甲基的羟基化产生一种不稳定的α-羟基-N-亚硝铵,它能自发分解产生酮、醛等不稳定的电化合物以及甲基重氮氢氧化物,甲基重氮氢氧化物和DNA反应生成7-甲基鸟嘌呤和$O^6$-甲基鸟嘌呤等加合物,这2种物质均在经NNK处理的老鼠的肝、肺中被检测到。

9. N-nitroso-N-methylurea,N-亚硝基-N-甲基脲(MNU)

分子式:$C_2H_5N_3O_2$。属亚硝基化合物中的N-亚硝酸胺(NAD)类,广泛存在于环境中。MNU是直接诱癌剂,一般认为其作用与细胞内某些结构的烷基化有关,它能使细胞大分子,特别是核酸的鸟嘌呤分子发生甲基化作用。有关其诱变性和潜在致癌性实验,人们已进行了大量工作。MNU作为直接致癌剂,在体内不需代谢活化就可对多种脏器产生致癌活性,对靶器官的作用多呈渐进的动态过程,因而被用于多种动物肿瘤模

型的研究,如乳癌、膀胱癌、恶性淋巴、胃癌、结肠癌等。

10. N-nitrosomorpholine,亚硝基吗啉(NMOR)

分子式:$C_4H_8N_2O_2$。是一种在室温下呈黄色结晶体的亚硝胺化合物,完全溶于水,可溶于有机溶剂。在阴暗环境下,在中性溶液或碱性溶液至少可保存14d,而在酸性溶液中或有光照的环境下则不稳定,尤其是有紫外线照射的情况下。

肝脏及胆道肿瘤在不同动物类型、不同暴露方式均可发生。饮用含有NMOR的水后在大鼠中可诱发良性或恶性肝脏及胆道系统肿瘤,如肝细胞癌、胆管纤维瘤、胆管细胞癌等。静脉注射该物质则可诱发小鼠的肝细胞癌。通过吸入方式能诱发雌性大鼠的前胃肿瘤、雄性仓鼠的气管肿瘤,以及雌性大鼠及雄性仓鼠的肝脏肿瘤。在雄性仓鼠中通过气管滴注NMOR,可导致气管部位的肿瘤发生。雌性大鼠静脉注射后,可诱发肝及鼻腔肿瘤。

11. N′-nitrosonornicotine,亚硝基去甲基尼古丁

别名:N′-亚硝基降烟碱(NNN),亚硝基去甲基烟碱。分子式:$C_9H_{11}N_3O$。室温下呈黄色油状化合物,被冷冻后易凝固,溶于水。NNN是由降烟碱和烟碱经过亚硝化而形成的一种烟草特有的亚硝胺。NNN的致癌性来源于代谢的活化,它的代谢有3种类型的反应,即吡啶环上氮原子的氧化、吡咯烷环的羟基化和去甲基可替宁的生成。

NNN能通过不同的暴露途径导致不同实验动物、不同部位的肿瘤发生。实验小鼠通过饮水摄取该物质后可以导致鼻腔恶性肿瘤,皮下注射于仓鼠体内可以导致良性气管肿瘤,腹腔内注射则可诱发大鼠肺部良性腺瘤。NNN存在于多种烟草制品中,包括咀嚼型烟草、鼻烟、卷烟及雪茄,同样存在于咀嚼烟草及吸鼻烟者的唾液中。一部分唾液中检测出的NNN来源于内源性的亚硝酸及烟草生物碱。因此认为,NNN普遍存在于烟草产品的使用者及暴露于其烟气中的人群中。

12. N-nitrosopiperidine,亚硝基哌啶

分子式:$C_5H_{10}N_2O$。室温下为稳定的固体,具有强氧化性。动物暴露研究表明,亚硝基哌啶可以在多种实验动物的不同部位,通过不同的摄入方法诱发肿瘤。而主要的诱发肿瘤的部位是呼吸道、上消化道及肝脏。通过饮食、饮水或腹腔内注射途径摄入该致癌物后,可以导致大鼠肺良性肿瘤。而通过皮下注射或静脉注射,可以诱发小鼠鼻腔良恶性肿瘤及咽部恶性肿瘤。

13. N-nitrosopyrrolidine,亚硝基吡咯烷

分子式:$C_4H_8N_2O$。在室温下呈黄色液态,完全溶于水、有机溶剂及油脂中。在阴暗的室温环境下性质稳定,而对光照,尤其是紫外线照射敏感。

动物实验研究表明,通过口腔暴露可以诱发2类啮齿类动物在2个不同组织部位的肿瘤。通过饮用水可以在不同种类的小鼠中诱发肝细胞癌,在大鼠中诱发良性肺部

肿瘤。通过腹腔内注射可以诱发仓鼠喉或气管肿瘤、鼻腔癌前病变及形成。

暴露因素:亚硝基吡咯烷往往由含有亚硝酸盐的腌制食物,尤其是高脂肪食物加热后产生,烹饪过程中吸入烟气或消化食物时接触该物质。近年来,含有低浓度的亚硝酸钠的食品可导致低浓度亚硝基吡咯烷的产生。在烟草烟雾中可以测得亚硝基吡咯烷的浓度为大于 $0.113\mu g/$ 支,而在烟斗残渣的含量为大于 $1.6mg/kg$。有报道发现,化工厂排放的废水中亚硝基吡咯烷的浓度为 $0.09 \sim 0.20\mu g/L$。

14. N-nitrososarcosine,亚硝基肌氨酸

分子式: $C_3H_6N_2O_3$。是一种在室温下呈淡黄色晶体的亚硝胺类化合物。可溶于水和极性有机溶剂,而不溶于非极性有机溶剂。对光尤其是紫外线敏感。

研究表明,亚硝基肌氨酸可以通过 2 种摄取途径在 2 类啮齿类动物的不同组织部位诱发肿瘤。通过膳食途径可以诱发大鼠鼻腔鳞状细胞癌,通过饮水摄入可以导致小鼠良、恶性食道肿瘤(乳头瘤、鳞状细胞癌)。腹腔内给药可以诱发雄性新生大鼠的肝细胞癌的发生。

暴露因素:人们往往通过呼吸道、消化道及皮肤接触到亚硝基肌氨酸。含有亚硝酸盐的腌制食品加热后产生该致癌物,可以在烹饪过程中吸入或经口腔摄入。在许多食品中可以检测到该物质,尤其是在熏肉中,测得该物质的浓度为 $2 \sim 56\mu g/kg$。同样,在烟草烟雾中可以测得该物质的浓度为 $22 \sim 460ng/$ 支。

# 第二节　氨基偶氮类致肿瘤发生机制

氨基偶氮类化合物是分子中含有至少一个偶氮键(—N＝N—)并具有染色性能的一类有机物质,它们可以通过芳香重氮盐(至少一个)与其他芳香类化合物(酚或胺)或含有活泼亚甲基的化合物进行偶联反应获得。芳香族偶氮化合物含有偶氮基团—N＝N—,这类化合物都具有颜色。偶氮苯本身不致癌,但它的衍生物致癌,如对氨基偶氮苯、2′,3-二甲基偶氮苯、2′,3-二甲基-4-氨基偶氮苯、对二甲氨基偶氮苯(奶油黄),偶氮类化合物在体内很容易与肝脏的蛋白质结合,故多引发肝癌。对二甲氨基偶氮苯又称奶油黄或基黄,曾用作食用色素,现发现它可在体内代谢产生有致癌性的终致癌物,因此已停止使用。

通常情况下,氨基偶氮类化合物的致癌作用并非偶氮染料分子自身造成的,而是它们在动物或人体内的代谢物所致。偶氮还原开裂是偶氮染料分子在人体内代谢过程中的主要反应,对由芳胺为母体所衍生的氨基偶氮染料来说,还原开裂成芳香胺的过程为其致癌活化途径。

### 一、氨基偶氮类致癌物暴露

**1. p-aminoazobenzene,4-氨基偶氮苯**

又称对氨基偶氮苯、苯胺黄、溶剂黄。是一种有害芳香胺。分子式：$C_{12}H_{11}N_3$。分子量212.25。238～241℃分解，微溶于水、苯、石油醚，易溶于乙醇。$UV\lambda_{max}=400nm$（乙醇）。由对氨基乙酰苯胺经重氮化与苯胺偶合再水解除掉乙酰基而得，主要用作染料及染料中间体。对氨基偶氮苯可分解生成苯胺和对苯二胺，氧化后变为对苯醌。

**2. o-aminoazotoluene,邻氨基偶氮甲苯**

分子式：$C_{14}H_{15}N_3$。黄色红棕色晶体。微溶于水，溶于乙醇和乙醚。可燃，燃烧产生有毒氮氧化烟雾。可用于制染料和药物等，并用作枣红色基GBC（fast gamet GBC base，旧称酱紫色基G或GC）。吸入、摄入或经皮肤吸收后对身体有害。对眼睛皮肤和黏膜有刺激作用，吸收后能形成高铁血红蛋白而致发绀。动物实验有致癌作用。

**3. diazoaminobenzene,重氮氨基苯**

又名苯氨基重氮苯。分子式：$C_{12}H_{11}N_3$。金黄色有光泽的鳞状结晶，有特殊气味。不溶于水，易溶于苯、热醇、醚。该品易燃，具爆炸性，有毒。在150℃爆炸。在橡胶和塑料工业中用作起泡剂，也可用作硫化剂和引发剂，以及用于有机合成和染料工业等方面。

**4. 4-dimethylaminoazobenzene,二甲氨基偶氮苯**

中文别名为二甲基黄、甲基黄、对二甲氨基偶氮苯。分子式：$C_{14}H_{15}N_3$。分子量225.29。金黄色片状物，能溶于醇、苯、氯仿、醚、石油醚和无机酸，不溶于水。熔点114～117℃，用作酸碱指示剂，pH2.9（红）～4.0（黄），测定胃液中的游离盐酸，过氧化脂肪的点滴试验；用作酸碱指示剂、非水溶液滴定用指示剂及胃液中游离盐酸的测定。

**5. phenazopyridinehydrochloride,苯偶氮二氨基吡啶盐酸盐**

又名盐酸苯偶氮二氨基吡啶，药品通用名为盐酸非那吡啶，是一种抗胆碱类麻醉药的有效成分。药品说明书中不良反应显示，该成分可引起中国仓鼠染色体畸变，还可引起小鼠淋巴细胞基因突变，动物实验长期应用本品会导致大鼠大肠和小鼠肝脏的肿瘤，但对人的致癌作用未见报道。

### 二、偶氮染料致癌物暴露

偶氮染料分子致癌基于它在动物或人体内的代谢。Yoshida发现，长期食用了溶剂黄的老鼠易患肝癌，从而明确了偶氮染料致癌的事实。不久Kinosita又发现对二甲氨基偶氮苯的强致癌作用，自此完全确立了偶氮染料致癌的概念。但对偶氮染料分子究竟通过何种途径致癌仍然说法不一。由于偶氮染料诱发癌变的部位（多在肝脏与胃肠道）

往往距注射点较远,因而,人们普遍认为,偶氮染料致癌并非分子自身造成,而是它们在动物或人体内的代谢物所致。

有研究表明,偶氮还原开裂是偶氮染料分子在动物或人体内代谢过程中的主要反应,但并非是所有偶氮染料致癌的活化途径。对由联苯胺和萘胺(尤其是 β-萘胺)为母体所衍生的偶氮染料来说,这一反应为致癌活化途径,而对氨基偶氮染料来说,该反应多为致癌非活化甚至去活化途径。偶氮还原开裂多发生在动物或人体的肝脏与胃肠道,其活性除与偶氮染料分子自身结构(如相对分子质量大小、分子极性强弱、偶氮腙互变异构现象等)有关外,还与偶氮还原酶活性大小有关,后者常受动物体内核黄素水平的影响。不管何种偶氮染料,只要在动物体内代谢为芳氮烯正离子,则势必诱发癌症。

2-萘胺、联苯胺等被认为是人类的膀胱致癌物。因此,对膀胱具有相同亲和力的许多其他芳香胺及其衍生的偶氮染料也应有致癌作用。流行病学研究表明,许多职业均可使工人患膀胱癌的危险度增高。染料(尤其是偶氮染料)的生产和使用与膀胱癌发生的关系倍受重视,由于染料生产工人可直接并经常性接触致癌性芳香胺,患膀胱癌的危险性更大。有学者发现,联苯胺染料制造工人有膀胱癌发病危险性,尤以前处理操作工为大。因为前处理阶段在配料、重氮、偶合、硫化等过程中存在联苯胺,合成反应完成后,已形成染料,联苯胺已几乎不再存在。由于偶氮染料对不同物质的染色特性,对各种天然纤维(如棉、毛、丝、麻)和合成纤维(如尼龙、聚丙烯等)及其纺织品、皮革、皮毛、纸张、塑料、地毯等的染色是必不可少的。

此外,偶氮染料还用于制油墨、墨水、颜料、涂料、油漆、木材染色剂以及化妆品等。Gregory 报道,联苯胺衍生的偶氮染料有 40% 用于纸张、25% 用于纺织、15% 用于皮革、20% 用于其他工业。由于联苯胺及其代替物衍生的偶氮染料使用范围广,并且由于偶氮染料进入体内后,可被肝偶氮还原酶或肠道菌丛偶氮还原酶代谢分解为致癌性芳香胺及共代谢产物而产生致癌作用。资料表明,日本长期接触联苯胺偶氮染料的和服画家其膀胱癌发生率比期望值高数倍,其偶氮染料为直接黑 38、直接绿 1、直接红 17 和直接红 28。俄罗斯也报道,只接触联苯胺偶氮染料(直接黑 38、直接蓝 2)而不接触联苯胺的工人其膀胱癌发生率也增高。Anthony 也报道,不接触联苯胺的纺织印染工人对膀胱癌具有高度危险性。职业性膀胱癌的潜伏期各国报道不一,为 16～21 年。而 Myslak 等报道,画家患膀胱癌的潜伏期为 33～58 年,平均 48 年。试验研究表明,芳香胺偶氮染料作为一个完整的分子最初没有生物活性。它在体内的致癌作用是由偶氮还原裂解后的代谢活化所致,并由于半还原作用使偶氮染料与 DNA 形成加合物,在一定的条件下可产生致癌作用。

职业性膀胱癌患者绝大多数为男性。德、意、美、苏、瑞典等国报道 600 例职业性膀胱癌均为男性。有人认为膀胱癌的发生与泌尿系统内 β-葡萄糖醛酸酶活性有关,而女性雌性激素可抑制此酶的活性,因此女性膀胱肿瘤的发生率比男性低。

# 第三节　植物毒素类致肿瘤发生机制

植物毒素(plant toxins,phytotoxins)是植物生长过程中自然产生的能引起人和动物致病的有毒物质,现在已知的植物毒素有1000余种,绝大部分属于植物的次生代谢产物,部分毒素可产生致癌作用。

## 一、槟榔及其致癌情况

槟榔(*Areca catechu* L.)是我国常用中药,主要用来杀虫消积、降气、行水、截疟。对寄生虫有较强的瘫痪作用。槟榔内含生物碱0.3%~0.7%,以槟榔碱为主,同时含槟榔次碱、去甲槟榔次碱、异去甲基槟榔次碱等。

据统计全世界大约有2亿~4亿人习惯嚼食槟榔产品,其中主要是印度人和中国人,在欧洲、北美和澳大利亚的移民中也很流行。在全世界范围内,有嚼槟榔习惯地区的口腔癌发病率高于其他地区:全世界每年大约有39万例口腔癌、喉癌病例,其中有22.8万例发生在南亚和东南亚地区(占58%)。世界卫生组织称,在印度一些地区,口腔癌成了最普遍的一种癌症。中国的有关部门统计,因为槟榔而导致食道癌、口腔癌的患者与日俱增,而这2种癌又是中国的多发肿瘤之一。

另外,大量的统计数据表明,咀嚼槟榔有可能引发肝细胞癌,而且乙型肝炎病毒(hepatitis B virus,HBV)或者丙型肝炎病毒(hepatitis C virus,HCV)携带者咀嚼槟榔比不携带此类病毒的正常人更容易患肝癌。咀嚼槟榔既是引发肝癌的独立致病因素,又是HBV/HCV感染者患肝癌的协同致病因素。

## 二、马兜铃酸及其致癌情况

马兜铃酸(aristolochic acid,AA)是一类硝基菲类羧酸的衍生物的总称,主要存在于马兜铃科马兜铃属(*Aristolochia*)和细辛属(*Asarum*)的植物中。马兜铃属植物广泛分布于热带和亚热带,全世界有400余种,我国有50余种。马兜铃属的植物在中医药领域的应用十分广泛,影响相当大:常见的马兜铃属草药有关木通、广防己、汉中防己、马兜铃、青木香、天仙藤及朱砂莲等;常见的含有马兜铃属植物的中成药和方剂有龙胆泻肝丸、八珍散、当归四逆汤、导赤散、妇科分清丸、排石冲剂、冠心苏合丸及舒筋活血丸等。2002年,IARC将马铃属植物的草药列为第一类致癌物。

马兜酸的主要致癌毒性成分是AAⅠ(aristolochic aicd Ⅰ,AAⅠ)和AAⅡ(adstolochic aicd Ⅱ,AAⅡ)。在灌胃大鼠模型的肿瘤组织中检测到具有特异性的AA-

DNA 加合物,推测肿瘤的发生与 AA-DNA 加合物有关。1988~2001 年,有 9 组学者分别以 AA 或 AA Ⅰ、AA Ⅱ连续口饲大鼠,在多种器官组织上均可检测出 dA-AA Ⅰ、dG-AA Ⅰ和 dA-AA Ⅱ等加合物。动物实验显示,以不同剂量的天然 AA 饲养大鼠可诱发胃鳞癌、肾盂癌、膀胱癌与乳突状尿路上皮癌等,注射大鼠可局部周围出现恶性纤维组织细胞肉瘤。2000 年,Nortier 等在 39 例 CHN 患者的手术切除标本中发现,18 例有尿路上皮细胞癌,并发现患者服用草药的积聚量与肿瘤发病率正相关,所有 39 例患者的组织中均检出 AA 与 DNA 的加合物。

### 三、吡咯里西啶生物碱及其致癌情况

吡咯里西啶生物碱(pyrro lizidine alkaloids,PAs)是自然界广泛分布的一种天然生物碱;大约3%的有花植物中都含有 PAs,主要分布在植物界紫草科、菊科、豆科和兰科中,从 6000 多种植物中分离发现了 660 多种 PAs 及其氮氧化衍生物,其中一半以上为有毒生物碱。PAs 作用的直接靶器官为肝脏,在体内通过代谢活化引起肝细胞出血性坏死,还会引起肺、肾脏、神经和胚胎毒性致突变和致癌等。

由于含 PAs 的植物分布很广,其可以通过环境污染、牛奶、蜂蜜、药物等多种途径进入人类饮食中,在南非地区,早期肝癌的发病率异常高,此现象被怀疑是由于应用千里光属草药所引起的,但是没有确切的流行病学调查数据证明摄入含 PAs 的植物与致肿瘤作用有关。然而通过动物实验发现,PAs 对动物有确切的致肿瘤作用。在幼年大鼠的饮用水中加入 Senecio jacobaea 的生物碱提取物(其中含有夹可宾碱、千里光菲灵碱等生物碱)。在给药后 1~11 个月期间分 3 次对大鼠进行病理学检查,发现与正常对照组比较,动物肝脏除了出现坏死、退化性病变和结节性再生外,还出现了肝癌和胆管囊腺瘤。同时,PAs 能导致动物肝脏基因表达出现异常。以含有 PAs 的饲料喂养转基因大蓝鼠 12 周后,应用含有 26857 个肝脏基因的微点阵测试基因表达的情况,结果显示,2726 个基因表达异常,其中 1617 个基因与代谢、上皮细胞损伤、肝脏纤维化和肝癌等肝脏损伤有关;对整个染色体组进行基因表达分析,发现 919 个与癌症、细胞活动和凋亡、组织发育等有关的基因出现异常。

### 四、黄樟素及其致癌情况

食用槟榔的添加物荖藤中含有黄樟素,因而在嚼的过程中唾液中会产生高浓度的黄樟素,IARC 已把黄樟素归类为二级 B 类致癌物。

长年咀嚼槟榔的 HBsAg/HCV 血清反应呈阴性的肝癌患者的肝脏活组织和外周血粒细胞中存在有黄樟素类 DNA 加合物,外源化合物黄樟素与 DNA 发生共价结合,形成的结合物一旦逃避自身的修复,就可能导致某些特异位点的基因突变。DNA 加合物的形成被认为是致肿瘤过程的一个重要阶段,它也一直作为一类重要的生物标志物,应用

于致癌物暴露监测和癌症风险评价中。

# 第四节　氯乙烯致肿瘤发生机制

氯乙烯为无色、略有芳香气味的气体,微溶于水,溶于乙醇、植物油,极易溶于乙醚、四氯化碳。氯乙烯主要经呼吸道进入人体,也可经皮肤进入。研究表明,氯乙烯本身为一活性较低的小分子,它虽被认为是一种烷化剂,但其烷化作用是间接的,是一种间接致突变、致癌物,其致癌作用主要来自其在肝内的代谢活化的中间产物——环氧氯乙烯。因肝中有丰富的环氧化酶,在肝细胞的这类酶的作用下,许多烯类代谢必然的中间体是环氧化合物。具有烷化作用的氯乙烯氧化物,一方面是个环氧,另一方面也是一个$\alpha$-卤醚,均属致癌活性结构,它在中性溶液中半减期约为1.6min,比氯甲醚类的2.0min还短,说明更活泼。故它很可能是氯乙烯进入体内后转变成的致癌性代谢中间产物。

大量的动物实验研究表明,氯乙烯对动物可引起多种肿瘤,氯乙烯对动物可引起肝及肝外组织的血管肉瘤、肺腺瘤、腺癌、乳腺癌、肾母细胞瘤等。氯乙烯致癌作用存在剂量-反应关系,氯乙烯的致癌性和亚硝胺类似,属多致癌性化学物。

## 一、氯乙烯致肝脏血管肉瘤发生机制

Ames 试验证明氯乙烯是致突变物质;对接触氯乙烯工人血液淋巴细胞染色体畸变的观察,发现染色体畸变率明显高于对照组。氯乙烯是一种多品系、多器官致癌剂,人体接触氯乙烯能引起肝血管肉瘤,自 Creech 报道以来,根据 Spirtas(1978)统计,德国、加拿大、意大利、瑞典、法国、捷克、挪威、罗马尼亚等国都已发现并有了报道,至1977年为止,总例数不低于64例。Makk(1976)观察到15例接触氯乙烯工人发生肝血管肉瘤的病例,病人均为男性,平均年龄47.5岁(36~58岁),接触工龄为16.9岁(4~27.8岁)。另对57例聚氯乙烯工人患肝血管肉瘤的分析,发现患病诊断年龄为37~71岁(平均49岁),潜伏期为9~38年(平均21年);接触工龄为4~31年(平均18年)。

我国已经将氯乙烯导致的肝血管肉瘤列为职业病,接触氯乙烯所致的肝血管肉瘤,亦称肝血管内皮肉瘤、Kupffer 细胞肉瘤。一般认为,吸入高浓度氯乙烯后,可在醇脱氢酶主要代谢途径达到饱和后,经微粒体混合功能氧化酶(MFO)作用,在还原型辅酶Ⅱ参与下进行环氧化反应,直接氧化为氧化氯乙烯,再经分子重组成氯乙醛。氧化氯乙烯和氯乙醛为强氧化剂,可与肝细胞内蛋白质、DNA 等生物大分子形成加合物,而引起 DNA 的损伤,产生致癌和致突变作用。肝脏是氯乙烯代谢和损伤的主要靶器官。经动物实验证实,氯乙烯对肝脏非实质性细胞(NPC)的 DNA 损伤作用,只有经过肝实质性细胞

（PC）活化后，才得以表现。体内肝 PC 和 NPC 相互关系更加密切，体内活化的氯乙烯活性分子更易引起 NPC 的 DNA 损伤。这说明在肝 PC 和 NPC 之间氯乙烯活性分子存在某种"传递"作用。除在氯乙烯作业工人中发现肝血管肉瘤外，还调查到 5 例肝血管肉瘤患者无氯乙烯接触史，而是住在氯乙烯工厂周围或从事聚氯乙烯塑料的加工工作。

### 二、氯乙烯致肺癌发生机制

氯乙烯早在 20 世纪 20 年代就得以广泛应用，但生产一种稳定的聚氯乙烯（PVC）的技术却在 20 世纪 30 年代才出现。用于生产聚氯乙烯的聚合程序需要应用一种反应器，在反应结束后，反应槽需要清洗以去除已在反应器壁上形成的聚氯乙烯。现在，高压喷气机和溶剂被用于这个清除过程，但最初工人需要爬进反应器用刮刀或锤子和凿子来清除。因此，他们暴露于高水平的氯乙烯，而这与急性疾病有关，这些疾病表现为头痛、头晕、视力障碍、厌食、腹痛和呼吸困难。

关于潜在致癌性的最初关注始于动物研究。不久之后，Creech 等发表了一份报道，指出聚氯乙烯工人的肝血管肉瘤的发病率增高。基于动物研究的结果和聚氯乙烯工人肝血管肉瘤发病率增高的证明，Tabershaw 等决定对 8384 名至少有 1 年职业性氯乙烯暴露的男性开展一项历史性的前瞻性死亡研究。他们发现了 13 名呼吸系统癌症患者，而预期的是出现 10.28 名以提示氯乙烯作为一种肺部致癌物的潜在作用。第一个展现肺癌明显增高的人类研究是由 Waxweiler 等进行的。他们对美国 4 家工厂中暴露于氯乙烯的工人开展了一项回顾性队列研究，并发现，第 4 个工厂的呼吸系统癌症患者过量（该厂有 9 个，而平均水平为 4.6 个），而且与预期的所有工厂中共有 7.7 个相比，有 12 例呼吸系统恶性肿瘤患者。在记录中，第 4 个工厂对该研究贡献了超过 2/3 的人年数，这就是作者们提出要求在那个特殊的工厂进行一次独立分析的理由。然而，回顾对氯乙烯和肺癌的研究却对氯乙烯作为肺部致癌物的可能性产生了矛盾的结论。人们对氯乙烯在肝血管肉瘤形成中所起的作用没有疑问，但它对人类肺癌的发生所起的作用在今天仍然处于争论之中。无论如何，IARC 仍然确定氯乙烯是一种人类肺部致癌物，因为有足够的证据证明它对人类的致癌性。

# 第五节　多氯联苯致肿瘤发生机制

多氯联苯（简称 PCB 或 PCBs），是由一些氯置换联苯分子中的氢原子而形成的油状化合物。PCB 的理化特性极为稳定，易溶于脂质中，在水中溶解度仅 $12\mu g/L$（25℃）左右。PCB 的污染是全球性的，目前在海水、河水、水生生物、水底质、土壤、大气、野生动植物以及人乳和脂肪中都发现有 PCB 的污染。PCB 的主要污染来源是生产和使用多氯联苯的工厂向环境中排放含 PCB 的废水和倾倒含 PCB 的废物。PCB 可被鱼类和水生生物摄入,通过食物链发生生物富集作用。大气中的 PCB 多随尘粒和雨水降到地面,转入水体与土壤中。

PCB 可产生蓄积毒作用,长期小剂量接触后还可产生慢性毒害。PCB 对肝微粒体酶有明显的诱导作用,且中毒动物的肝可见肝细胞肿大,中央小叶区出现小脂肪滴及滑面内质网大量增生。对于 PCB 对人的致癌作用,美国职业病安全与健康协会调查了1940—1976 年这段时间内,电容器工厂接触 PCB 的 2567 名工人的死亡数。流行病学调查发现,直肠癌和肝癌的死亡数超过期望死亡数(分别为 4 观察数/1.19 期望数和 3观察数/1.07 期望数)。在直肠癌的死亡总数中,其中工厂女性直肠癌的观察数/期望数比为 3/0.50,$P<0.05$,具有明显差异性。研究表明,PCB 与直肠癌和肝癌的发生有一定的联系。

# 第六节　氯丁乙烯致肿瘤发生机制

氯丁二烯的化学结构与氯乙烯类似,它是以乙炔为原料加入氯化氢,通过氯化亚铜和氯化铵的作用而制成。在生产氯丁二烯单体和聚合氯二烯时工人可有较多接触。

氯丁二烯可致接触者淋巴细胞染色体畸变,与对照组比较有明显增高。动物的实验肿瘤研究至今未获阳性结果。1972 年苏联学者提出接触氯丁二烯与皮肤癌和肺癌患病率增加有关,在 1956—1970 年间,对埃里温地区 24989 名 25 岁以上的人进行了检查,发现 137 例皮肤癌,其中接触组工人患皮肤癌 59 人,患病率为 2.01%;非接触组发病人数为 78 人,患病率为 0.35%。对 19979 名工人的肺癌患病率也同样进行了分析,发现接触组肺癌 34 例,患病率为 1.16%;对照组肺癌 37 例,患病率为 0.25%。无论皮肤癌还是肺癌,引人注意的是接触组患者平均年龄均比非接触组患者要年轻得多。最近 Infante 指出,Pell 对 166 名接触氯丁二烯工人调查中,发现仅占总调查人数 17% 的维修工,肺癌死亡却占 40%(20 例中占 8 例),他们接触氯丁二烯较多,认为这个现象有实际意义。

目前,甲氯丁二烯对人致癌的问题还有待进一步研究,但由于它的结构与氯乙烯相似,故对它的致癌性值得警惕。

## 第七节 异丙油致肿瘤发生机制

异丙油是异丙基类混合物,主要成分是硫酸异丙酯、异丙醚等,经过动物试验证明异丙油可诱发动物皮肤癌。Weil 发现制造异丙醇工人呼吸道癌增多(鼻窦癌、喉癌、肺癌),认为呼吸道癌与异丙醇生产有关。异丙醇是重要的有机原料,是用硫酸和丙烯作原料制成。研究发现,癌症全部发生在用 90% 以上浓度浓硫酸作原料的工人当中。由于在用浓度 90% 以上硫酸合成异丙醇的过程中,反应温度较高,产生了一些致癌的油状高分子聚合物杂质——异丙油。当改用 75% 浓度的硫酸生产后,肿瘤就不再发生。

## 第八节 丙烯腈致肿瘤发生机制

丙烯腈为无色易挥发且具有杏仁气味的液体,易溶于一般有机溶剂。丙烯腈既是制造腈纶纤维、丁腈橡胶和某些合成树脂的单体,也可被用来制造丙烯酸酶。

流行病学调查发现,职业性接触丙烯腈,肺癌、结肠癌发病有增高。在美国杜邦(Dupont)公司的 2 家纺织厂,于 1950—1955 年间首次接触丙烯腈的 477 名工人中,至1969—1976 年共发生了 18 例癌症,其中肺癌 6 例、大肠癌 3 例,它们均分别超过预期数。所以,丙烯腈对人致癌是可能的。

## 第九节 硫酸二甲酯致肿瘤发生机制

硫酸二甲酯主要用于制药、染料和香料工业。据报道,硫酸二甲酯对大鼠有致癌性。给大鼠皮下注射,每周 1 次,结果 18 只大鼠中有 12 只产生局部肉瘤,并有部分肺部转移。在人群中也有报道,3 名职业性接触硫酸二甲酯工人患支气管瘤,其中 1 人接触毒物工龄为 11 年,另 2 名患者工龄更短。

# 第十节　氧化乙烯致肿瘤发生机制

在工业中,氧化乙烯被大量用于乙烯、乙二醇的制造,与二氧化碳混合被用作熏蒸剂,在外科上被用作消毒杀菌剂。Hogsted 提及:自 1968 年以来,瑞典一个工厂用氧化乙烯消毒医疗器械,消毒后器械被放入一个有 60 名工人工作的库房内,5 年间(1972—1977 年)在库房内工作的接触者发生了 3 例白血病。

# 第十一节　化疗剂致肿瘤发生机制

治疗癌症使用的化疗剂,对病人和医护人员均存在致癌危险。治疗红细胞增多症用的 2-胺芥会引起膀胱癌。治疗何杰金氏病、淋巴肉瘤、慢性淋巴细胞白血病、卵巢癌、肺癌、乳腺癌及恶性黑色素瘤疾病用的烷化剂都会引起继发性急性非淋巴细胞白血病。

环磷酰胺和苯丁酸氮芥是免疫抑制剂,能诱发组织细胞淋巴瘤。咪唑硫嘌呤是抗代谢药物也是病原体,可致人体组织细胞淋巴瘤。年轻人对咪唑硫嘌呤很敏感,肿瘤潜伏期很短,往往只几个月。免疫抑制剂还会诱发某些类型的皮肤癌及上皮细胞瘤,但很少诱发白血病。患免疫溶血性贫血症的人比一般人得淋巴腺瘤的比例要高,估计近亲通婚的人对有系统作用的致癌物特别敏感。

# 第十二节　三氮烯类化合物致肿瘤发生机制

三氮烯类化合物是一类广泛应用在工农业生产和医疗卫生上的亲电试剂,但稳定性较差,不易合成,且容易形成多种互变异构体。

王连生认为 1-苯基-3,3-二甲基三氮烯有致癌性是因为它能在 N-2 及 N-3 键发生异裂生成重氮苯阳离子或苯环型亲电化合物。与研究者预想的相反,大白鼠皮下注射或经口给 1 苯基-3,3-二甲基三氮烯,结果发现在远离靶器官的器官上发现了肿瘤,而在注射部位很少出现肿瘤。因此,研究者认为 1-苯基-3,3-二甲基三氮烯是一种独特的非直接致癌剂。对脑、神经组织、肾和其他器官有明显的作用,但对肝是例外。

如果将 N-1 位置上的苯基用吡啶基或者其他芳香性基团代替,或者 N-3 上的甲基用乙基代替,其致癌效应及致癌位置基本不变,同上面提到的 1-苯基-3,3 三甲基三氮烯一样,皮下注射水溶性的 1-(3-吡啶)-3,3-二甲基三氮烯,20 只大白鼠中有 15 只因患癌症而死。癌变主要发生在脑及神经系统。腹膜注射,结果发现 14 只大白鼠中有几只患了恶性肿瘤,其中 7 只为神经系统肿瘤,其余为胸腺瘤,而用其他三氮烯衍生物则没有观察到胸腺瘤。

1-(4-乙酯基苯基)-3,3-三氮烯是一种抗癌剂和镇静剂。但研究发现,这个化合物对啮齿动物有潜在的致癌性,对大白鼠进行皮下和腹膜注射,结果发现在 139～434d 后,乳腺、淋巴系统、肾和注射部位的肌肉均观察到了恶性肿瘤。对另一种大白鼠进行皮下注射实验,发现 83% 的肿瘤是发生在注射部位,实验还发现这个化合物对小白鼠的致癌性比对大白鼠的致癌性弱。

分别出生 1d、10d 和 30d 的大白鼠单独皮下注射 1-苯基-3,3-二甲基三氮烯或者 1-(3-吡啶)-3,3-二乙基三氮烯,结果发现仅出生 1d 和 10d 的大白鼠主要观察到神经系统肿瘤,同时发现 3-吡啶三氮烯化合物致癌性更强。

实验表明,1-苯基-3-甲基三氮烯对大白鼠是一种潜在的直接致癌物。经口给药发现在所有大白鼠的食道及胃均长了肿瘤,皮下注射发现局部癌变及一些良性肿瘤。同时,实验还发现 1-苯基-3-甲基三氮烯对远靶器官有致癌性。

对怀孕的雌性鼠实验表明,烷芳基三氮烯能使其后代发生癌变。N,N-二甲基及 N,N-二乙基取代三氮烯的生物活性有很大的差异。而变换 N-1 上的芳基,则对生物效应影响不大。对怀孕 15d 的雌性大白鼠皮下注射 1-苯基-3,3-二甲基三氮烯,无论多高的用药量,结果发现对胎儿均无致癌性。但对怀孕 23d 的大白鼠注射 1-苯基-3,3-二甲基三氮烯,结果可使后代产生神经系统的癌症,甚至观察到了 1 例肝癌病症。

由前可以看出,三氮烯化合物是一种前致癌物,其致癌机理显示,这些化合物需酶促作用代谢活化,形成亲电性的前致癌物或终致癌物以后,与生物大分子结合,并且在远离作用部位引起癌变。

# 第十三节　乙双吗啉、苯致白血病发生机制

## 一、乙双吗啉致白血病发生机制

我国 1986—1988 年天津地区流行病学调查的资料显示,应用过乙双吗啉者,发生白血病的危险度为对照组的 30.26 倍。细胞遗传学研究发现,乙双吗啉主要引发第 15、

第 17 号染色体异常。使用乙双吗啉治疗的银屑病患者,发生的白血病以急性早幼粒细胞白血病为主。

## 二、苯致白血病发生机制

苯的脂溶性较强,易通过皮肤和肺进入人体,并积蓄在脂肪组织和脑。1955—1960年,土耳其鞋厂工人接触含苯胶水后,出现慢性苯中毒患者,其中部分发生白血病,发病率为 13/10 万,明显高于一般人群,而脱离接触苯后,白血病发病率下降。在 1940—1949 年触过苯的 1000 名美国工人,急性白血病患病率显著增加,接触苯 5 年或以上者,白血病死亡的相对危险性高达 21.0。中国约 100000 名工人接触苯后,骨髓异常增生综合征、急性髓系白血病等的患病率增加。

动物实验证明:苯对造血系统有明显毒性。实验动物吸入 $10×10^{-6}$ 以下的苯 2 周,无任何异常;吸入 $25×10^{-6}$ 后,出现淋巴细胞减少;吸入 $25×10^{-6}$ 以上后,骨髓细胞数减少;吸入 $300×10^{-6}$ 的苯 80d 或低于 $3000×10^{-6}$ 的苯 8d,可使 11%~19% 的动物发生髓系白血病。苯致白血病可能涉及 5 个步骤:第一步,苯经细胞色素 p450 代谢形成代谢毒性产物;第二步,苯代谢产物作用于骨髓的靶细胞;第三步,靶细胞 DNA 断裂、重组,能形成突变细胞;第四步,突变细胞发生选择性增殖;第五步,表现为显性白血病。

# 第十四节　激素类药物、苯氧酸类和酚类物质致软组织肉瘤发生机制

## 一、激素类药物致软组织肉瘤发生机制

激素类药物也对某些肉瘤有诱发作用,经过雄激素撤退治疗的前列腺肥大或者前列腺癌患者容易发生前列腺肉瘤及膀胱血管外皮肉瘤,比如有报道雌激素类。Schwartz等对子宫肉瘤大宗病例调查研究表明,口服避孕药史与发生子宫肉瘤危险性呈阳性相关,其暴露相对比(OR)为 1.7(95% CI 为 0.7~4.1),这些患者在诊断为子宫肉瘤前至少服用避孕药 15 年。而非避孕用的雌激素的使用与子宫癌肉瘤直接相关,但仅限于正在使用或长期使用者。

## 二、苯氧酸类和酚类物质致软组织肉瘤发生机制

1977 年,在瑞典就有接触苯氧基除莠剂或氯酚 10~20 年的 7 例伐木工人发生软组织肉瘤的报道,并得出软组织肉瘤由于接触苯氧基除莠剂和氯酚的相对危险性(RR)分

别为 6.2 和 5.1。此后,又进行了 2 项大规模的流行病学、病因学调查,一项是在瑞典北部进行的,观察了原始病例,由肿瘤单位的记录确认有 52 例男性患者,主要来自林业,多数人接触过苯氧基酸 2,4,6-T 和 2,4-D,相对危险性为 5.3,接触氯酚的相对危险性为 6.6;另一项是在瑞典南部进行的,单独对苯氧基酸的 RR 为 6.8,对氯酚的 RR 为 3.3。

另外,美国也有 2 项回顾性调查。一项调查研究显示,在接触过 2,4,5-T、氯酚及四氯二苯并-p-二噁英(TCDD)的 105 例死亡者中,有 3 例软组织肉瘤;另一项调查表明,1949 年西弗吉尼亚 Monsanto 硝基物工厂的三氯酚事件共涉及 121 名雇员,其中 3/4 的人发生了氯痤疮,主要接触物为三氯酚或 TCDD,共观察到 32 例死者,死于肿瘤者 9 例,其中 4 例属于肉瘤,发病率均明显高于一般人群。

# 第十五节 农药类化合物、苯氧乙酸、氯仿及染发剂致恶性淋巴瘤发生机制

## 一、农药类化合物致恶性淋巴瘤发生机制

按病理组织学不同,恶性淋巴瘤分为 2 类:霍奇金淋巴瘤(Hodgkin lymphoma,HL)和非霍奇金淋巴瘤(non-Hodgkin lymphoma,NHL)。有报道认为,男性农民是 HL 的高危人群,但没有证实特异的致病因素,该职业所接触的除草剂杀虫剂可能是发病的主要因素之一。另外,苯、苯氧除草剂和氯酚等有机溶剂、杀虫剂等被认为与 HL 有一定的相关性,但研究结果很不一致。农业工作者中,NHL 发病率高于一般人群。大量研究表明,接触杀虫剂以及除草剂 2,4-二氯苯氧乙酸可使 NHL 发病风险增加 2~8 倍。此外,接触农药的残余物也是 NHL 潜在的高危因素。

## 二、苯氧乙酸、氯仿及染发剂致恶性淋巴瘤发生机制

有研究表明,接触化学试剂的化学家、干洗工、印刷工人、木工、美容师等暴露于苯氧乙酸、氯仿等溶剂环境中的人群,NHL 的发病风险也增高。此外,染发尤其是使用永久性染发制剂可增加 NHL 发病风险,国外发现持久使用深色染发剂超过 25 年和使用 200 次以上者发生滤泡性淋巴瘤和其他低度恶性 B 细胞淋巴瘤的危险性明显增加。

# 第十六节 染发剂、芳香胺类、油漆和炭黑致膀胱癌发生机制

## 一、染发剂致膀胱癌发生机制

多个队列和病例对照研究发现,与染发剂有接触的理发师、染发师中患膀胱癌的危险增加,但个人使用染发剂与膀胱癌的关系尚有争论。Andrew 等根据几个大样本的病例对照和队列研究结果,没有发现个人使用染发剂与膀胱癌的关系,但通过控制混杂因素后,回归分析显示染发剂使用与膀胱癌有关,进一步研究还发现,女性使用染发剂会提高膀胱癌危险,而男性则不会,并且强调应重视染发剂第一次使用的年龄、使用频率和第一次使用后持续的时间。Yu 等研究结果支持染发剂中的芳香胺类是致癌物质的观点,并认为女性染发易患膀胱癌的部分原因可能是女性比男性更易使芳香胺类活化。由于染发剂使用的流行,加之种类繁杂,进一步的研究需要明确特殊的颜色和染发类型对个人易感性的可能作用。

## 二、芳香胺类致膀胱癌发生机制

芳香胺类在体内须经代谢酶活化后才有致癌性,是引起膀胱癌的主要化合物,多数已被禁用。一些实验结果显示膀胱癌与芳香胺的生产存在显著的剂量反应关系。膀胱癌在从事染料、橡胶和皮革等接触芳香胺的人群中发病率较高。在芳香胺中,以 2-苯胺致癌力最强,联苯胺次之,其余有 4-氨基联苯、4-硝基联苯和金胺等。

Montanaro 等对 1955—1988 年意大利某制革厂接触联苯胺染料的 1244 名工人进行回顾性队列研究,以该地区的死亡率为标准,工人患膀胱癌的 SMR=242(95% CI 为 116~446)。曲宝庆等对我国 11 家重点染料生产厂 34284 名职工恶性肿瘤发病及死亡情况进行回顾性队列研究,结果发现男性膀胱癌发病 19 例(其中 17 例为接触联苯胺作业工人),发病率为 10.21/10 万。毕文芳等对全国 21 家生产和使用联苯胺工厂中工人的恶性肿瘤流行病学调查发现,我国联苯胺作业工人膀胱癌明显高发,男性粗发病率为 167.3/10 万,标化发病比(standardized illness ratio,SIR)为 25.2,即相当于上海市居民膀胱癌发病水平的 25.2 倍。男性工人膀胱癌的标化相对危险度(standardized relative risk,SRR)为 31.6,并且发现患者发病与工龄、工种及接触联苯胺的程度正相关。

1987 年,IARC 已将联苯胺列为一组确认致癌物,至此,膀胱癌是人类所认识到的第一种可由化学物质引起的人类肿瘤。

### 三、油漆致膀胱癌发生机制

Steenland 等对 42170 名油漆工和 14316 名非油漆工进行了为期 15 年的队列研究，结果显示，与美国一般人群相比，油漆工膀胱癌的 SMR = 1.23（95% CI 为 1.05～143），与队列中非油漆工相比，油漆工膀胱癌的 SR = 1.77（95% CI 为 1.13～2.77）。Brown 等利用瑞典 1960—1970 年人口普查资料和 1971—1989 年的肿瘤登记资料，对油漆暴露人员的肿瘤发病进行研究，发现男性金属漆匠和画家患膀胱癌的危险显著增加，SIR 分别为 1.2 和 1.5；木工漆匠及油漆制造工人膀胱癌危险的增高差异无统计学意义。女性中只有画家患膀胱癌的危险显著增高（SIR = 1.9）。

### 四、炭黑致膀胱癌发生机制

职业性接触炭黑和膀胱癌发病之间联系的研究多集中在码头搬运工中。Puntoni 等回顾了意大利 1933—1980 年间受雇于 3 个船舶修造厂的 2286 名码头装卸工人的癌症发病率。按炭黑暴露水平不同将男性工人归类。每月（919 名）和每日（771 名）用铲车和升降机卸炭黑纸袋的码头装卸工人分别为低、中度暴露；用肩膀运炭黑纸袋的工人（596 名）为高暴露。此项研究共计有 208 名癌症患者，其中 53 名肺癌患者和 32 名膀胱癌患者。高暴露水平男性工人的膀胱癌标准化发病率明显升高（SIR = 204，95% CI 为 112～343）。在其他一些相关研究中也得到了类似的结果。

# 第十七节　农药类及化工类物质致胰腺癌发生机制

部分职业环境暴露会促使癌基因（基因或抑癌基因）突变，加快或促进胰腺癌的发生，多种动物实验研究支持这种看法，可能包含危险因素的职业包括橡胶和塑料制品工业、化学加工业、医药加工业、重金属工业、采矿、水泥建筑、纺织、药品制造与销售等，相应可能致癌物有农药杀虫剂类、金属镉类、亚硫酸盐、放射剂、石棉、铬酸盐、蜡类、磨光剂、清洗剂、合成树脂等。

有报告称，从事石油产品生产 10 年以上的男性，胰腺癌的发病率 5 倍于对照者。一组 1766 例从事化工 32 年以上的死亡者病因调查报告显示，胰腺癌死亡者 9.9 倍于对照组。据分析，相关的化学物质有 DDT 化合物类、8 - 萘胺和联苯胺等。在化学和石油化工、橡胶、理发行业工作人员中曾发现胰腺癌危险性升高，认为可能与芳香胺暴露有关。中国专家经 23 年的随访调查发现，橡胶厂与制鞋厂工人易患胰腺癌，可能与橡胶化合物中的溶剂与亚硝胺有关。同样的研究也发现，暴露于三氯化烃溶剂环境，是工人发生胰腺癌的危险因素。此外,有报道提示暴露于农药的职业中,胰腺癌危险性升高,农民和面粉厂工人中危险性升高,认为可能与农药暴露有关。

# 第十八节　石棉致肿瘤发生机制

石棉是一类纤维状硅酸盐矿物的通称,它是由40%～60%的二氧化硅与铁、镁和其他属的氧化物结合而成。由于石棉具有独特的物理化学特性(如不可燃、耐高温、抗酸蚀、延展性好、隔音隔热等),因此它在商业产品中有广泛用途。石棉不仅能与纺线织布,而且还能与水泥、橡胶、树脂、塑料等结合制成各种工业用品。石棉产品包括纺织、水泥、造纸、灯芯、绳索、地板和屋顶瓦片、水管、墙板、防火服、垫圈、刹车片等。目前已知有3000种以上的制品与石棉有关,不同地区生产的石棉纤维长度、弯曲度各异,其中以直径小于0.5m的石棉致癌力较强。闪石类石棉是一个直的、针状纤维大家族,包括直闪石、透闪石、铁石棉(褐石棉)、青石棉(蓝石棉),大多数间皮瘤都和青石棉暴露有关。1973年,IARC确定石棉是一种人类肺部致癌物。1987年,WHO宣布,玻璃棉、岩棉、矿渣棉、陶瓷纤维属于2B类物质,即很可能对人体有致癌性的物质。

## 一、石棉致肺癌发生机制

自从1935年首次报道石棉癌以后,石棉现已成为举世公认的致癌物。在从事接触石棉工作的工人中,1/5死于肺癌。石棉尘肺是石棉工人的常见疾病,据不同研究者报道,石棉尘肺者有10%～30%发展为肺或胸膜间皮瘤。1955年,Doll统计英国石棉纺织工肺癌发病率比一般居民高10倍。另外,从第二次世界大战开始,美国有近800万人在工作地点接触过石棉暴露,在美国超过90%的石棉生产和消费是蛇纹石石棉(或称为温石棉、白石棉)。各种类型的肺支气管纤维发生瘤样病变,并有向周围和肺下叶发展的趋势,伴随着不断的石棉沉滞纤维化。Wagner和Newhouse等发现,在石棉矿井和石棉纺织厂周围的社区居民中有间皮瘤流行,从而确定即使是偶然的非职业性石棉暴露也能引起肺癌。

各种形态学、生物化学和分子技术证明肺癌与石棉在细胞水平的毒性作用有关。石棉暴露时间的增加,导致巨噬细胞和炎症细胞在肺泡中累积,伴随氧自由基释放,细胞膜的过氧化反应以及DNA和其他大分子的损坏。巨噬细胞会将肺泡上皮的石棉纤维移植到胸膜。纤维的形状、长度和持续性对诱导细胞反应和引发癌变至关重要。棒状长纤维(如长度为0.5～10mm,直径为0.25mm)比短粗纤维更具有细胞毒性。纤维表面的静电荷会增加肺组织沉积,其表面的生物化学也会影响到炎症反应。在实验中,在支气管上皮培养系中,石棉显示出肿瘤促进因子的特性。对石棉长期暴露,然后引入亚致癌剂量的二甲基苯并蒽(DMBA),会导致 DNA 合成增加、基底细胞增殖、鳞状增生和鳞状上皮细胞癌。在间皮瘤和胸腔肉瘤的诱导下,石棉就完全是一个致癌物了。

最近报道提示,石棉的致突变作用牵涉到原癌基因,如 k-ras 和 c-ras,同样也牵涉到肿瘤抑制基因如 p53。Nelson 等发现有职业性石棉暴露史并被诊断为肺部腺癌的病人与没有暴露史的肺癌病人相比,k-ras 基因的突变出现 5 倍增长。Panduri 等发现,p53基因能诱导由石棉暴露所损坏的肺泡上皮细胞凋亡。Morris 等证明,在小鼠体内毁坏固有 p53 基因的功能之后,与石棉相关的肺癌发病率有 5 倍的升高,这一发现支持了 p53基因的重要保护作用。另外,其他发现还包括胰岛素受体路径的改变,以及删除结肠直肠肿瘤基因 KU70 和热休克蛋白 27 之后所产生的抑制机体对刺激产生反应的现象。这些基因改变所产生的作用就是构成性表达促使细胞分裂的蛋白和抑制或清除在细胞周期中涉及检查点的蛋白。

石棉损坏 DNA 的可能机制似乎牵涉活性氧的产生和促分裂素原活化蛋白激酶的激活。Iwata 等在暴露于直闪石石棉纤维之后通过多形核淋巴细胞检测到了活性氧的生成。Schabath 等证明髓过氧化物酶基因等位基因 G 的纯合子(G/G)与那些具有 G/A和 A/A 基因型的受试者相比他们患石棉相关肺癌的风险升高(OR = 1.72,95% CI 为1.09~2.66)。另一个由 MacCorkle 等提出的可能机制涉及石棉纤维和细胞骨架蛋白或者在细胞分裂中导致非整倍型细胞增多的蛋白的相互作用。

另一个关于石棉致癌性的理论假定石棉纤维的作用是促使其他像香烟烟雾中的致癌物进入细胞,这些纤维通过黏附于表面活性剂来实现这一功能,而黏附于表面活性剂能产生脂质双分子层从而使得疏水性致癌物如多环烃得以溶解,这将使得肺上皮细胞长期高浓度地暴露在致癌性物质之下。

发生石棉相关肺癌的潜伏期超过 20 年。人们已经将石棉和各种细胞类型的肺癌联系起来了。石棉暴露的人群患肺癌的风险似乎取决于石棉类型(尽管温石棉暴露和肺癌相关,但非温石棉纤维暴露的患病风险更高)、石棉大小(纤维越长风险越高)、环境暴露(在纺织厂比在水泥厂风险更高)和石棉肺胸部 X 线片证据(有混浊的病人风险更高)。

近些年来,对石棉致癌性的问题又有了进一步的认识。吸烟对石棉致肺癌有促进作用,接触石棉且又吸烟者,其患肺癌的机会远远高于不接触石棉而又不吸烟的人,在石棉工厂工作的吸烟工人的肺癌死亡率为一般吸烟者的 8 倍,是不吸烟也不接触石棉者的 92 倍,石棉与吸烟有协同致癌作用。1968 年,Selikoff 等的研究报道了在隔热板工人中,吸烟和石棉暴露的联合作用导致患肺癌的 RR 值比 2 个危险因素分别作用的要高很多。

## 二、石棉致胃癌发生机制

IARC、USEPA、WHO已公认石棉为人类致癌物,但能否引起胃肠道肿瘤尚无定论。国内外的一些有关石棉职业暴露的研究发现,其与胃癌发病危险间存在联系,但有学者怀疑这些研究存在方法学偏歧。在澳大利亚开展的一项重度石棉暴露工人的病例对照研究中,能发现胃癌死亡率与暴露强度、工龄、暴露开始时间存在统计学联系。应用Meta分析法综合27个队列研究资料,单纯接触温石棉的工人胃癌死亡危险增高,SMR = 1.27。国内在云南开展的居民青石棉接触者队列研究发现,接触青石棉组与对照组人群患胃癌的危险性差异无统计学意义,但男性接触青石棉患肠癌的危险却高于对照组。

## 三、石棉致间皮瘤发生机制

石棉是间皮瘤的主要病因,几乎所有类型的石棉都有可能导致间皮瘤。大约2/3的病例都有过石棉暴露史。患间皮瘤的风险随着暴露的时间和强度的不同而不同,同样也和吸入的石棉纤维的类型(铁石棉和青石棉的风险最高)有关。在人类中,闪石纤维类石棉如青石棉和铁石棉是温石棉蛇纹石纤维类导致间皮瘤的风险的2~4倍,引发机制似乎与纤维的物理特性有关,如纤维的大小和尺寸。角闪石的直棒状纤维更容易被转运或穿透肺周组织。间皮细胞的病理过程伴随着诱导的原癌基因表达以及氧自由基种类的形成。

间皮瘤的潜伏期较长,平均35~40年。由于间皮细胞增生和恶性瘤变的组织病理学分类及其与转移性肉瘤或腺癌的区别的问题,间皮瘤发病率和死亡率的常规统计数字还没有报道。需要联合组织化学、细胞免疫化学和电子显微镜取得精确有效的诊断。在包含美国许多州的SEER项目中,基于人群的肿瘤登记系统覆盖了美国人口的14%。1978—1992年,年龄调整的间皮瘤的年平均发病率(每10万人口中)在美国白种人男性中倍增(1.3~2.5),而在美国白种人女性中基本稳定在0.4左右。在75~84岁的老年男性中发病率从6.3增加到18.2。在发达国家,基本上有1个间皮瘤病例发生的同时就会有100个肺癌病例发生。由于在非白种人身上发病率过低,很难估计出这段时期内可靠的发病率。胸膜间皮瘤和腹膜间皮瘤的比例在男性中是9∶1,在女性中是3∶1。发病率高峰是在1910年前后出生的人群中,在之后出生的队列人群中逐渐下降。

# 第十九节　矿物油致肺癌发生机制

自从19世纪后期,矿物油就一直被应用于纺织业和金属制造业。Jones是第一个描述暴露于矿物油气溶胶的工人胸部射线照片不正常的人。在 1940—1970 年间出现了几个和矿物油暴露史相关的肺癌病例报道。20 世纪 80 年代的其他病例对照研究发现,在金属工业界以及应用旋转式活版印刷机的工人中肺癌和矿物油暴露之间存在显著的联系。这种联系又在航空航天业的工人中被发现。矿物油包含不同量的已知致癌物多环芳烃,这些分子是假定的矿物油中的致癌成分。1984 年,IARC 确定已有足够的人类研究证据证明矿物油是一种人类致癌物。

# 第二十节　二氧化硅致肺癌发生机制

结晶二氧化硅是矽肺的病因,矽肺是一种吸入性病。与结晶二氧化硅暴露的相关职业(包括能使结晶粉剂呈烟雾状散开的职业)有采矿、喷砂、陶瓷生产和石器制造。

Wagner 在给 Wistar 大鼠的胸膜内注射结晶二氧化硅、碱液洗涤过的石英、方石英,给 Wistar 大鼠注射 Min-U-Sil,以及在 3 种不同的鼠种中注射 6 种不同形式的结晶二氧化硅后,小鼠淋巴肉瘤的发生增高。Stenback 和 Rowland 给叙利亚金仓鼠经气管内灌输二氧化硅和苯并芘之后呼吸性肿瘤的发病率(44%)升高,相比之下,只灌输苯并芘时发病率为 10% 。Holland 等也发现,Sprague Dawley 大鼠经气管服用二氧化硅后呼吸系统肿瘤的发病率(16.7%)升高,他的研究组还发现 Fischer-344 小鼠吸入性暴露于二氧化硅后,呼吸系统癌症的发病率(66.7%)升高,相比之下,对照组没有发病。

随着科学研究的不断深入,二氧化硅对人类肺癌的潜在作用逐渐明了。16 世纪,来自施内贝格和约赫姆塔尔的矿工死亡率很高,之后才认识到死亡率增高的可能原因是肺癌。Milham 根据 1950 年和 1971 年的死亡证明发现,来自华盛顿州的金属铸工支气管和肺部癌症的患病风险有 3 倍的增高。Westerholm 检查了瑞典尘肺病的登记册,发现那些患有矽肺的人其肺癌相关死亡风险明显增高。其他研究已经支持了矽肺和肺癌之间的关系。Finkelstein 等根据从安大略劳工部获得的数据也证明了在 1940 ~1975 年间获得矽肺赔偿的工人其肺癌相关的死亡数有 2 倍增高。Attfield 等在佛蒙特州的花岗岩工人中发现二氧化硅暴露和肺癌之间存在剂量—反应关系。这些病例对照研究并没有记录研究人群的吸烟流行情况,但假设研究人群的吸烟流行情况要明显高于作为普通群众的对照人群。另外,由 Westerholm 和 Finkelstein 开展的研究分别要求对尘肺病或矽肺加以证明,从而防止对暴露于二氧化硅但没有疾病的射线照片证据的工人患肺癌的风险下结论。

1996 年,IARC 确定现有的文献提供了足够的证据提示结晶二氧化硅的吸入剂是一种致癌物,美国胸腔学会在同一年也发表报道描述吸入性二氧化硅暴露的潜在副作用,包括肺癌。然而,美国胸腔学会对二氧化硅粉尘在非吸烟者中的致癌性和在那些暴露于二氧化硅粉尘却没有矽肺证据的人中的致癌性提出了质疑,从而限制了这一结果。1989年,美国国家职业安全与卫生研究院在开展了文献回顾研究后,同意了IARC和美国胸腔学会的研究结果,并建议把结晶二氧化硅列为一种潜在的职业性致癌物。

## 第二十一节　氯甲醚和二氯甲醚致肺癌发生机制

氯甲醚和二氯甲醚主要用于工业合成塑料、有机化学品和交换树脂。直到1968年van Duuren证明小鼠暴露于氯甲醚后发生了皮肤癌,氯甲醚和二氯甲醚作为致癌物的潜在作用才被发现。Leong等在将A/Heston小鼠暴露于氯甲醚和二氯甲醚蒸汽之下,每天6h,每周5d,共暴露82~130d后,他们发现两者都是肺部致癌物。Laskin等证实了二氯甲醚在小鼠和仓鼠上的吸入性效应。

最初的动物研究结果促使了这些物质作用于人类方面的研究。Albert等评估了当时应用氯甲醚的7家公司中的6家公司员工的肺癌死亡率。在选择了同一工厂内的非暴露员工作为对照之后,他们发现暴露于氯甲醚的员工的肺癌相关死亡率呈2.5倍增长,他们还发现暴露时间越长,强度越大,患肺癌的风险就越大。DeFonso等发现,氯甲醚和0.5%~4%的二氯甲醚导致美国费城一家化工厂的肺癌患病风险升高了3.8倍,他们同样也选取了同一工厂没有暴露史的员工作为对照。许多研究已经提供了其他证据来支持氯甲醚和二氯甲醚的肺部致癌作用。

氯甲醚和二氯甲醚对呼吸道黏膜均有强烈的刺激性,在工业中开始用这2种化学物质之后不久,就发现在接触这类物质的工人中肺癌发病率很高,而且基本上都是小细胞肺癌。在动物实验中,这2种化学物质很容易诱发大鼠、地鼠和小鼠的肺癌。美国资料表明与二氯甲醚和氯甲酸接触的工人患肺癌的工作年限为1~16.5年,平均为6.27年,死亡年龄为33~66岁,平均死亡年龄为43.5岁,较其他癌年轻,表明这类物质是强烈的致癌因子。

## 第二十二节　芥子气致肺癌发生机制

芥子气是一种战争毒剂。1929年,日本就开始在广岛大久野岛建立毒气工厂生产芥子气。自1952年起,在该厂工作过的工人陆续发现肺和呼吸道癌症,至1969年年底,在 3021 名工人中共发现肺等呼吸系统癌症 48 例。患者主要集中于生产和接触芥子气的工人中,生产芥子气的 140 个工人中有 33 例,间接接触芥子气的检验、仓库、机修等工人 156 人中有 13 人,其发病率分别为 23.6% 及 11.9%。潜伏期 10 年左右,早发者都见肺部,晚发者有气管、喉和鼻道的肿瘤。

在第一次世界大战中,在欧洲战场遭受过芥子气毒害的士兵中,后来也有发生肺癌的报道。Heston(1953)用芥子气和氮芥对小鼠进行皮下注射实验,结果局部引发肉瘤。他还用易发肺腺癌的小鼠,暴露在芥子气中 15min,以后发现小鼠肺腺癌增多。

# 第二十三节　煤焦油致肿瘤发生机制

煤焦油是一种黑色或褐色黏稠液体,气味与萘或芳香烃相似,它是在干馏煤制焦炭和煤气时的副产物。煤焦油成分复杂,主要是酚类、芳香烃和杂环化合物的混合物。煤焦油有致癌性,属于 IARC 认定的第一类致癌物质。

## 一、煤焦油致皮肤癌发生机制

在动物实验当中已经证实了,在临床上所用的浓度,可以使动物产生良性或恶性肿瘤,另外在煤焦油工厂工作的人员发生恶性肿瘤的危险性是很大的,特别是非黑色素瘤的皮癌。如果长期局部应用,煤焦油会产生皮癌。有一些报告指出,长期应用煤焦油制剂所导致的肿瘤最常见的发生部位就是生殖器,以及邻近皮肤有发生皮肤癌的报道。

## 二、煤焦油致肺癌发生机制

煤焦油中的苯并芘,已在大鼠、家兔等动物实验中成功地诱发出支气管肺癌。据英国、美国、加拿大、日本和挪威的报告,炼煤焦沥青、煤气等工人的肺癌发病率较一般人明显增高。

# 第二十四节　多环芳烃化合物致肿瘤发生机制

多环芳烃(polycyclic aromatic hydrocarions,PAHs)是人类认识最早的致癌物,不溶于水,须在体内代谢活化后才有致癌性。主要存在于焦油、煤油、沥青、煤气和焦炭等生产场所以及汽油、天然气、煤等燃烧过程中。多数工业化国家对其严格限制。暴露于

PAHs 的职业主要有钢铁铸造、铝生产、煤气、炭、煤焦油蒸馏和碳电极生产等。

## 一、多环芳烃致膀胱癌发生机制

Mallin 对美国某钢铁制造厂进行巢式病例对照研究,每个膀胱癌病例选择 4 个对照,对照者均选自该厂工作的健康工人且年龄与病例匹配(病例与对照均为白人),研究发现高炉工人(PAHs 暴露者)患膀胱癌的 OR=21.1(95% CI 为 2.2~205.8)。Romundstad 等对挪威某铝厂工人进行了回顾性队列研究,他以 1953~1996 年在该厂工作的 11103 名男性 PAHs 暴露工人为暴露组,以挪威全国的膀胱癌发病率为标准计算 SIR,结果发现 PAH 暴露工人膀胱癌的危险性增高,SIR=1.3(95% CI 为 1.1~1.5),且有随着 PAH 累积暴露程度增加而增高的趋势。Gaertner 等对 40 篇铸造工人膀胱癌流行病学研究文献进行 Meta 分析发现,综合危险估计(summnary risk estimates,SRE)为 1.11,若选择其中 23 篇暴露资料完善的文献分析,则 SRE 为 1.16,提示铸造行业的 PAHs 暴露与膀胱癌之间存在微弱的联系,其中铝熔炼工人的 PAHs 暴露与膀胱癌之间存在剂量—反应关系,制模工(SRE=1.44,95% CI 为 1.00~2.06)、翻砂工(SRE=1.34,95% CI 为 1.14~1.91)患膀胱癌的危险性均有所增加。

## 二、多环芳烃致肺癌发生机制

PAHs 致肺癌发生,主要由吸烟所致,职业接触亦可诱发,大气污染在诱发人体肺癌方面可起一定作用,这 3 种因素往往混合在一起。关于吸烟与肺癌的关系,前已提及,这里不再赘述。

肺癌的增加与大气污染有着极为密切的关系。根据流行病学调查和动物实验证明,多环芳烃,特别是苯并[a]芘与人类和动物的肺癌有一定关系。煤气罐车间的空气中,苯并[a]芘的含量约为正常城市大气的 100~1000 倍,长期在其中工作的人,肺癌的发病率为一般人群的 150%。钢铁工业焦炉工人肺癌的发病率比一般人的发病率高 2.5 倍,炉顶作业工人,肺癌发病率为一般人的 5 倍。日本、英国、加拿大等国通过对煤气炉工人的肺癌发病率调查,认为比一般居民高 5~10 倍。美国有报道称,大气中苯并[a]芘每增加百万分之一,将使当地居民肺癌死亡率上升 5%。这可能是一种偏高的估计。另有人估计,大气污染在诱发肺癌的总效应中可能仅为吸烟效应的 10%。

20 世纪 50 年代初期,英国的资料显示大气中煤烟的浓度与居民肺癌死亡率有密切关系,当时测得的苯并[a]芘资料也有此趋势。50 年代,伦敦发生过几次烟雾事件,促使当局采取措施,停用各家各户烧煤的采暖炉灶而改用燃油采暖系统。近 25 年来,大气中煤烟浓度下降,苯并[a]芘亦随之下降,其浓度仅为当初浓度的 1/10,伦敦肺癌发病率中止了增长的趋势,并且最近 10 多年来在下降。这样的事实,从另一个角度上说明了大气污染(煤烟和苯并[a]芘)与肺癌的关系。

肺癌一般以男性多见。在我国云南省宣威市农村,由于室内苯并[a]芘污染严重,当地不仅肺癌死亡率高,而且妇女患者比男性患者多。

### 三、多环芳烃致皮肤癌发生机制

有研究报道,用0.25%苯并[a]芘溶液进行涂抹小白鼠皮肤的致癌试验,经3个月后实验者左臂下方也长了一个肿瘤,18个月后切下诊断为鳞状上皮癌。

包括阴囊癌在内的皮肤癌是化学致癌中最早发现的,据说也是数目最多的一类。有人认为皮肤癌要占职业肿瘤的75%。据英国报道,职业性皮肤癌1940年前后每年为170～190例,1945年为220例,1953年为256例。1961～1968年英国约有1200人属于职业性皮肤癌。皮肤癌的发病特点是潜伏期长,必须是长期接触才能发病,发病年限为10～40年。一般在皮肤癌发生前后都伴有慢性皮炎、毛囊炎、角化过度、多发性瘤状增生等皮肤病变,这种病理改变也称之为癌前病变。另外,皮肤癌的另一特点是延迟反应,即不再接触这些致癌物若干年后还可能发生。打扫烟囱的工人患阴囊癌就是典型例子。在英国,烟道清扫工人患皮肤癌的约占4%～10%。

### 四、多环芳烃致胃癌发生机制

胃癌与PAHs的关系较密切。在熏制食品中有相当多的多环芳烃化合物,特别是苯并[a]芘。例如冰岛是全世界胃癌高发的国家之一,据研究,这与该国居民喜吃烟熏食品有关。尤其是农村,每户人家自行烟熏,其烟熏羊肉等食品,所含苯并[a]芘比城市食品工厂烟熏的羊肉高得多,因此农村居民胃癌死亡率比城市高。在波罗的海沿岸的一些国家居民中,较多食用烟熏鱼而引起胃癌发病率高的例子也很多,但除了因苯并[a]芘的致癌作用外,还有人认为可能与鱼品中含有较多的亚硝胺或能在人体内合成亚硝胺的化学物质有关。

# 第二十五节　杂环胺类化合物致肿瘤发生机制

目前,已发现了20多种杂环胺。由于杂环胺具有强的致突变性,有些还被证明可以引起实验动物多种组织肿瘤,所以针对杂环胺类化合物的相关研究已经得到开展。

### 一、致癌机理

以1-氧化-4-硝基喹啉与硝基呋喃为例,1-氧化-4-硝基喹啉在大鼠肝微粒体的硝基还原酶作用下生成有致活性的羟基化合物1-氧化-4-羟氨基喹啉,体外试验中不与亲核试剂作用,因此不是最终致癌形式。在 1-氧化-4-羟氨基喹啉的进一步致活中,起初会涉及磷酸转移酶,这种酶显然是丝氨酰基 tRNA 的合成酶。N-羟基化合物通过氨基酰化作用而导致活性代谢,包括脯氨酰基 tRNA 在内的其他酰氨基,都通过 1-氧化-4-羟氨基喹啉的脯氨酰基化作用而产生最终致癌物。硝基呋喃的致癌活性是用黄嘌呤氧化酶、醛氧化酶和肝微粒体通过细胞色素 C 还原酶的作用,使硝基呋喃还原。引起生物致活性必须使硝基还原,估计是产生的 N-羟基胺起作用。

## 二、主要化合物及其代谢产物致癌性

1-氧化-4-硝基喹啉及其衍生物的亲电活性很低,硝基通常能被烷氧基、芳氧基、巯基、羟基、卤素和胺基取代。虽然人们起初认为 1-氧化-4-硝基喹啉在体内与 DNA、RNA 和蛋白质作用而致癌,但它的反应产物 1-氧化-4-羟氨基喹啉却是试剂致癌物。

分子特征对 1-氧化-4-硝基啉及其衍生物的致癌活性也有影响,其中很多取代衍生物都有致癌性。但当硝基、1-氧化物活第二环消失,衍生物的致癌活性也随之降低,而且位置异构体如 1-氧化-3(5)-硝基啉便无致癌活性。另外,许多证据都表明 1-氧化-4-硝基喹啉代谢转化为 1-氧化 4-羟氨基喹啉对致癌作用很重要。由于 3-甲基-1-氧化 4 硝基喹啉和 3-甲氧基-1-氧化 4-硝基喹啉难以在酶作用下进行这种转变,所以它们在动物体内不致癌。

试验表明,对大鼠皮下注射嘌呤或黄嘌呤会导致局部肉瘤,说明羟基化在致癌过程中是很重要的。3-羟基黄嘌呤和 3-羟基胍是有效致癌剂,但 3-羟基腺嘌呤不致癌。

呋喃、吡咯、噻吩和其他一些 5 节杂环衍生物在医学上作用很大,但有些化合物因有致癌性,这对开发此类药物是一大障碍。Price 等人首先研究了 2-硝基 5-呋喃衍生物,他们发现 N-[4-(5-硝基-2-呋喃基)-2-噻唑基] 甲酰胺对小鼠、狗和仓鼠是极强的膀胱致癌剂,也是大鼠的膀胱致癌剂之一。它的类似物 N-[4-(5-硝基-2-呋喃基)-2-噻唑基] 乙酰胺是用作治疗传染病的药物,但雌性小鼠试验表明它会导致乳腺癌、肾骨盘癌、肺腺瘤和唾液癌等。这 2 种甲酰胺和乙酰胺会导致狗和仓鼠同样类型的癌,但乙酰胺导致大鼠白血病和胃窦癌。许多学者认为,5 节单环芳香杂环化合物的致癌性类似于单环芳香胺,两者都需要大剂量才能显示致癌性。具有咪唑、三唑等结构的此类化合物也会诱发癌,3-氨基三唑不仅诱发大鼠的甲状腺肿瘤,而且还诱发肝瘤。

氨基酸、色氨酸、吲哚和吲哚基醋酸在某些条件下可引起膀胱癌。Boyland 等人注意到色氨酸的代谢物是邻-氨基酚衍生物和邻-氨基酚,通过试验可得出结论,色氨酸的代谢物可以致癌。

# 第二十六节　二噁英及其类似物致肿瘤发生机制

多氯二噁并对二噁英(PCDDs)和多氯三苯并呋喃(PCDFs)通常总称为二噁英类(PCDD/Fs)。二噁英类由于氯原子取代位置的不同,可有210个同系物异构体,其中多氯二苯并对二噁英有75种、多氯二苯并呋喃有135种。同样,多氯联苯(PCBs)也有210种同系物异构体。基于这类化合物毒性的相似性,常将二噁英类与其他一些卤代芳烃化合物,如多氯联苯、氯代二苯醚、氯代萘、多溴二苯并对二噁英/呋喃(PBDD/Fs、)和多溴联苯(PBBs)及其他混合卤代芳烃化合物统称为二噁英及其类似物。

目前,最为关注的是二噁英类,其中2,3,7,8-四氯三苯并-对-二噁英是目前所有已知化合物中毒性最强,且还有极强的致癌性和极低剂量的环境内分泌干扰作用在内的多种毒性作用。1991~1994年USEPA进行了一项对二噁英的全面评价,1996年年底发表了正式报告,明确指出二噁英不仅增加癌症死亡率,还降低人体免疫能力和干扰内分泌功能等。1997年IARC将2,3,7,8-四氯苯并-对-二噁英列为对人确定致癌物(Ⅰ类)。

2,3,7,8-四氯二苯并-对-二噁英对动物具有极强的致癌性,在4种动物种属(大鼠、小鼠、仓鼠和鱼)进行的19次研究均呈阳性结果。对啮齿动物连续进行2,3,7,8-四氯二苯并-对-二噁英染毒,两性均可诱发多部位肿瘤,小鼠的最低致肝癌剂量低达10pg/g(体重)。流行病学研究提示人群接触2,3,7,8-四氯二苯并-对-二噁英及其同系物与人群所有癌症的总体危险性增加有关,据此IARC于1997年将其判定为对人致癌的Ⅰ类致癌物。

需要强调的是,二噁英与Ah受体结合及其随之与DNA的结合均为可逆性结合。二噁英本身不具备致突变性,迄今为止所提供的方法尚没有检出二噁英与DNA加合物。在两阶段致癌模型,2,3,7,8-四氯二苯并-对-二噁英是强有力的促癌剂,然而却是非常弱的启动剂。2,3,7,8-四氯二苯并-对-二噁英尽管可能通过诱发DNA氧化性损害使8-羟基脱氧鸟苷增加,在各种体内外试验中未能检出遗传毒性。因此,2,3,7,8-四氯二苯并-对-二噁英是没有遗传毒性的致癌物,主要表现为促癌作用。然而,启动剂是实验致癌中的一个技术术语。在所测试的4种种属中,二噁英是一个全致癌物,单用二噁英本身即可诱发癌症。基于动物实验与流行病学研究结果,可以将二噁英视为人的致癌物。

人群队列研究表明,接触2,3,7,8-四氯二苯并-对-二噁英可使所有癌症危险性增加,以此为依据,IARC将其归为确定的人类致癌物(Ⅰ类)。然而,一般人群对该类化合物的接触量比生活在工业化地区居民及Seveso的居民接触量低几个数量级。根据有限的人群数据和充足的动物实验以及毒性机制,IARC已经将2,3,7,8-四氯二苯并-对-二噁英列为人的致癌物(Ⅰ类致癌物)。

# 第九章　肿瘤与农药

## 一、农药暴露途径

当农药残留经空气、水体、土壤、食品等介质进入人群活动微环境一段时间后,最终会以呼吸、皮肤接触、餐饮等途径进入人体当中。当人体内农药残留积累到一定浓度后将会产生生物效应,而生物效应积累到一定程度之后将会引发人体暴露健康效应和疾病。EPA 认为,食品农药残留来源占到80%,饮用水和居住环境等占到10%。

### (一)环境暴露

1.土壤残留释放

大量研究表明,在农村现行的大部分施药技术中,约有85%~95%的农药喷洒到农作物外部,其中又有70%~80%的农药进入土壤当中。这部分农药一部分被微生物和紫外线降解,一部分被蓄积起来。在作物生长过程中,蓄积起来的这部分农药将通过物能交换进入作物体内,从而形成农药残留。由于农药品种、土壤类型、气候条件等因子存在不同,所以农药的降解量和蓄积量也会存在不同。一些半衰期长、性质稳定的农药化合物在土壤中会存留很长时间,如DDT、六六六等。

2.水源携带

农作物灌溉用水包括地表水、地下水等水体,而这些水体在形成过程中极易携带一些易溶于水的农药,随着农作物的多次灌溉,这些农药逐渐进入农作物体内,从而在农作物体内形成农药残留。比如,在水稻种植过程中经常会使用三唑磷这种农药,而这种农药则会随着田水灌溉进入其他农作物(如蔬菜)体内,从而造成其他农作物体内三唑磷残留。另外,还会造成其他地表水及地下水的农药残留污染。

3.大气飘移

农药喷洒过程中,一部分农药会以气态形式进入大气中,这部分农药在大气中或以分子形式独立存在,或与大气中固态、液态等颗粒物结合形成农药气溶胶。这些气溶胶随着气流运动一段距离后,要么直接沉降,要么随降水落到农作物表面,从而引起农作物的农药残留。农药随大气飘移和水体流动是造成异地农药污染与残留的主要途径。

## （二）食品暴露

### 1. 农药施用造成农作物污染

给农作物直接施用农药制剂后,渗透性农药主要附着于蔬菜、水果等农作物的表面,因此农作物外表的农药浓度高于农作物内部的农药浓度。具有内吸性的农药可被农作物的器官和组织吸收,从而参与植株的整个新陈代谢过程。具有内渗性的农药可以附着于农作物的表面或渗透到植株器官的保护层以内,从而影响农作物的生长发育。理论上来说,进入植株表层和体内的绝大多数农药都能被各种物理的、化学的以及生物的过程进行分解或代谢,从而转化成无毒无害的物质。但是,如果农药使用次数过频或使用量过多,大大超过农作物自身的降解能力,过量的农药就会滞留在农作物中从而成为残留农药;另外,如果植株体内的农药还没有完全降解就被采收上市或制成加工农产品,也会造成农药残留。

### 2. 农作物从环境中吸收农药

在农田施药过程中,直接落在农作物表面上的农药只占一小部分,而大部分农药要么散落于土壤表面,要么进入空气或水体当中,从而对环境造成严重污染。有些农药在土壤中残留时间很长,几年至几十年都有。农作物从根部、叶片等部位吸收水体及空气中的残留药剂,都会增加农作物农药残留量。胡萝卜、草莓、菠菜、萝卜、马铃薯、甘薯等很容易从土壤中吸收农药,而番茄、茄子、辣椒、卷心菜、白菜等则对农药吸收能力较小。

### 3. 农药在生物体内富集

一些生物通过摄取或其他方式吸入农药后会积累于自身体内,从而造成农药高度储存。然后,通过食物链又转移至另一生物体内,这样通过食物链逐级富集之后,最终进入人体内的残留农药可以千倍、万倍地增加,从而严重影响人体健康。在肉、乳品中含有的残留农药,一般主要是由于禽畜摄入了被农药污染的饲料,从而造成体内蓄积。动物体内的农药有些可随乳汁进入人体,有些则可转移至蛋中,从而产生富集作用。鱼虾等水生动物摄入水中农药后,通过生物富集和食物链作用,可使自身体内的农药残留量富集数百倍至数万倍。

### 4. 意外事故造成的食品污染

在运输及储存过程中,由于运输/储存食品与农药混合运输/存放,所以造成了食品污染。特别是在运输过程中,由于包装不严或农药容器破损导致运输工具受到污染,而这些被农药污染的运输工具往往可能因为清洗不彻底,就被用于装运粮食或其他食品,从而造成食品污染。另外,这些逸出的农药也会对环境造成严重污染,从而间接污染食品。

## (三)职业暴露

当农药的生产者、运输者、使用者以及进入农药影响范围内的任何人直接暴露于农药环境中时,均可能会对身体健康造成影响,所以特别需要对这些人群采取措施加以保护。

## 二、农药致癌性及评价

### (一)农药致癌性

#### 1. 有机氯农药

有机氯农药化学性质稳定,不易分解,一旦造成污染很容易在植物及人体内蓄积。对人体毒性表现为神经毒,易引起神经系统一系列症状,还可引起肝肾功能损害及生殖系统和分泌系统的功能紊乱。动物实验显示,有多种有机氯农药有致癌和致畸作用,如滴滴涕、六六六、艾氏剂、狄氏剂、氯丹、七氯、毒杀芬等。有机氯主要诱发肝肿瘤。滴滴涕是使用最为广泛的有机氯农药。美国国立癌症研究所已明确地将滴滴涕列为致癌物质。

对许多职业性接触滴滴涕的人群曾进行了大量流行病学调查,和对一些"志愿者"进行连续口服,他们体内滴滴涕的含量为普通人的几十乃至几百倍,都未见有致癌的证据。目前虽然有很多实验和调查都属阴性,但大多数人认为,一些阴性的实验结果还不能完全否定已经肯定和明确的阳性结果。滴滴涕易蓄积在动物的肝脏和脂肪组织中,一定量的长期蓄积,对这些脏器本身引起明显破坏作用已是无疑的。故总的是倾向于滴滴涕能诱发肿瘤,至于要确认滴滴涕对人的致癌性,还必须在人体本身获得证据,因此继续对接触人群进行仔细的调查和观察是十分必要的。六六六致癌研究资料不如滴滴涕那样丰富。同样未见有关六六六引起人肿瘤的报道。艾氏剂和狄氏剂能否致癌意见也不一致。从动物致癌试验资料看来,大多倾向于认为有致癌性。

其他曾报道实验动物致癌阳性的有机氯农药有甲氧氯、五氯硝基苯、灭蚁灵、燕麦敌、乙酸杀螨醇、氯化萜烯(冰片基氯)等,主要引起肿瘤。

#### 2. 有机磷农药

常见的有敌敌畏、乐果、敌百虫、1605、1059、3911、马拉硫磷、乙硫磷等。主要中毒症状为中枢神经系统功能失常,如共济失调、嗜睡、胡言乱语等,有报道有机磷农药在体内具有烷化作用,由于许多烷化剂都有致癌及致突变作用,故怀疑某些有机磷农药有致癌的可能。有资料提及给较大剂量敌百虫,发现鼠乳腺癌及卵巢囊肿发病率增高,口服和注射敌百虫可引起鼠乳头瘤、肝癌和局部出现肉瘤。另有动物实验显示敌敌畏、乐果等也有致癌作用及致突变作用。有机磷主要诱发乳腺和卵巢肿瘤。

3. 有机氮农药

含氮有机农药在体内外亚硝化后,可形成致癌的亚硝基化合物的问题,十分引人重视。

西维因是氨基甲酸酯杀虫剂,它是一种强力致突变物质,在试管及生物体内均能与亚硝酸盐反应形成 N-亚硝基西维因,以西维因和亚硝酸钠喂饲小鼠可引起小鼠恶性肿瘤,如喂饲妊娠鼠还可使子代发生肿瘤,若皮下注射或涂敷西维因可引起局部肉瘤和皮肤癌。

多菌灵和苯菌灵是另一些对动物有致癌作用的有机氮农药。经口给小鼠多菌灵和苯菌灵,同时饮用 0.05% 的亚硝酸钠水溶液,出现淋巴瘤。喂饲妊娠鼠,其子代也发生肿瘤。

此外,证明福美铁、秋兰姆、枯草隆可在体外与亚硝酸盐生成致癌物亚硝胺和发现有突变作用。

4. 砷汞类农药

通常,认为有机砷类农药不致癌,但也有使用多年有机砷药物后致癌的报道,有机砷在体内,部分可还原为三价的无机砷,具有致癌性。农药含有有机砷的有福美砷、稻脚青、稻宁、退菌特等。有机汞农药毒性很大,进入环境后又能长期残留,是很危险的物质。

5. 其他

如肼类化合物顺丁烯二酸肼(马来酸肼,抑芽丹或名青鲜青)和除草剂氮-(乙羟乙基)-肼,已证明有致癌性。经过测试,已知敌敌畏、利谷隆、百菌清、扑草净等多种农药有致突变作用。

## (二)农药致癌性评价

(1)对人类研究所获得的农药致癌性证据的评估:主要根据农药和人类癌症间的相关关系来进行划分,具体分为 4 个类别:致癌性证据充分、致癌性证据有限、致癌性证据不足、致癌性证据缺乏。

(2)对实验动物研究所获得的致癌性证据的评估:实验动物中的致癌性评价可使用传统的致癌实验和其他集中于致癌作用的一个或多个关键阶段的体内致癌实验。

(3)致癌机制和其他有关数据:通过某一特殊机制评价致癌物在人群中的效应。从验证实验性假设机制出发,通过实验证明能够使肿瘤发生受到抑制,可以获得有力的致癌证据支持。在得出实验动物中观察到的肿瘤与人类无关的结论之前,一定要考虑其他可能存在的作用机制,不同水平的实验支持不同的机制时可能反映了研究重心集中于某一种热点机制。同时,工作组也充分考虑物质的化学组分,结构-活性关系等。最终,通过对评估证据整体的认真考虑,达到对人致癌因子的总体评价。

### （三）农药致癌性评价结果

根据不同的评估原则,2007 年 4 月,IARC 公布了 932 种化学物质、化学物质类别及生产过程与人类癌症关系的评价结果。其中,环境因子、混合物和暴露环境对人类致癌性的综合评价共分为 4 组:组 1 为确定的人类致癌物 101 种;组 2A 为很可能是人类致癌物 69 种;组 2B 为可能的人类致癌物 245 种;组 3 为对人致癌性暂不能分类 516 种;组 4 为很可能不是人类致癌物仅 1 种。

2008 年 9 月 24 日,EPA 公布了对 2008 年 6 月前进行过致癌可能性评估的农药名单。其中,组 B 为很可能的人类致癌物 27 个(表 3-2);组 C 为可能的人类致癌物 65 个;组 D 为对人类致癌性暂不能分类 37 个;组 E 为对人类存在非致癌性证据 70 个;对人类可能具有致癌性 34 个;不大可能对人类具有致癌性 137 个;证据提示存在的可能性(但不足以评价对人类致癌可能性)36 个;多个关键词(高剂量时可能对人类具有致癌性,低剂量时不大可能对人类具有致癌性)7 个;2 个可能/已知或无法确定有一定可能对人类致癌;无法评价对人类致癌可能性 8 个。

表 3-2　EPA 评价的组 B 很可能的人类致癌物 27 个农药名单

| 编号 | 农药名称 | CAS 编号 | 致癌物分类 |
| --- | --- | --- | --- |
| 1 | 二甲基砷酸 | 75-60-5 | B 类-很可能的人类致癌物 |
| 2 | 敌菌丹 | 2939-80-2 | B 类-很可能的人类致癌物 |
| 3 | 杀虫脒 | 6164-98-3 | B 类-很可能的人类致癌物 |
| 4 | 对氯苯胺 | 104-67-8 | B 类-很可能的人类致癌物 |
| 5 | 百菌清 | 1897-45-6 | B 类-很可能的人类致癌物 |
| 6 | 丁酰肼 | 1596-84-5 | B 类-很可能的人类致癌物 |
| 7 | 乙撑硫脲 | 96-45-7 | B 类-很可能的人类致癌物 |
| 8 | 灭菌丹 | 133-07-3 | B 类-很可能的人类致癌物 |
| 9 | 拌种胺 | 60568-05-0 | B 类-很可能的人类致癌物 |
| 10 | 氟吡甲禾灵 | 690806-40-2 | B 类-很可能的人类致癌物 |
| 11 | 代森锰锌 | 8018-01-7 | B 类-很可能的人类致癌物 |
| 12 | 代森锰 | 1247-38-2 | B 类-很可能的人类致癌物 |
| 13 | 威百亩 | 137-42-8 | B 类-很可能的人类致癌物 |
| 14 | 异硫氰酸甲酯 | 6317-18-6 | B 类-很可能的人类致癌物 |
| 15 | 代森联 | 9006-42-2 | B 类-很可能的人类致癌物 |
| 16 | 驱蝇定 | 136-45-8 | B 类-很可能的人类致癌物 |
| 17 | 灭螨猛 | 2439-01-2 | B 类-很可能的人类致癌物 |
| 18 | 五氯酚 | 87-86-5 | B 类-很可能的人类致癌物 |
| 19 | 腐霉利 | 32809-16-8 | B 类-很可能的人类致癌物 |

**续表**

| 编号 | 农药名称 | CAS 编号 | 致癌物分类 |
|------|----------|----------|-----------|
| 20 | 拿草特 | 23950-58-5 | B 类-很可能的人类致癌物 |
| 21 | 炔螨特 | 2312-35-8 | B 类-很可能的人类致癌物 |
| 22 | 残杀威 | 114-26-1 | B 类-很可能的人类致癌物 |
| 23 | 1,3-二氯丙烯 | 542-75-6 | B 类-很可能的人类致癌物 |
| 24 | 氯唑灵 | 2593-15-9 | B 类-很可能的人类致癌物 |
| 25 | 硫双威 | 59669-26-0 | B 类-很可能的人类致癌物 |
| 26 | 三苯基氢氧化锡 | 76-87-9 | B 类-很可能的人类致癌物 |
| 27 | UDMH | 57-14-7 | B 类-很可能的人类致癌物 |

# 第十章　肿瘤与生物

全球约有10%的癌症发生是由于病毒感染所引起的,而其中约85%主要发生在发展中国家(表3-3)。病毒分为DNA病毒和RNA病毒,虽然它们的致癌机制不尽相同,但是都有一个共同特性,那就是只引起少数人致癌且存在多年慢性感染过程。一般认为致瘤病毒是指凡是能引起人或动物发生肿瘤或体外能使细胞转化为恶性表型的病毒。目前,较为明确的致瘤病毒主要包括有以下几种:与宫颈癌及少数上皮恶性肿瘤密切相关的人乳头瘤病毒(HPV),与大多数肝细胞癌发生密切相关的肝炎病毒[如乙型肝炎病毒(HBV)和丙型肝炎病毒(HCV)],与鼻咽癌、伯基特淋巴瘤存在直接关联的爱泼斯坦-巴尔病毒(EBV)。此外,还包括人T细胞白血病病毒(HTLV)、卡波氏肉瘤相关性疱疹病毒(KSHV)、Merkel细胞多瘤病毒(MCPyV)等。

表3-3　全球每年病毒感染引起肿瘤的新发病例情况

| 病毒 | 全球发病数/例 | 发展中国家发病数/例 | 发达国家发病数/例 |
|---|---|---|---|
| HPV | 600000 | 520000 | 80000 |
| HBV | 380000 | 330000 | 44000 |
| HCV | 220000 | 190000 | 37000 |
| EBV | 110000 | 96000 | 16000 |
| KSHV | 43000 | 39000 | 4000 |
| HTLV | 2100 | 660 | 1500 |

感染人类的致瘤病毒有4个病毒类型(表3-4),分别是小DNA病毒(HPV、HBV、MCPyV)、大DNA病毒(EBV、KSHV)、单正链RNA病毒(HCV)和逆转录病毒(HTLV-1)。它们均具有特殊的致癌机制,但它们在致癌过程中均会偏离其正常的病毒周期,如HPV及MCPyV,癌细胞中病毒基因组常出现基因突变和/或病毒基因插入宿主DNA。病毒相关性致癌通常是长期慢性感染过程中的一个事件,因此,感染实际上是肿瘤发生的多阶段过程中的一个组成部分。通常来说,病毒感染宿主细胞后引起肿瘤的发生,主

要引起宿主遗传信息的改变(包括 DNA 突变、染色体异常、对 DNA 的后天性修饰和组蛋白的各种修饰等)以及蛋白质和蛋白质间的交互作用。

表3-4　主要致瘤病毒的基本特点

| 病毒 | 基因组 | 病毒粒子结构 | 常观趋向性 | 病毒分离年份（参考文献） |
|---|---|---|---|---|
| HPV16 | 环状 7.9kb DS DNA | 55nm 二十面体 | 复层扁平上皮细胞 | 1983（Durst 等，1983） |
| HBV | 环状 3.2kb 部分 DS DNA | 42nm 折叠状 | 肝细胞 | 1970（Dane 等，1970） |
| HCV | 线状 9.6knt 单正链 RNA | 折叠状 | 肝细胞 | 1989（Choo 等，1989） |
| EBV | 线状 172kb DS DNA | 折叠状 | 上皮细胞、B 细胞 | 1964（Epstein 等，1964） |
| KSHV | 线状 165kb DS DNA | 折叠状 | 口咽上皮细胞 | 1994（Chang 等，1994） |
| HTLV-1 | 线状 9.0knt 单正链 RNA | 折叠状 | T 细胞、B 细胞 | 1980（Poiesz 等，1980） |
| MCPyV | 环状 5.4kb DS DNA | 40nm 二十面体 | 皮肤 | 2008（Feng 等，2008） |

致瘤病毒主要通过 3 种方式引起肿瘤发生(表3-5)，分别是直接致瘤作用、通过长期慢性炎症的间接致瘤作用，以及通过免疫抑制达到间接致瘤作用。通过直接致瘤作用的病毒有 EBV、HPV、HTLV-1、KSHV；通过长期慢性炎症的间接致瘤作用的病毒有 HBV、HCV；通过免疫抑制达到间接致瘤作用的病毒有 HIV-1。直接致瘤病毒具有以下几个特点：①在癌细胞内可检测到完整的或部分病毒基因组；②可导致靶细胞在体外生长过程中出现永生化；③病毒可表达少数癌基因，从而与细胞蛋白相互作用导致细胞周期紊乱、抑制凋亡及 DNA 损伤，最终引起基因组不稳定及细胞永生化、转化及转移。与直接致瘤病毒不同的是，HBV 和 HCV 导致肝细胞癌是通过慢性炎症引起的，受染靶细胞和/或炎症细胞在慢性炎症过程中会分泌产生细胞因子、趋化因子及前列腺素等。慢性炎症还可导致活性氧基团的产生，进而诱发致突变效应，引起免疫系统功能降低及新生血管增加。通过免疫抑制达到间接致瘤作用的 HIV-1 可导致感染个体患癌风险大大提高，虽然抗逆转录治疗在很大程度上降低了 HIV-1 相关性肿瘤发生的风险，但 HIV-1 感染仍可通过免疫抑制作用引起致瘤病毒，如 EBV 和 KSHV 的复制增加。

表 3-5 致瘤病毒的主要致瘤机制

| 发生机制 | 病毒(致瘤特点) |
|---|---|
| 直接致瘤 | EBV(细胞增殖,凋亡抑制,基因组不稳定,细胞转移) |
| | HPV(永生化,基因组不稳定,DNA 损伤反应抑制,抗凋亡) |
| | HTLV-I(T 细胞转化及永生化) |
| | KSHV(细胞增殖,凋亡抑制,基因组不稳定,细胞转移) |
| 炎症间接致瘤 | HBV(炎症反应,肝硬化,慢性肝炎) |
| | HCVC(炎症反应,肝硬化,肝纤维化) |
| 抑制间接致瘤 | HIV-1(免疫抑制) |

从人类自身来说,在长期的进化过程中已形成一套完善的免疫系统,具有免疫监视和免疫防御功能,能够将肿瘤细胞消灭在萌芽状态。只有在机体免疫系统遭到破坏或功能下降时,致瘤病毒才可能导致宿主细胞异常增生而发生癌变。因此,只有少数人感染病毒后产生肿瘤,并且常需要较长的潜伏期。

# 第一节　人乳头瘤病毒致宫颈癌发生机制

人乳头瘤病毒属乳多空病毒科的乳头瘤病毒属,人乳头瘤病毒是一种小的 DNA 病毒,直径 45 ~55nm,衣壳呈二十面体对称结构,基因组约 7.9kb,分子量为 $5×10^6$。它主要通过直接或间接接触污染物品或性传播感染人类。人乳头瘤病毒除与人类口腔、鼻咽、皮肤等部位良性乳头状瘤及皮肤疣发生有关外,近年来发现它在人宫颈癌发生中可能起了更重要的作用。研究结果表明,对人子宫颈细胞而言,无论是永生化还是充分恶性转化,都需人乳头瘤病毒的参与,这无疑提示其与人宫颈癌发生有重要关系。但该病毒在人子宫颈癌发生中不是唯一因素,还需其他因素如突变了的抑癌基因、促癌剂等的共同作用。

基因组分为 3 个功能区:第一个功能区是早期区(E 区),约 4.5kb,含 E1、E2、E4 ~ E7 共 6 个亚区。E1 参与病毒复制,其编码蛋白具有 ATP 依赖性解旋酶的活性;E2 参与转录调节,E2 蛋白是主要的病毒转录因子;E4 编码晚期胞质蛋白,与病毒成熟有关;E5 具有较弱的转化活性;E6 和 E7 主要与细胞转化及 HPV 的致癌性有关,编码 HPV 最主要的癌蛋白。第二个功能区是晚期区(L 区),编码主要衣壳蛋白 L1 和次要衣壳蛋白 L2。L1 高度保守,是主要的种特异性抗原;L2 高度可变,是型特异性抗原。第三个功能区是长调控区(LCR),位于 E 区起始端与 L 区末端之间,一般为 800 ~900kb,含有 DNA 复制与表达的调控元件。

目前,100 多种 HPV 基因型已被鉴定,其中约 40 种与生殖道感染相关,依其致癌性的不同可分为高危型(high-risk HPV,HR-HPV)、可能高危型和低危型(low-risk HPV,LR-HPV)。HR-HPV 包括 HPV16、HPV18、HPV31、HPV33、HPV35、HPV39、HPV45、HPV51、HPV52、HPV56、HPV58、HPV59、HPV68、HPV73 和 HPV82 型,与宫颈癌关系密切;可能高危型包括 HPV26、HPV53 和 HPV66 型;LR-HPV 包括 HPV6、HPV11、HPV40、HPV42、HPV43、HPV44、HPV54、HPV61、HPV70、HPV72、HPV81 和 CP6108 型,与宫颈大部分良性病变有关。其中,HPV16 型和 HPV18 型是最常见的高危型 HPV。HPV16/18 型多见于宫颈鳞癌,而 HPV18 型以宫颈腺癌为多见。研究显示,高危型 HPV16 型是致宫颈癌的常见病毒,但 HPV18 型的致癌作用比 HPV16 型潜力更大。HPV16/18 型感染是宫颈癌的高危因素,能客观反映宫颈癌的恶性程度,HPV 型别也可反映癌组织的病理学类型,可能作为评估患者预后的新指标。

大约 80% 的女性在其一生中曾感染 HPV,而仅一小部分女性最终发展成为宫颈癌。因此,除 HR-HPV 感染之外,宫颈癌的发生尚需要其他一些高危因素的存在,例如环境因素、宿主因素,或与病毒相关的因素,包括 HPV 的型别、整合或病毒载量。现已知 HPV 引起宫颈癌是一个多步骤的过程,包括:①HPV 侵入细胞及其基因表达;②HPV 持续性感染的建立;③HPV 有关基因编码产物与宿主细胞基因产物相互作用;④宿主细胞功能紊乱,导致细胞转化。

HPV DNA 在宿主细胞中以 3 种状态存在,即环状的游离基因,或整合入宿主细胞的 DNA 中,或二者共存的混合型。HR-HPV DNA 整合是宫颈癌发生的起始因素,在约 90% 的宫颈癌组织中,可检测到 HPV DNA 整合的存在。病毒整合不仅能够确保病毒癌基因如 E6、E7 的持续性表达,而且对宿主 DNA 有一定的影响。HPV 病毒整合可以通过以下几种方式影响宿主细胞基因:①HPV 整合到宿主细胞可以导致 DNA 发生大的缺失、扩增甚至是复杂的重排,这样在整合部位或者其附近的基因表达水平可能会受到影响;②在特定染色体部位多次出现的整合可能暗示基因为宫颈癌的突变靶目标;③在宫颈癌组织及细胞系中,在整合部位或者其附近许多基因参与了肿瘤的发展,甚至是病毒直接整合到抑癌基因上面。在感染 HPV 的宫颈癌细胞或者宫颈癌来源的细胞株中,HR-HPV DNA 的整合往往会造成 E1 和 E2 区的缺失,而 E6 和 E7 基因及其上游转录调控序列却能保留完整,由于 E2 蛋白可以抑制 E6 和 E7 基因启动子的活性,因此,基因整合可以引起 E6 和 E7 的持续高水平表达,从而促使细胞向恶性转化。

HPV 被认为是通过病毒转化蛋白 E6 和 E7 结合并失活肿瘤抑制基因 p53 和成视网膜母细胞瘤蛋白(retinoblastoma protein,Rb)而引起宫颈癌的发生。病毒基因整合入宿主细胞的部位发生在早期基因 E6、E7 的下游,通常在 E1 或 E2 区病毒整合时,E6、E7 基因及上游调控区被保留,其他基因部分或全部丧失。E2 的断裂或缺失导致其开放阅读框失活,因而对病毒癌基因表达负反馈调节作用缺失,E6、E7 基因的表达异常而导致细胞生长失控。整合后病毒转录的 E6、E7 mRNA 末端嵌合了宿主细胞的一些序列,使其稳定性增强,更强化了 E6、E7 蛋白的表达。

E6 和 E7 蛋白的另一个重要功能是引起基因组的不稳定性,基因组的不稳定性是 HR HPV DNA 整合及细胞周期异常的直接结果。E6 和 E7 蛋白可以分别独立地引起染色体异常,在表达 E6 的细胞中,可以显示染色体结构改变的证据;而在表达 E7 的细胞中,则倾向于出现染色体总数的非整倍性改变等数目异常。此外,HPV16 编码的 E6 和 E7 蛋白可以导致中心体的过度复制。研究证实,HPV E7 可以导致中心体数目迅速增多,也可在正常细胞出现基因组不稳定性之前引起中心体数目的异常,继而导致有丝分裂缺陷。E7 导致中心体复制错误的作用可能与 CDK2(cyclin-dependent kinase 2)的功能失调有关,CDK2 被抑制后不仅可以延缓细胞增殖,亦可降低中心体相关的有丝分裂缺陷。而 HPV E6 的过度表达则可以导致多核细胞中心体数目的积累。中心体数目的异常可以引起细胞多级分裂、染色体不分离及非整倍体的出现,可造成基因组的不稳定性增加。

在受感染细胞中,HPV 可以调控相关通路,推进细胞周期,促进细胞增殖。这是由于 HPV 的 E6 和 E7 两种癌蛋白可分别降解并失活细胞内 P53 和 pRb,进而干扰细胞周期的检验点功能。E 定位于感染细胞的核基质及非核膜片段上,p53 是一类重要的抑癌基因,在 DNA 损伤和 DNA 复制异常时表达增加,促进细胞周期停滞和细胞凋亡。实验证明,P53 的代谢调节是通过泛素-蛋白酶体系统进行的。E6 相关蛋白(E6-AP)具有泛素连接酶作用,与 P53 泛素连接酶(E3)结构相似,因而可通过 E6-AP 的介导与 P53 结合,E6、E6AP 和 P53 三者可以形成三聚体,从而促进 P53 的泛素化降解,使细胞绕过 $G_1/S$ 期和 $G_2/M$ 期的检查点机制转向恶性增殖。同时,E6 也可通过 P53 非依赖性途径,结合转录因子 CBP/p300,下调 P53 对下游分子的激活作用,使细胞越过 $G_1/S$ 期检查点,进入 S 期。此外,E6 蛋白也能够通过 E6-AP 介导 Src 激酶家族的降解,提高有丝分裂的活性。近期研究表明,HR-HPV E6 能够与含 PDZ 结构域的底物结合,促进这类底物的泛素化降解,而这类底物与细胞增殖、细胞极化和黏附有关,进一步支持 E6 蛋白可通过干扰细胞周期调节导致细胞恶性转化。E7 能够通过其氨基酸保守序列 LXCXE 与抑癌基因 pRb 编码的 pRb 蛋白及其相关的袋蛋白 P107 和 P130 相结合。pRb 最重要的功能是与 E2F 结合形成 $G_1$ 期特异性 pRb/E2F 复合物,后者可以作为转录抑制因子,负向调控 $G_1/S$ 期的转变,抑制细胞周期的进展。HR-HPV E7 可以优先结合 $G_1$ 期特异性 pRb,导致 pRb/E2F 复合物无法形成,从而促进 $G_1/S$ 的转变和细胞分裂增殖加快。E7 可活化 CDK2/cyclin A 和 CDk2/cyclin E 复合物,这些复合物可促进 pRb 的磷酸化,降低 pRb 的活性,通过 PRb/E2F 途径促使细胞进入 S 期;E7 也可以分别结合并失活 CDKI p27 和 p21,使细胞生长停滞信号受到抑制,共同促使细胞的生长失控,造成细胞周期的紊乱。

　　端粒是真核细胞染色体末端特殊的 DNA 蛋白质结构。人类大部分肿瘤细胞具有端粒酶活性,异常端粒酶活性的表达在肿瘤形成过程中起关键作用。端粒酶接触反应性元件(hTERT)的异常表达可以延长细胞生命,使细胞发生永生化。现已证实高危型 HPV E6 主要通过与 hTERT 启动子的 E 盒相作用,活化 hTERT 启动子,增强 hTERT 转录来增加端粒酶的活性。染色质免疫沉淀反应提示,当存在高危型 HPV E6 的条件下,USF1/USF2 与 hTERT 启动子 E 盒的结合减少,而 c-Myc 与 E 盒的结合增加。包含 USF1/USF2 的抑制性复合物存在于正常组织细胞,使得这些正常细胞不具备或仅有较弱的端粒酶活性,在高危型 HPV E6 表达的角化细胞中,这种抑制性复合物被 c-Myc 与 E 盒形成的复合物取代,从而导致 hTERT 转录水平升高,激活端粒酶。最新确认的端粒酶抑制物 NFX1-91 与 HPV E6/E6-AP 相互作用后其端粒酶抑制功能被破坏,是高危型 HPV E6 诱导端粒酶激活的另一途径。

　　此外,HPV16 编码的 E6、E7 和 E5 蛋白均可通过不同机制负向或者双向调节细胞凋亡信号,但其确切机制尚未明确。

　　宿主存在数条防御机制来抵抗 HPV 的感染,包括固有免疫机制(巨噬细胞和可溶性蛋白)和获得性免疫调控机制(抗体及细胞毒性受体细胞)。机体固有免疫为对应外来致病源的第一道防御机制。尽管固有免疫对于致病源没有特定的记忆,但是可以激活获得性免疫调控,后者对于特定的致病源有特定的免疫记忆功能。机体对于 HPV 感染的免疫清除作用往往有限。主要原因是病毒感染基底层的上皮细胞,后者在 HPV 感染的早期被屏蔽于机体的循环免疫体质外。HPV DNA 和病毒只有被扩增到一定的水平才能被基底层角质形成细胞中的免疫监督细胞所捕获,因此,只有在 HPV 感染的晚期获得性免疫机制才会起效。

　　病毒还通过几种调控机制来下调宿主的免疫反应以逃避机体的免疫清除,从而获得持续性感染。例如 Toller 样受体可以识别病原相关的分子,而 HPV E6、HPV E7 可以通过与 Toller 样受体作用而打破此类免疫反应。在表达 HPV E6、HPV E7 的细胞中 Toller 样受体-9 的表达是下调的。此外,高危型 HPV 还可以下调 α 干扰素所诱导的基因表达。

# 第二节　乙型肝炎病毒致肝细胞癌发生机制

　　乙型肝炎病毒(hepatitis virus,HBV)的主要传染源是病人和 HBV 抗原携带者。在潜伏期和急性期,病人血清均有传染性。乙型肝炎的传播非常广泛,由于他们不显临床症状,而乙型肝炎病毒表面抗原携带的时间又长(数月至数年),故成为传染源的危害性要比患者更大。据报道,接种4nL含病毒的血液足以使人发生感染。输血或注射是重要的传染途径,也可经口腔感染。外科和口腔手术、针刺,使用公用剃刀、牙刷等物品,皮肤微小操作污染含少量病毒的血液,均可成为传染源。通过血吸昆虫传染乙型肝炎亦有报道。近来有人报道在急性乙型肝炎患者和慢性乙型肝炎病毒表面抗原携带者唾液标本中检测到乙型肝炎病毒表面抗原,因此,乙型肝炎病毒表面抗原随唾液经口传播的途径应当重视。孕妇在妊娠后期患急性乙型肝炎,其新生儿容易感染此病。由于乙型肝炎患者和乙型肝炎病毒表面抗原携带者的精液、阴道分泌物均可检出乙型肝炎病毒表面抗原,因此,两性接触传播乙型肝炎的可能性是存在的。

国内外资料均提示肝炎患者的肝癌发病率比自然人群高。肝癌病人有乙型肝炎病毒感染指示者也比自然人群高。有专家就乙型肝炎病毒与原发性肝癌的密切关系做了以下论证:第一,乙型肝炎传染形成高度地方性的区域与原发性肝癌流行率高的地区,在地理上有相关性。第二,在地方性与非地方性区域,男性乙型肝炎病毒表面抗原慢性携带者中发生原发性肝癌的危险是相对恒定的。在此种人群中,原发性肝癌的年死亡率在(250~500)/10万人。粗略估计全世界乙型肝炎病毒表面抗原慢性携带者约1.75亿,原发性肝癌的年发生率为35万例。这就指出与乙型肝炎病毒相关的原发性肝癌是在全世界人口中较为流行的癌症之一。第三,HBV感染可先于并经常伴随原发性肝癌的发生。第四,原发性肝癌常发生于与HBV有关的慢性肝炎或肝硬化者。第五,在原发性肝癌患者取出的组织中存在HBV的特异性DNA及抗原。第六,有些原发性肝癌细胞系已能在培养中产生乙型肝炎病毒表面抗原,并已证明HBV的DNA已能整合到这些细胞的基因组中,此外还含有HBV相似的生物化学、生物物理特性,它在其宿主可诱发肝硬化及原发性肝癌。

当然,也有学者对上述资料解释仍有不同观点,他们认为:乙型肝炎病毒能引起致癌或促癌作用,须配合其他如遗传、内分泌、免疫与环境因素而导致肝癌。但总而言之,他们对HBV与原发性肝癌的密切关系基本不持异议。

肝细胞癌(hepatocellular carcinoma,HCC)常发生于HBV感染后的20~30年,甚至更长,这说明HCC的发生是一个多步骤、分阶段的渐进过程。在此过程中,HBV与肝细胞彼此作用,相互影响,从而导致肝细胞基因组不断变化,这些变化不断累积,逐渐出现部分重要调控基因的突变、缺失、插入、重排等,最终引起部分癌基因的激活或抑癌基因的失活,导致肿瘤的发生。目前认为是通过2条主要途径发生的:第一,慢性炎症引起的慢性坏死导致细胞损伤,进而促进肝细胞有丝分裂、肝细胞增生并发生重构,这个过程最终导致一系列突变在体内累积。第二,HBV通过与宿主基因整合顺式激活或通过病毒蛋白反式激活细胞基因组而产生直接致癌作用,这个过程与被整合的宿主基因的持续复制有关。

几乎所有HBV相关的HCC肝细胞基因组中都可检测到HBV DNA整合。整合是

HBV 病毒复制过程中的重要环节,但却绝非必要环节;然而,这却有利于宿主细胞中病毒基因的保持和病毒的持续感染。HBV DNA 的整合在病毒复制的早期即可发生,且整合往往是随机的,整合的位点也是千变万化的。因此,以往认为:HBV DNA 的整合与 HCC 的发生并无直接关系。但近年来的研究表明,DNA 的整合过程恰恰符合 HCC 发生的"多步骤理论"。当插入位点不重要时,细胞生长不受影响;当插入位点位于细胞周期或细胞生长调控基因附近,则可出现细胞的无序生长、不典型增生甚至肝硬化;当插入位点位于细胞生长调控的关键基因(包括癌基因或抑癌基因)附近,就有可能导致肿瘤的发生。而且,HBV DNA 的整合也可导致宿主细胞基因组 NDA 的重排、缺失、倒位、重叠等,从而增加基因组 DNA 的脆弱性和不稳定性。

HBV DNA 的整合往往并不完整,至今还没有完整 HBV DNA 整合的报道。这些 DNA 片段可以转录、翻译出一些具有细胞活性的、截短的 HBV 相关蛋白(如截短的 X 蛋白和 Per-S2/S 蛋白等)。这些蛋白具有反式激活能力,可以干扰细胞的生长调控,从而导致肿瘤的发生。X 基因是 HBV DNA 整合断裂的最常见部位,因此,在 HBV 相关性 HCC 中存在有大量的截短的 X 蛋白。研究发现,全长的 X 蛋白可以抑制 ras 和 myc 共同作用引起的集落生长,而羧基端缺失的 X 蛋白则可以增强 ras 和 myc 的转化能力,氨基端的 14 个氨基酸缺失即可使 X 蛋白具有此种能力。

HBx 是一种多功能蛋白,可以通过多种途径诱导肝癌形成,最为常见的是通过蛋白间的相互作用,抑制细胞内受损 DNA 的修复、激活细胞信号转导通路的级联反应等效应,影响宿主细胞的增殖、凋亡、癌变等。其中激活肿瘤增殖相关蛋白和阻止肿瘤抑制因子,是 HBx 诱导肿瘤发生的重要途径。HBx 直接与 p53 结合,抑制 p53 的促凋亡作用。研究报道 HBx 与 p53 直接结合后,p53 对与凋亡通路相关的 P21WAF1、Bax、Fas 等基因上调失败,使得正常的促凋亡作用被抑制,无法实现凋亡的细胞将表现为肿瘤的恶性增殖。另外,当 HBx 结合于 p53 的羧基末端后,使 p53 与 XPB 或 XPD 的结合受到抑制,XPB 或 XPD 作为转录因子 TFⅡH 的核心成分,其与 p53 的结合被抑制,将进一步影响 p53 与 TFⅡH 结合,而 p53 与 TFⅡH 核心成分的结合是诱导凋亡的一个重要过程,该过程受到抑制,同样使 p53 无法诱导凋亡,使病变细胞增生,而这种相互作用与人肝癌的早期阶段的致癌性转换有关。此外,在细胞质内 HBx 的 C 远端存在与 p53 结合部位,抑制 p53 核,使 p53 无法诱导细胞凋亡,该功能会导致肝癌的早期发生。HBx 还可间接对抗 p53 诱导的凋亡,促进细胞增殖,抑制细胞凋亡,诱导肝癌的发生。在肝癌中 HBx 通过诱导 COX2 的高表达对抗 p53 诱导的凋亡,从而导致细胞增殖。另外,肿瘤细胞中 HBx 与 COX2 的高表达,会使肿瘤细胞或者癌变细胞更容易生长,有选择性地克隆优势生长,这种生长优势与肝癌的细胞增殖有关。p53 基因的突变失活,对肝癌的产生也有促进作用。在肝癌组织中,细胞增殖迅速,伴随 p53 功能缺失的现象非常普遍,提示宿主细胞对 HBx 的抑制作用降低,使 HBx 的功能得以有效发挥,刺激了 β-catenin、

NE-kB、cyclin D1 等其他肿瘤相关因子的表达,抑制细胞凋亡,促进肝癌的恶性转化。

HBx 还可通过多种途径激活 NF-kB 信号通路,激活的 NF-kB 又可作用于多种细胞因子。而 NF-kB 的这种异常激活,是肝癌细胞抗凋亡机制的主要途径之一。HBx 激活 NF-kB 可以在抑制凋亡、促进细胞增殖和肿瘤转移等方面发挥作用。NF-kB 被 HB 激活后调节 cyclin D1、calpain small subunit 1、MTAl 等一些肝癌相关因子的表达,促进肿瘤细胞存活、增殖及恶性转化,均是导致肝癌发生发展的潜在途径。NF-kB 被 HBx 激活后,在细胞核内上调 cyclin D1 基因,使其表达量增高,促进细胞增殖。研究表明,cyclin D1 的高表达在肿瘤的发生和生长中发挥了重要作用,该蛋白可以激活细胞周期蛋白依赖性激酶 CDK4 和 CDK6,诱导细胞周期从 $G_1$ 期向 S 期转变,促进细胞增殖。HBx 可以通过 NF-kB 途径激活 Capn4,促进肿瘤细胞的侵袭和转移。Capn4 激活后,Capn4 在 HBx 介导的细胞迁移中起作用,促进肿瘤肝内扩散或向远处转移。研究证明,HBx 可以通过 Capn4 显著提高 HepG2 细胞的迁移能力,这为肝癌早期恶性肿瘤细胞的迁移提供了重要依据。HBx 对 NF-kB 的激活,能诱发免疫反应,引起肝损伤。HBV 病毒感染细胞后引起清除肝内的病毒的免疫反应,是肝疾病发生的另外一个重要因素。HBV 进入人体后,不是直接毒害肝细胞,而是在肝细胞膜表面上形成特异性的病毒抗原,可诱发免疫反应,使致敏淋巴细胞释放出各种体液因子,如细胞毒因子、趋化因子等,将病毒清除,同时导致肝细胞遭受损害。

慢性活动性肝炎被认为是 HCC 的重要危险因素。正常情况下,肝细胞很少分裂;但是,在肝炎病毒的作用下,肝脏细胞不断坏死、增生。反复不断增生是细胞恶性转化的充分条件。随着细胞增生频率加快,慢性炎症介质可以促使细胞逐渐从原始状态向恶性状态转化。目前认为,可能有 3 种机制参与其中。首先,病毒复制过程中产生的单链 DNA 较双链 DNA 更有机会整合插入细胞染色体中。细胞增生过程中,拓扑酶 1 的活性增加也使双链 DNA 的整合机会增加。增生细胞中的自发产生的突变产物和化学致癌物较静止细胞明显增加。增生反应是肝细胞恶性转化的第一步,更为重要的转化过程发生于细胞分裂的 $G_1$ 期和早 S 期。其次,细胞分裂的加速和抗凋亡机制的存在使细胞 DNA 的修复机会降低,这样,部分突变的 DNA 被保留至子代细胞。这些突变的不断累积是肿瘤形成的重要条件。最后,肝细胞增生增加了恶性潜能细胞的克隆性生长和筛选。

大多数 HCC(70%~75%)均伴有肝硬化。HCC 很少发生于非肝硬化背景的肝脏组织中。肝硬化是慢性炎症反应的终末期组织反应。同正常肝组织相比,肝硬化组织的 DNA 合成量明显上升。对一些肝硬化结节的克隆研究发现:部分结节来源于细胞的单克隆生长。在肝硬化背景下,慢性活动性肝炎的致癌能力更为明显。在 Pre-S/S 转基因老鼠中研究发现 HVB 诱导的慢性炎症反应可以导致新生结节的产生。过度表达的表面抗原蛋白在内质网内大量聚集,可以引起细胞的严重损伤。由此引起的炎症反应和再生结节可以促进细胞的恶性转化。但是在动物模型中,WHV 和 GSHV 诱发的 HCC 中均未发现肝硬化存在。有人认为,肝硬化和肝癌都是持续性病毒感染的结果,肝硬化并非肝癌发生的必要条件。

综上所述,HBV 的感染与 HCC 的发生密切相关。HBV DNA 的整合、HBx 蛋白的多种作用等都可能影响病毒本身和宿主细胞的生物功能,从而导致宿主细胞的直接转化或增加其多种致癌因素的敏感性,进而发生转化和癌变。

# 第三节　丙型肝炎病毒致肝细胞癌发生机制

丙型肝炎病毒(hepatitis C virus,HCV)感染使机体免疫系统做出 HCV 特异性和非特异性反应,导致慢性肝炎损伤,肝细胞发生反复的增殖和修复;肝细胞的存活期和再生周期明显缩短,由正常的平均 100 天变为仅数天。在此过程中伴随发生多种癌前期病变,已发现多个 HCV 蛋白具有这种作用。在此基础上遗传不稳定性和基因突变的发生频率增加,某些肝细胞最终发生完全的恶变,并逃避机体正常的生长调控和免疫监视机制的限制,经克隆增殖而导致 HCC 的发生。研究指出,HCV 感染后,其多种 HCV 蛋白具有直接致瘤作用,HCV 编码的蛋白可通过影响自身免疫作用致病毒持续感染及肝脏炎症反应,可改变细胞内信号转导、细胞凋亡、细胞膜生理功能,引起氧化应激,影响基因组的稳定性并导致恶性转化。

反应性氧分子家族(reactive oxygen species,ROS)是导致多种肝脏疾病中肝细胞免疫损伤的主要因素。体外细胞转染试验发现,多种 HCV 蛋白可诱导 ROS 的产生。HCV 核心蛋白定位于线粒体并可诱导细胞产生过量的 ROS,并释放细胞色素 C。过量的 ROS 将使肝细胞发生氧化性损伤,而细胞色素 C 的释放通常预示细胞凋亡,但表达核心蛋白的细胞可上调抗氧化和抗凋亡的基因,因而细胞并不发生凋亡。NS5a 蛋白也可诱导细胞内钙离子的释放并促进 ROS 的产生。除了 core 和 NS5a 的直接作用外,HCV 导致的慢性感染中产生的促炎症因子可进一步增加 ROS 的产生。过量的 ROS 激活细胞核因子 JB(nuclear factor JB,NF-JB)和 3 型转录的信号转导和活化分子(signal transducer and activator of transcript ion type3,STAT-3)。上述几方面的共同作用使肝细胞易发生染色体和基因的损伤。

HCV 是 RNA 病毒,在体内不与宿主染色体进行整合,这与 HBV 的致癌机制明显不同。HBV 基因可整合到染色体上并激活癌基因而致细胞恶性转化,而 HCV 可能通过其编码的病毒蛋白调节细胞多种癌基因和抑癌基因而在 HCC 发病中发挥一定的作用。癌基因的激活是肿瘤形成的主要机制之一,而癌基因激活与抑癌基因失活、信号转导、细胞周期调控及凋亡通路改变等多种因素间存在复杂的相互作用,共同促进细胞的转化。研究发现,HCC 患者中 myc 基因和 ras 基因均存在高比例的过度表达,因此,HCC 的发生可能与 C-myc 和 N-ras 的协同作用有关。

在 HCV-HCC 组织样本中发现 B-catenin 和 p5 等原癌基因和抑癌基因发生突变,提示 HCV 感染使肝细胞发生高频率的突变可能促进恶性转化的发生。高浓度的野生型 P53 蛋白在细胞受损 DNA 修复方面具有重要作用,在肿瘤中常见的 P53 异常主要包括基因突变、P53 与其他蛋白形成复合物或融合蛋白、等位基因缺失等。突变的 p53 基因编码的蛋白不能发挥正常的生物学功能,细胞生长调控因而发生异常,促进细胞的转化。此外,HCV 感染与寡克隆性淋巴增殖异常密切相关,并可在 HCV 感染淋巴细胞内检测到特异性染色体易位及发生频率高于正常 5 ~10 倍的原癌基因突变。对 HCV-HCC 和淋巴瘤的比较发现二者存在相似的高突变频率和突变方式,提示遗传损伤是 HCV 致癌的一种重要机制。

HCV 自感染到发生临床症状往往有着很长的间隔,患者若不经治疗有相当一部分最终会发展为肝细胞癌。HCV 导致肝癌的机制与 HBV 相比也有许多不同,其发生可能跳跃了大量基因突变累积的过程、HCV 蛋白对细胞生长调控的直接作用和炎症反应的间接作用都是可能的致癌机制,但还不清楚何种机制发挥了更大的作用。

# 第四节　EBV 病毒致鼻咽癌发生机制

事实上,EB 病毒与多种人类肿瘤相关,如非洲儿童淋巴瘤、霍奇金淋巴瘤、非霍奇金淋巴瘤、原发性中枢神经系统淋巴瘤、移植后淋巴增生性淋巴瘤、致死性连锁淋巴细胞增生综合征、鼻咽 NK/T 细胞淋巴瘤、鼻咽癌、淋巴上皮样癌、胃腺癌、肺癌、乳癌、大肠癌等。其中关系最明确的是非洲儿童淋巴瘤以及鼻咽癌。新近研究发现在胸腺瘤、胆管癌、平滑肌瘤、肝肉瘤中也可检测出 EB 病毒。

鼻咽癌一般发病规律是:幼年(35 岁)感染病毒,20 岁左右开始发病,50 岁前后达发病高峰。男性多于女性。鼻咽癌是鼻咽部位表层上皮细胞性癌症。主要症状是颈部淋巴腺病及呼吸系、神经系和听觉的症状。鼻阻塞、鼻出血、头痛、神经麻痹等症状较为常见。鼻咽癌在世界各地均可发生,但在东南亚及我国南部,尤其是广东地区发病率最高。而 EB 病毒则可到处传播,遍及世界各国,这表明还可能有其他因素的协同作用。如遗传因素,EB 病毒在世界范围内对人群有普遍可感染性,鼻咽癌的发病率却有显著的地区差别,表现出人群及种族的特异性。这提示鼻咽癌的发生可能与遗传因素有关。我国鼻咽癌高发区的广东居民,移居到美洲和东南亚等地他们的子代仍保持较高的鼻咽癌发病率。已发现鼻咽癌患者存在与一特定基因有关,此基因为隐性基因,有此基因者较无此基因者发生鼻咽癌的风险高 21 倍,由此而证明鼻咽癌的发生与遗传因素有关。环境因素也可能有影响作用,如有些长期移居到澳大利亚和美国的华人,他们在当地出生的后代的发病率虽较当地白人的发病率高,但同其上一代相比已有所降低。还有人证实在所试的中草药等植物中,发现有 54 种含有 EB 病毒诱导剂,而其中 45 种分布在广东和广西,其与鼻咽癌的地区分布相同,且在该地区种植这些中草药及植物的土壤中也含有高浓度的 EB 病毒诱导剂。人鼻咽部的厌氧杆菌代谢产物丁酸,能激活 EB 病毒,促进其对淋巴细胞的转化。广东人喜欢食用的咸鱼中含有大量的亚硝胺,其中二亚硝基哌嗪对动物鼻咽上皮细胞具有亲和性,可引起其 DNA 损伤,并成功地诱发了正常人胚上皮细胞的恶性转化。

最新 WHO 肿瘤分类将鼻咽癌分为 3 型:角化型、非角化型(又分为未分化型和分化型)和基底样鳞状细胞癌。研究证实未分化型鼻咽癌与 EBV 感染有关,而其他类型的鼻咽癌与 EBV 的关系尚存争议。在未分化型鼻咽癌中 EBV 主要感染鼻腔黏膜上皮细胞,其感染模式有 2 种:CD21 受体介导和 IgA 介导细胞摄入。目前已经证实存在与未分化型鼻咽癌相关的细胞遗传学改变,即位于 3p25 和 3p14 的非随机性缺失,其发生机制尚不明确。研究发现,EBV 编码的病毒 IL-10 水平上升,且与由上皮细胞和 $CD4^+$ 的 T 细胞产生的 IL-1α 和 IL-1β 有关,从而有助于肿瘤生长和逃避免疫监视。鼻咽癌特异性肿瘤抑制基因的启动子区 CpG 岛高甲基化导致其转录表达下调甚至沉默,丧失肿瘤抑制功能,成为鼻咽癌发病的重要机制。研究显示,在鼻咽癌中 EBNA 和 LMP 中 5′端 CPG 岛是高度甲基化的,这种甲基化不同于一般的沉默抑瘤基因的表达,而是可能在维持 EBV 对鼻咽癌的潜伏感染状态起重要作用。另外,LMP 通过活化 DNA 甲基转移酶而增加 E-cadherin 启动子在 CpG 岛的甲基化水平。众所周知,LMP1 在 EBV 相关鼻咽癌中是表达的,虽然已经明确 LMP1 抑制 E-cadherin 的表达并增加肿瘤细胞的侵袭能力,但是这个潜在的抑制机制仍然不明确。

# 第五节　EBV 病毒致伯基特淋巴瘤发生机制

伯基特淋巴瘤是一种具有明显侵袭性的淋巴瘤,其原因是第 8 号染色体与第 2、14 号或者 22 号染色体之间发生移位,使癌基因 c-myc(染色体 8)和免疫球蛋白重链(染色体 14)或者轻链基因(染色体 2 或 22)发生融合,导致 c-myc 表达异常。按照 EB 病毒与伯基特淋巴瘤、c-myc 基因转移的关系可以把伯基特淋巴瘤分为 2 大类型:地方性(有 EB 病毒感染)和非地方性伯基特淋巴瘤(无 EB 病毒感染)。地方性伯基特淋巴瘤最初发生在非洲和巴布亚新几内亚,合并有 EB 病毒感染的患者超过 90% 。非洲儿童淋巴瘤是伯基特于 1958 年在乌干达发现的一种恶性肿瘤,所以又称伯基特淋巴瘤。此病多见于 5 ~12 岁儿童,发生于中非新几内亚和美洲温热带地区。其特点是多发下腭瘤和多发内脏瘤如卵巢、肾、肾上腺、肝等。在做了进一步调查的基础上,伯基特指出这种淋巴瘤主要发生在蚊子传播疾病(如疟疾)很普遍的地区,同时他也指出此种肿瘤与气候因素有关,在世界其他国家也有所发现,可能与蚊子所引起的传染有关。1964 年,有科学家利用电子显微镜从淋巴瘤的培养细胞中发现了病毒颗粒,其形态属疱疹病毒类,但其抗原性与其他疱疹病毒不同,而且只能在人的淋巴系统内繁殖,为一种新的人疱疹病毒,以后被命名为 EB 病毒。

非地方性伯基特淋巴瘤曾经是一种西方罕见疾病,近年来由于艾滋病(AIDS)的普遍流行,其患病率显著升高。非地方性伯基特淋巴瘤合并 EB 病毒感染在美国是 15%~30% ,在巴西约为 85% 。地方性和非地方性伯基特淋巴瘤在表现型上存在微妙的差别。前者患者的骨髓较少受累,对化疗较敏感;后者患者体内的瘤组织处于 B 细胞发育的不同阶段,但是伯基特淋巴瘤的表现型差异和 EB 病毒感染是否存在关系目前尚未明确。

EBV 相关伯基特淋巴瘤常常表现出遗传学改变,在 EBV 相关伯基特淋巴瘤中为潜伏 I 型感染,主要表达 EBNA1,在典型的 EBV 潜伏期的伯基特淋巴瘤细胞系中 Cp 和 Wp 都处于甲基化,并且为失活的状态,Qp 对维持非甲基化状态发挥作用,指导 EBNAI 核蛋白的转录。研究发现,伯基特淋巴瘤细胞中 EBNA1 和潜伏膜蛋白编码的 EBV 基因组在 CCGG 序列是高甲基化的。此外,在伯基特淋巴瘤活组织和派生的细胞系检查中检测到 EBNA1,发现这种受限制的病毒基因表达形式是伴随 EBV DNA 的甲基化,并且这种甲基化可以经过去甲基化试剂 5-氮(杂)胞苷处理后被逆转,认为 EBV 基因调控区域的甲基化在调控肿瘤细胞中病毒基因的表达方面起到关键的作用。有研究认为,伯基特淋巴瘤的表观遗传机制和下调细胞凋亡 Bcl-2 家族成员 Bim 有关,EBV 引发了一系列事件,阻遏了肿瘤抑制基因 Bim 在受感染的 B 细胞及其传代细胞的表观遗传学。B 细胞系的程序重排可能帮助理解 EBV 持久性和伯基特淋巴瘤的发病学机制。

就目前而言,EB 病毒与非洲儿童淋巴瘤发生过程中的确切作用机制尚待进一步证实,但可以肯定的是,纯化的 EB 病毒对体外培养的正常淋巴细胞可诱导恶性转化,并将转换细胞接种于该细胞来源的动物,最终可形成恶性肿瘤。

## 第六节 EBV 病毒致霍奇金淋巴瘤发生机制

霍奇金淋巴瘤以 R-S 细胞的增多出现为特征,是 B 细胞淋巴瘤的一种。证据表明

EB 病毒与霍奇金淋巴瘤有关:①曾经患传染性单核细胞增多症患者的霍奇金病的发病风险是健康人群的 4 倍;②霍奇金淋巴瘤患者体内的 EB 病毒包膜抗原抗体效价上升;③R-S 细胞中证实存在单克隆性的 EB 病毒附加体。EB 病毒在霍奇金淋巴瘤中的作用机制尚未完全清楚,病毒编码的 LMP1、LMP2A 和 LMP2B、EBERs 等蛋白质的致癌作用都曾经备受关注,在病毒增殖和免疫逃避过程中出现的 IL-10 所扮演的角色仍存在争议。目前知道,IL-10 可以通过 Th-1 细胞产生的 γ 干扰素(IFN-γ)和 IL-2 介导,抑制细胞毒 T 淋巴细胞的免疫应答反应,而病毒产生的 IL-10 可逃避机体免疫监视。最近有学者发现淋巴瘤患者体内缺乏 EBNA1-特异性 CD4$^+$T 细胞反应,对 EB 病毒存在选择性免疫缺陷而发生 EB 病毒感染。而 EB 病毒也可能通过 Fas 蛋白或者 TRAIL 受体阻止细胞凋亡程序的启动,保护其潜伏感染的 B 细胞在分化过程中不发生凋亡而促进 B 细胞淋巴瘤的发生。

EBV 相关霍奇金淋巴瘤属于潜伏 II 型感染,表达的产物主要有 EBNA1 和 LMP1。EBV 启动子 C 驱动以 CD8 为靶点的细胞毒性 T 细胞病毒蛋白质家族的表达,而这些蛋白在 EBV 相关的霍奇金淋巴瘤中普遍不表达,这些蛋白不表达的一个重要因素是 EBV 相关肿瘤逃避免疫监视。有研究表明,启动子 C 的转录激活是通过抑制上游区域的特殊 CpG 位点甲基化位点与 cbf2 结合,首次直接证明了在霍奇金淋巴瘤和伯基特淋巴瘤中 cbf2 绑定区域的 CpG 位点大部分是甲基化的。通过抑制病毒蛋白抗原的表达,转录控制序列的甲基化可能掩盖了病毒在肿瘤组织的存在,从而逃逸 CD8 介导的细胞毒性 T 细胞的免疫监视作用,促使了肿瘤的发生。

# 第七节　EBV 病毒致非霍奇金淋巴瘤发生机制

有 2 种类型的非霍奇金淋巴瘤与 EB 病毒感染有关:T/NK 细胞淋巴瘤和血管免疫母细胞淋巴结病。T/NK 细胞非霍奇金淋巴瘤的细胞出现若干个独特的基因表现型特征,包括 T 细胞抗原缺失、NK 细胞标记物 CD56 的表达和 T 细胞受体基因重排的缺失。这种淋巴瘤始终伴随着 EB 病毒感染,且没有地理学分布差异。血管免疫母细胞淋巴结病是一种特殊的 T 细胞淋巴瘤,EB 病毒主要感染 B 淋巴细胞和 B 免疫母细胞,但也会出现在罕见的肿瘤和非肿瘤性新生物中的 T 细胞。在 T 细胞淋巴瘤周边的 B 细胞中也可以观察到 EB 病毒感染的存在。

# 第八节　EBV 病毒致胃癌发生机制

EB 病毒在 2 种类型胃癌的感染率各不相同,淋巴上皮瘤样胃癌大于 90%,胃腺癌则在 5%～25% 之间,但是这 2 种类型的胃癌中 EB 病毒所扮演的角色目前尚未明确。有学者在形态学上对淋巴上皮瘤样胃癌和未分化型鼻咽癌进行比较,认为 EB 病毒是从鼻咽部向胃扩展。至于胃腺癌,有研究认为受 EB 病毒感染的 B 淋巴细胞是通过与免疫球蛋白 A 抗体结合而被胃的上皮细胞摄取而进入胃上皮细胞的。EB 病毒在胃腺癌中表现新的潜伏模式——产生 BARF1,一种与人集落刺激因子-1(CSF-1)和细胞间黏附分子-1(ⅠCAM-1)同源的分子,且缺乏 LMP-1 的表达。EB 病毒的致胃癌机制仍然不清楚,研究提示 EB 病毒阳性的胃癌患者体内细胞凋亡时间延迟和细胞分化能力下降。

EBV 相关胃癌是 EBV 感染上皮的单克隆生长,近年来肿瘤相关基因甲基化及其低表达已经被论证,这些异常伴随着 EBV 基因自身的甲基化,暗示了在赘生细胞形成过程中病毒超甲基化的驱动作用,有学者认为 DNA 甲基化可能是从宿主对 EBV 的防御反应开始的,但具体机制有待研究。EBV 相关胃癌属于潜伏Ⅰ型感染,主要表达 EBNA1 和 LMP2A,EBNA1 表达受 Cp、Wp、Qp 和 Fp 4 种启动子调控。有实验证实,Wp 和 Cp 引物序列所含 CpG 位点的甲基化状态可很好地反映启动子的甲基化状态,由此可见,启动子区域 CpG 位点甲基化状态与 EBV 基因表达密切相关,并呈反向关系,即 DNA 甲基化一般抑制基因表达;而非甲基化一般与基因的活化相关,EBV 阳性胃癌组织中,EBV 主要潜伏期编码基因启动子区域 CpG 位点甲基化状态与其表达呈负相关。有研究试图阐述 LMP1 活化 DNA 甲基转移酶 1 导致 E-cadherin 的超甲基化和基因的沉默的潜在机制,认为 LMP1 可以通过羧基末端活化 YYD 区域直接增加 dnmtl 的活性,还可以通过 JNK-AP-1 通路活化 P1 启动子。也有人认为在 EBV 相关胃癌中,LMP2A 通过 NF-kB-survivin 信号通路来对抗细胞凋亡刺激物,从而上调细胞生存素基因,生存素是蛋白质家族中最小的成员,是一种凋亡抑制蛋白,对细胞凋亡和细胞裂解起关键作用。随后的研究证实了 LMP2A 通过 STAT3 磷酸化上调 DNA 甲基转移酶 1 引起 PTEN 基因的 CpG 岛甲基化,推测 EBV 相关胃癌中 DNA 甲基化可能是由于对外源性 DNA 细胞防御的过度驱动,最终导致了 EBV 相关胃癌的发生。随后有研究通过反转录聚合酶链反应证明 LMP2A 通过 NF-kB-survivin 信号通路在 EBV 相关的胃癌的形成中起重要作用。因此,LMP2A 在宿主胃部细胞的表观学异常和 EBV 相关胃癌的发生发展也起到重要作用。

# 第九节　人类 T 细胞白血病病毒致成人 T 细胞白血病发生机制

1977 年日本学者发现成人 T 细胞白血病（adult T-cell leukemia，ATL）。该病多发于日本南部九洲和四国等地，患者年龄多在 4 岁以上，无性别差异，50% 的患者有多种形式的皮肤损害如结节、肿瘤、丘疹、红皮病等。白血病细胞多为中等大小的淋巴细胞，胞质少、无颗粒、核形多叶状，可浸润内脏器官，常见于肝、肺、消化道，少数可见于乳腺、鼻咽部及肾脏等。患者常伴有多发性非对称的局部溶骨性骨破坏。病情严重时可出现高血钙。20 世纪 80 年代以来，ATL 的病因学研究获得重大突破，肯定了人类 T 细胞白血病毒 I 型在 ATL 病因学中的重要意义，同时，人类 T 细胞白血病病毒 I 型（HTLV-I）也成为最早证实的人类 RNA 肿瘤病毒。

HTLV-I 是一类复杂的病毒家族，对 HTLV-I 和 HTLV-II 研究较深入，其中人类 HTLV-II 型到目前尚不十分清楚其与人类何种疾病发生有关。HTLV-I 颗粒直径为 90 ~140nm，其类核内含有逆转录酶。血清流行病学研究发现，人群中 HTLV-I 抗体阳性率与该地区 ATL 发病率呈明显的正相关关系。种种资料都表明，HTLV-I 与 ATL 的发生和发展有关。但在日本，HTLV-I 的人数与每年 ATL 发病例数比例仅为 25:1 ~ 30:1。我国各类白血病及可疑 ATL 患者血清学检测尚未发现有 HTLV-I 抗体的存在。因此，说明除了 HTLV 外，还存在着与 ATL 发生有关的其他因素。

研究证明，在 ATL 中 Tax 在 HTLV-I 介导的细胞转化中起重要作用。Tax 蛋白由 tax 基因编码，tax 基因不是癌基因，但其编码产物 Tax 蛋白具有反式激活宿主细胞的相关基因的作用，引起宿主细胞恶性转化，导致宿主细胞无限增殖，最终引起 ATL。Tax 通过诱发突变和直接抑制的方式抑制 p16 和 p53 的活性，增强 cyclin D 的表达，来促进细胞周期。而 Tax 增强 p21 的表达则导致负调节。但 p16、p53 和 cyclin D 引起的细胞周期加速超过了激活 p21 的负性作用。这些作用中，Tax 通过诱发突变引起的 p16 和 P53 的抑制能促进 ATL 由慢性型向急性型/淋巴瘤型转变。而 Tax 通过直接的蛋白-蛋白相互作用抑制 p16 和 p53 的表达可能会促进急性型/淋巴瘤型中的细胞增生。

此外，Rex 蛋白由 rex 基因编码，分布在感染细胞核内，可调控 HTLV 的表达，与病毒复制密切相关。但并不直接调节 RNA 的转录，主要是在转录后水平调节病毒的表达。Rex 蛋白作用的序列是特异的，即 mRNA 基环结构上的 Rex 反应元件（RRE）。Rex 一方面促进不完全拼接的 gag/pol 和 envmRNA 的表达，从而促进结构蛋白和酶的积累；另一方面却抑制 tax/rex mRNA 的表达，其重要作用就是使该病毒在体内处于潜伏期状态。另外,Rex 对转录 mRNA 的 3′端多聚腺苷酸信号的处理及切除信号也起重要作用。

我国的 HTLV 人群感染率较低,但是近年来随着国内调查研究的开展,陆续在北京、广西、江西、新疆、柳州、合肥和四川等 10 多个省区市发现了 HTLV 的感染病例,并且发现在沿海的福建和广东某些地区有局部小流行。至今 HTLV 仍严重威胁着人类健康,虽然 HTLV 的传播已经引起越来越多学者的关注,但 HTLV 的致病机理和一些新发现的编码蛋白的生物学功能等问题都不十分清楚,有待于进一步深入研究。

# 第十节　幽门螺旋杆菌致胃癌发生机制

幽门螺旋杆菌(Helicobacter pylori,Hp)被认为是 20 世纪 80 年代胃肠病领域的一个重要发现,医学上已经证明了它和众多疾病的关系;它是后天传染的,这一点也已是各国学者的共识。

## 一、Hp 感染

Hp 在世界不同种族、不同地区的人群中均有感染,可以说是成年人中最广泛的慢性细菌性感染。总的趋势是:Hp 感染率随年龄增加而上升,发展中国家约为 80%,发达国家约为 40%,男性略高于女性。我国的感染年龄早于发达国家 20 年左右,20～40 岁感染率为 45.4%~63.6%,70 岁以上高达 78.9%。另外,我国北方地区的感染率高于南方地区。

在发展中国家,因卫生条件落后,所以 Hp 主要是经口感染。这些国家许多人在小孩时期就已感染,经长时间的慢性胃炎而未予治疗,胃黏膜的腺体逐渐萎缩,变成萎缩性胃炎,而后者又与胃癌的形成有关,但毕竟胃癌的形成是多种原因经由多重步骤才形成的,所以单单 Hp 的感染还不足以直接引起胃癌。

## 二、胃内 Hp 危害

Hp 受瞩目的原因,是因为它与胃溃疡、十二指肠溃疡以及胃炎有极为密切的关系。它在人体中只能寄居在胃黏膜的上皮,绝大多数的感染只造成无症状的慢性胃炎,只有少数毒性较强的菌株会产生胃溃疡或十二指肠溃疡。但是反过来说,几乎全部的十二指肠溃疡(95%~100%)以及大多数的胃溃疡(70%~80%)都与幽门螺旋杆菌有关。慢性胃炎和消化道溃疡患者的普遍症状为:食后上腹部饱胀、不适或疼痛,常伴有其他不良症状,如嗳气、腹胀、反酸和食欲减退等。有些病人还可出现反复发作性剧烈腹痛、上消化道少量出血等。

英国肿瘤学专家研究发现,超过50%的胃癌病因可能与 Hp 有关,有关统计数据也显示,全球只有约15%的胃癌病人在确证后 5 年仍然存活。鉴于 Hp 的巨大危害,世界卫生组织已将它与乙型肝炎病毒和丙型肝炎病毒一起,列为致癌物的第一级。

## 三、引发胃癌机理

专家们认为,Hp 感染使患胃癌的危险增加了 2.7～12 倍,如果没有 Hp 感染,至少有 35%～89%的胃癌不会发生。伴随着 Hp 与胃癌流行呈正相关的流行病学证据积累,关于感染中炎症反应的致癌机制在过去近 10 年中研究较多。

### 1. Hp 毒力因子与致癌物形成

Hp 是一种基因异质性生物,具有多种毒力因子,其中细胞毒相关抗原(CagA)和空泡细胞毒素(VacA)为主要的毒力因子。CagA 能导致胃黏膜的损伤并引起严重的炎症反应,炎症时的 IL-1α、IL-2β 和 IL28 等炎症因子的产生进一步加重了上皮细胞损伤。研究表明,Hp 特别是 CagA⁺ H. pylori 与远端胃癌的发生有关。采用重组的 CagA 片段,可以在体外诱导胃黏膜上皮细胞异型增生,甚至有学者认为检测胃黏膜 CagA⁺ H. pylori 可以预测胃癌的发生。VacA 则通过干扰胃黏膜细胞生长因子的调节机制来抑制细胞的修复,影响上皮的愈合,以致逐渐出现黏膜萎缩、肠上皮化生和异型增生,最终导致胃癌的发生。同时,亦有报道,CagA 和 VacA 与胃癌的发生无关,人群中 CagA 和 VacA 的阳性率很高,但胃癌的发生率却很低,这可能与 CagA 和 VacA 基因型的地区差异有关,即某些亚型的 CagA 和 VacA 与胃癌的发生有关,而另一些亚型并不导致胃癌的发生。

在炎症过程中,单核细胞、粒细胞和巨噬细胞的吞食、吞饮伴随着内源性氮氧自由基、$H_2O_2$ 等游离基的释放,可诱发 DNA 损伤和细胞恶性转化,具有微弱的遗传毒性作用,可能在肿瘤发生的启动阶段和演变阶段发挥作用。另外炎症过程中的细胞变性坏死将诱发细胞再生,所以又有类似有丝分裂剂刺激细胞增殖的作用。感染还能改变机体内局部环境,从而影响化学致癌物的内源合成、活化、灭活和排泄,起到辅助致癌因素的作用。例如在幽门螺旋杆菌感染者的胃黏膜内,不仅活性氧和氮氧分子生成增加,而且该菌产生的空疱毒素能使胃黏膜上皮变性死亡,从而使胃腺峡部干细胞的分裂速度加快。由于这种新增殖的细胞主要是分泌黏液的上皮细胞,而胃腺体中的壁细胞和主细胞数量则大量甚至完全消失(慢性萎缩性胃炎),以致胃腺泌酸减少,胃液 pH 上升。这不仅使胃内细菌等微生物易于繁殖,进而胃内硝酸根还原为 N-亚硝基化合物的前体物亚硝酸根,而且还促进胃内化学合成 N-亚硝基化合物。某些人胃内的细菌还有促进 N-亚硝基甲基脲等合成作用。pH 升高还促使胃内的亚硝酰胺朝终致癌物方向降解。另外,胃炎发生时胃液抗坏血酸量减少,降低了人体清除胃液中亚硝酸根、抑制 N-亚硝基化合物合成和阻断其致癌的防御能力。

2. DNA 损伤与癌基因激活

癌基因是染色体上存在的基因片段,在正常情况下处于关闭状态不表达,但在某些因子的作用下可被激活而表现为肿瘤形成。抑癌基因是与癌基因相对应的一些能抑制肿瘤生长的基因。在胃癌的形成中,胃黏膜上皮细胞 DNA 的损伤与修复、癌基因、抑癌基因、细胞周期调节因子和细胞黏附分子的改变与正常细胞转变为癌细胞的多级步骤有关。有人对 CagA⁺ Hp 对抑癌基因的突变情况做了研究。在 CagA⁺ Hp 感染的胃癌患者中 29.17% 有 p53 修饰改变,而在 CagA⁻ Hp 感染的胃癌患者中仅 11.1% 有 p53 修饰改变。p53 修饰改变在 CagA⁺组更常见。bax 基因突变见于 29.4% 的患者,与 CagA 血清阳性、疾病分期和组织分型无关。说明 CagA⁺ Hp 感染在胃癌患者 p53 突变中起重要作用。Hp 感染患者后可能一方面有 DNA 的损伤修复,另一方面又有癌基因的激活和抑癌基因的突变,在此过程中 Hp 可能作为促进剂,其中 CagA⁺ Hp 在胃癌的发生发展中可能起更重要的作用,所以,根除 Hp 可以抑制胃黏膜上皮细胞癌变的可能。

3. 细胞凋亡与增殖

胃上皮细胞的凋亡虽然是胃黏膜上皮细胞的一个正常生理现象,但在凋亡与增殖的平衡中,凋亡可调节细胞周期的变化。正常胃黏膜腺细胞区(增殖细胞区)很难见到细胞凋亡,但在萎缩性胃炎中,增殖细胞区明显减少,并且出现相对大量的凋亡细胞;在异型增生区,凋亡细胞比率较胃癌黏膜高,而在胃癌区增殖细胞较异型增生明显增多。Hp 感染诱导的上皮细胞凋亡在根除 Hp 感染后可恢复正常。Hp 产生的大量分子,如脂多糖、氯单胺和 NO 可直接诱导凋亡,而且 Hp 刺激宿主 Th1 细胞产生的 TNF-α、IFN-γ 亦可明显增加胃上皮细胞的凋亡。以上均说明在 Hp 感染时,胃黏膜上皮细胞的增殖明显增加,Hp 感染根除后可降至正常;但在癌前病变中,细胞的凋亡和增殖均增加,且以细胞的增殖为主,Hp 感染诱导的凋亡此时不再是细胞依赖性的。这可能是因为凋亡相关基因修饰和突变的出现使细胞增殖和凋亡之间失去了平衡,或 Hp 感染诱发的凋亡和增殖调节失调使凋亡的水平下降,随之引发了细胞的过度增殖。有人对 CagA⁺和 CagA⁻ Hp 菌株对胃上皮细胞的增殖和凋亡的影响做了研究,发现 CagA⁺菌株致细胞增殖效应较强,而诱导凋亡作用相对较弱,提示 CagA⁺菌株对细胞增殖作用较强。CagA⁺菌株和 CagA⁻菌株诱导 ERK 活性和对原癌基因 c-fos、c-jun 激活的差异也证明此观点。

4. 端粒酶

萎缩性胃炎随肠化生进展端粒酶活性表达增加,胃癌组织中端粒酶活性表达最高,阳性率达 88% 以上,在胃癌患者的非癌胃黏膜中端粒酶活性的表达与肠化生程度、Hp 感染强度呈平行关系,且感染的 Hp 多为 Hp 细胞毒素相关基因 A 阳性菌株,而慢性浅表性胃炎感染的 Hp 多为 Hp 细胞毒素相关基因 A 阴性菌株。因此,Hp 细胞毒素相关基因 A 阳性的 Hp 感染可能是端粒酶重新激活的一个启动信号。已证实 Hp 感染的程度与人端粒酶 RNA 和端粒酶活性一致。端粒酶活化在早期胃癌形成中起重要作用。人端粒酶 RNA 的表达在癌前病变及肿瘤早期表达增加,而端粒酶活性仅在肿瘤晚期增加。Hp 所致的慢性炎症和再生过程可能通过影响干细胞而刺激人端粒酶 RNA 的表达增加,从而增加非癌变胃黏膜端粒酶活性,进而促进胃黏膜癌变。

5. 亚硝酸盐和亚硝基化合物

胃内抗坏血酸能阻止胃癌的产生,而 Hp 阳性者胃液内抗坏血酸浓度显著低于 Hp 阴性者。因胃内抗坏血酸能抑制硝酸盐亚硝酸盐亚硝基化合物的形成过程,且 Hp 感染后一氧化氮增加,一氧化氮与氧作用产生的氮氧产物具转化亚硝酸盐形成亚硝基化合物的能力,故 Hp 感染后所致的低胃酸导致细菌过度生长,产硝酸盐菌可转化硝酸盐为亚硝酸盐,进而使胃内亚硝酸盐及亚硝基化合物集聚,最终诱导癌变的发生。

# 第十一节　幽门螺旋杆菌致肠、肝、胰腺肿瘤发生机制

越来越多的证据表明,肠、肝内 Hp 与人类及某些动物的肠炎、肝炎及肝癌的发生相关,其中 5 种肠、肝内 Hp 与某些动物肝脏疾病有明确的关系,而肝 Hp 最引人瞩目。1994 年分离发现的肝 Hp 是某些品系小鼠慢性肝炎、肝硬化、肝癌及炎症性肠病的病原因子之一。

实际上,怀疑十二指肠疾患的发生与某种细菌感染有联系已有 100 多年的历史,但直到最近 20 年从人和其他动物的胃肠内分离到多种具有尿素酶活性的 Hp 后才得以证实。1994 年世界卫生组织将 Hp 列为第一类生物致癌因子,人类第一次将细菌感染与癌症的发生联系起来。随后又从人及其他哺乳动物和鸟类的肾、肝、肠等部位鉴定出 20 多种 Hp,Hp 的种类及相关性疾病谱不断扩大。尤其是 1994 年发现的肝 Hp 成功复制出动物慢性肝炎和肝癌模型,进一步丰富了细菌致癌理论和肝炎的病因学内容。

美国国立癌症研究所的数据显示,2003 年大约有 29000 名美国人被诊断为胰腺癌,其中只有 20% 的人能在确诊后存活 1 年以上,这使得胰腺癌在美国各种癌症中死亡率位居第五位。

一些确凿的证据表明,Hp 感染可能会增加吸烟者胰腺癌的发病风险。胰腺癌是一种致命性疾病,对引起该病的致病危险因素人们知之甚少。这种癌症很少能早期发现,且人们对其病因也知之甚少,因此该病的预后较差。目前已知,吸烟是引起胰腺癌的一项危险因素。也有一些证据显示,Hp 可能参与胰腺癌的形成,因为接受过胃部手术(可能因为溃疡)的患者中,术后数年出现胰腺癌的风险性增高。

最近在对男性吸烟者进行的一项研究中,研究人员发现,感染某些特定 Hp 的男性

吸烟者发生胰腺癌的风险性高于无 Hp 感染的同类男性。并且即使考虑了吸烟时间、患者年龄和饮食摄入等因素后，上述风险关系仍然存在。参与该研究的男性吸烟者年龄介于 50 ~69 岁之间。研究人员将 121 名在近 10 年内患上胰腺癌的男性和 226 名未患胰腺癌的男性进行了比较。在这 2 组人中 Hp 感染者的比例分别为 82% 和 73%。尽管初步比较显示，2 组患者中大多数人都感染有 Hp，但在考虑了其他因素之后，Hp 感染仍是引起胰腺癌的一项危险因素。

　　Hp 引起胰腺癌的机制目前不是十分清楚，但研究人员注意到，胰腺内的慢性炎症与胰腺癌的发病有关，这提示 Hp 对胰腺的作用方式可能与对胃的作用方式类似。然而，研究人员提醒说，由于本研究只是针对男性吸烟者进行的，因此在做出任何结论之前应进行更多的研究。

# 第十二节　黄曲霉毒素致肝癌发生机制

　　1960 年英国发生由于食入霉变饲料后，导致 10 万只火鸡死亡事件，调查结果发现巴西的花生与花生粉（饲料）中均含有大量的黄曲霉毒素（aflatoxin, AFT）。AFT 是一种真菌毒素，实际上是指一组化学组成相似的毒素，黄曲霉和寄生曲霉是产生 AFT 的主要菌种，其他曲霉、毛霉、青霉、镰孢霉、根霉等也可产生 AFT。这组毒素主要有 $AFTB_1$、$AFTB_2$、$AFTG_1$ 及 $AFTG_2$ 等 20 多种，其中以 $AFTB_1$ 存在量最大也最毒；$AFTM_1$ 毒性仅次于 $AFTB_1$，常存在于牛奶和奶制品中。AFT 是已被证实的致癌物，其中 $AFTB_1$、$AFTM_1$ 是强致癌物。在众多的真菌毒素中，AFT 是众所周知的最危险的毒素之一，是一种强致癌物。

## 一、污染源及接触途径

　　AFT 最常见于花生及花生制品、玉米、棉籽，一些坚果类食品和饲料或粮油类食品及其制品中，我国曾频繁出现"有毒大米"事件，即为 AFT 污染。产生 AFT 的黄曲霉菌，主要侵染花生和玉米，其次为大米和稻谷等，各国对其在食物中的允许量均有明确的规定值。一些动物食入了被 AFT 污染的饲料后，人类又食用了这些动物的肉、奶、蛋及其制品就会发生二级接触，尤其是奶牛的乳腺，可以浓缩 $AFTM_1$，使牛奶中的含量高于其他组织或体液中的含量。因此，间接暴露 AFT 也是一个重要的接触途径。

　　职业暴露于 AFT 也可导致肝癌发病增加。有人报道，对磨坊工人进行随访，发现这些工人暴露在磨坊灰尘中含有 AFT 的环境达 2 ~9 年。估计工作场所空气中含 AFT 为 $0.87 \sim 72ng/m^2$，总 AFT 暴露量为 $160 \sim 395\mu g$。在追踪观察的 11 年中，55 名在该磨坊工作的工人中有 11 名发生肝癌,而对照组的 55 名工人中则没有 1 例。

## 二、强致癌作用

在英国发生火鸡死亡事件后,即以含有 20% 的 AFT 引发霉变的花生粉喂养大白鼠,30 周后发现诱发了肝细胞癌。实验室研究发现,AFT 有很强的遗传毒性作用,包括致癌性、致突变性及致畸性。AFT 的混合毒素可引起 11 种动物,包括非人类的灵长类动物的肝脏肿瘤。

大量流行病学资料也表明 AFT 是人类肝癌的重要病因之一。肝癌高发区地理分布与该地区食物中 AFT 污染程度呈正相关关系。例如,非洲肝癌的地理分布与饮食中 AFT 的水平是一致的。受 AFT 污染的花生消耗量与当地肝癌发生率有明显相关。在肯尼亚、莫桑比克、瑞士、泰国、威尔士和乌干达等肝癌高发区,这种关系均得到证实。此外,对世界上其他地区(如塞内加尔、菲律宾等国及中国台湾、香港等地区)的研究同样表明个体或人群的肝癌发生与 AFT 的接触有关。研究同时还发现,对莫桑比克这个世界上人类肝癌发病率最高的国家,该国每人日摄取 AFT 量比世界平均量高出好多倍,并且男性对 AFT 的致癌敏感性明显高于女性。

另外,有关动物实验的报道很多,AFT 可使小鼠、地鼠、大鼠、鸭、鱼等动物致肝癌,也可引起胃癌、结肠癌、肺癌及肾上腺癌。在动物易感的品系中,雄性动物也同样比雌性更敏感。大鼠对 AFT 很敏感,而小鼠则对其耐受性较大。除人之外,在灵长类动物中与大鼠相比,AFT 的致癌作用均有一定的耐受性。体外实验也发现其对实验菌株有致突变作用。

在泰国、我国的广西壮族自治区和台湾地区肝癌高发区的调查也提示其与发病有关。所有调查均是 AFT 水平高,同时肝癌也高发,没有例外。此外,AFT 也是引起食管癌的主要病因,我国河南林州市(原林县)食管癌高发,从当地食物中已分离出 AFT,当然亚硝胺是引起当地食管癌高发的最主要因素。在捷克、新西兰、美国等地肝癌病人的尸检中亦发现有其踪迹。

## 三、作用机理

AFT 是黄曲霉菌污染食品生长繁殖时产生的毒素,对新生幼小的动物其毒性作用最大。较大剂量可使动物急性中毒而死,一次性小剂量即可诱发实验动物发生癌症。其作用机理是影响细胞膜,抑制 RNA 合成并干扰某些酶的感应方式,中毒症状无特异表现,按症状的严重程度不同,临床可表现为发育迟缓、腹泻、肝肿大、肝出血、肝硬化、肝坏死、脂肪渗透、胆道增生等。

AFT 主要通过致癌、致畸、致突变和免疫抑制等对动物造成影响,影响的主要靶器官是肝脏,可引起肝脏出血、脂肪变性、胆管增生等,并可导致肝癌的发生。研究显示,

AFTB$_1$ 进入体内后由于具有亲肝性,首先在肝细胞内聚积,随后在细胞色素 P450 系统的作用下转变为 8,9 环氧 AFTB$_1$(AFB$_1$-8,9-epoxide,AFBO),催化这一代谢的关键酶为细胞色素 P450,该酶正好主要存在于肝细胞内。虽其代谢产物 AFBO 在水中性质极不稳定,但因其分子结构中含有惰性质子,故也易于为研究者所掌控。AFBO 可分为 2种空间构象不同的异构体,即外 AFBO(exo-AFBO)和内 AFBO(intro-AFBO)。目前认为只有主要在 P450 3A4 作用下形成的 exo-AFBO 才是具有基因毒性和致癌性的 AFTB$_1$代谢产物。exo-AFBO 能自发地和核酸及蛋白质等生物大分子结合形成相应加合物,由于肝细胞中 P450 3A4 量最多和活性最高,因此,AFTB$_1$-DNA 加合物主要存在于肝细胞内。理论上这种加合物也存在于诸如肠道上皮细胞及肺组织中,但含 AFTB$_1$-DNA 加合物的肠道上皮细胞极易脱落,不利于其发挥基因毒性和致癌性,而肺组织中因 P450 3A4含量极低,关于 AFTB$_1$-DNA 加合物在此作用的报道并不多。AFTB$_1$ 和 DNA 共价结合后除部分在诸如谷胱甘肽硫转移酶等体内二期解毒酶作用下转为无毒物排出体外,由于分子内电子场的改变,可自发形成其他 DNA 加合物,导致 DNA 损伤。

AFTB$_1$-N$^7$-GUA 有很强的生物学效应,它带正电荷的咪唑环能促进自身脱嘌呤,产生无嘌呤嘧啶位点(apurinic site,AP 位点);或打开咪唑环形成在化学、生物学上更为稳定的 AFTB$_1$ 甲酰胺加合物(aflatox in B$_1$ form amidopyrimidine adduct,AFTB$_1$-FAPY)。在暴露于 AFTB$_1$ 之后几周内 AFTB$_1$-FAPY 可以达到最高浓度,且在体内持续时间较长。AFB$_1$-N$^7$-GUA、带有 AP 位点的加合物、AFTB$_1$-FAPY 可能是 AFTB$_1$ 在体内发挥毒性作用的 3 种主要形式,其他 AFTB$_1$ 代谢产物水平要低于这 3 种物质。目前 AFTB$_1$ 及其代谢产物致癌的分子机制主要集中在癌基因的激活与抑癌基因的失活上。有研究提示AFTB$_1$ 及其代谢产物在肝癌发生和演进过程中引起了癌基因(如 ras、c-fos)及抑癌基因(如 p53、Survivin)表达的改变。

ras 是 20 世纪 70 年代发现的一组癌基因超家族,编码 P21 蛋白,在细胞内信号传递和细胞增殖过程中起着关键和核心作用。在人类的多种肿瘤中已发现突变的 ras 癌基因存在,有研究表明,在肝癌形成早期,AFTB$_1$ 诱发肝组织 ras 癌基因突变,主要发生在12 位、13 位密码子的 GG 位置,其中多数为 G:C 与 T:A 的颠换。ras 癌基因突变引起P21 表达增加,而 P21 表达阳性的动物肝癌发生率明显高于隐性对照。这些结果提示ras 癌基因可能参与了肝癌的发生发展过程,c-fos 是与增殖激活有关的癌基因,AFT 可引起树鼩肝组织 c-fos 过度表达,促进了肝癌的发生和演进,且与 HBV 感染并无明显的协同作用。

p53 抑癌基因是细胞繁殖的负调控基因,与人类肿瘤的相关性很高,在黄曲霉毒素致肝癌过程中起着极其重要的作用。野生型(wild type)p53 能够辅助 DNA 进行修复或者引起突变、细胞凋亡,以防止细胞发生癌变。野生型 p53 在细胞中易水解,半衰期较短(为 6~20min),所以正常情况下在细胞中的含量较低。突变型(mutant type)p53 基因不仅失去抑癌活性,还获得癌基因的性质,同时抑制细胞凋亡,引起细胞恶性转化,导致细胞异常克隆扩增,最后形成肿瘤。有研究表明 AFTB$_1$ 及其代谢产物可导致 p53 基因 CpG 位点甲基化,使 p53 对突变的敏感性增强,引起 p53 突变率升高,而大多数突变为第 249 位密码子( AGG)第三个碱基 G：C/T：A 的颠换。在 AFT 高污染地区,已经检测到这种类型的突变,而在 AFT 低污染地区,这种突变却很少发生,p53 第 249 位密码子( AGG)位于高度进化保守区内,发生突变时就会丧失与特异的 DNA 片段结合的能力,无法促进下游相连的报告基因的表达,影响 P53 蛋白的空间构象。p53 基因的突变不仅可以导致所编码的 P53 蛋白构象改变而增强稳定性,还可以与一些癌基因蛋白形成稳定复合物,使得半衰期延长( 为 20 ~ 40h),在细胞核内聚集,产生过度表达。

Survivin 是近年来发现的凋亡蛋白抑制因子( inhibitor of apoptosis proteins,IAP)家族成员,参与细胞增生、分裂及细胞凋亡,在许多肿瘤组织内存在不同程度的表达。有研究提示 Survivin 也参与 AFTB$_1$ 高污染地区肝癌的发生,且动物实验提示 Survivin 可能通过抑制细胞凋亡、促进细胞增殖及恶性转化等途径引起肝癌的发生。

此外,AFTB$_1$ 及其代谢产物致肝癌机制还可能与 P16( 细胞周期素依赖性激酶抑制蛋白)、RASSFI1A( ras 基因相关领域家族基因)及 MGMT( O$^6$ -甲基鸟嘌呤-DNA 甲基转移酶)等基因启动子超甲基化相关。

大量研究结果表明 HBV 和 AFTB$_1$ 有协同致肝癌作用。其实 HBV 病毒本身不引起 DNA 的损伤,也不会导致肝细胞癌变,而 AFTB$_1$ -DNA 加合物也可通过 DNA 修复系统使受损的 DNA 获得修复,从而降低 AFTB$_1$ 引起的致癌效应。但是 HBx 蛋白存在时,它影响宿主 DNA 修复系统和药物代谢酶系统,抑制细胞对受损 DNA 的修复能力,这使得受损 DNA 在体内大量累积,增加了机体对外来化合物的敏感性。一旦 AFTB$_1$ 及其代谢产物攻击 DNA 时,病毒造成的潜在缺陷使机体抵御外来侵略的能力降低,最终引起肝癌发生率增加。受 HBV 和 AFTB$_1$ 双重攻击的 HBx 转基因小鼠肝组织的 DNA 修复基因及药物代谢酶基因表达水平明显降低,这提示 HBV 与 AFTB$_1$ 协同致癌的分子机制很可能与二者协同影响了 DNA 修复系统和药物代谢酶系统有关。此外,HBx 基因的整合及 AFTB$_1$ 的攻击还影响了细胞色素 P450( CYP)代谢酶基因的表达,使细胞色素 P40 酶表达水平下降,这也可能会增加 AFTB$_1$ 及其代谢产物的致癌效应。动物实验提示 AFTB$_1$ 有利于 HBxAg 的表达及 HBV-DNA 在宿主肝细胞的整合,从而使得肝细胞更易蓄积 HBxAg,这也可能是 HBV 与 AFTB$_1$ 协同致肝癌作用的机制之一。此外,HBV 还可能协调 AFTB$_1$ 导致 p53 基因突变及 p21 的过量表达,从而参与肝癌发生发展过程。

肝癌的发生和演进是多因素、多基因、多阶段、多途径的复杂过程,是遗传与环境因素相互作用的结果。AFTB$_1$ 致癌机制的研究已经取得了较大的进展,AFTB$_1$ 及其代谢产物可能通过影响 ras、c-fos 癌基因及 p53、Survivin 抑癌基因的表达等多种途径引起肝癌发生。但由于缺乏直接的相关证据,AFTB$_1$ 致癌机制仍未能明确阐明。同时,AFTB$_1$

可能与 HBV 协同影响 DNA 修复系统和药物代谢酶系统及改变 CYP 代谢酶基因的表达,从而增加 AFTB$_1$ 的致肝癌效应。也有研究表明 AFTB$_1$ 与微囊藻毒素可以协同致癌。此外,肝癌的发生也可能与其他多种因素(遗传因素,过量饮酒等)联合引起肝癌发生。AFTB$_1$ 明确的致癌机制有待进一步研究。

# 第十三节　寄生虫致肿瘤发生机制

寄生虫病与肿瘤是世界上严重危害人类健康的 2 类疾病。关于寄生虫病与肿瘤的关系,自从 1898 年日本金森首先报道血吸虫病合并直肠癌以来,国内外有关血吸虫病并发结直肠癌(包括结肠癌及直肠癌)病例与血吸虫病流行区的直肠癌发病率与死亡率较高的调查已屡见报道。如在我国血吸虫病高度流行的浙江省嘉善县,结直肠癌的发病率高达 44.2 例/10 万,而吉林省仅为 2.7 例/10 万。浙江省嘉善县结直肠癌世界调整死亡率男女性别分别为 33.27 例/10 万和 32.40 例/10 万,比世界上结直肠癌死亡率最高的新西兰还高。在日本,结直肠癌死亡率也以血吸虫病高度流行区的山梨县和久留米县为最高。埃及血吸虫病主要分布于非洲与东地中海,而以埃及的埃及血吸虫病合并膀胱癌的感染率为最高。生化研究显示,埃及血吸虫病患者尿中的挥发性与非挥发性亚硝胺含量分别比非血吸虫病患者高 10 倍与 2 ~4 倍。进一步研究测定埃及血吸虫病膀胱癌患者膀胱标本的 DNA 损伤,发现其 DNA 甲基损伤后生成的 O$^6$-甲基脱氧鸟苷(O$^6$-MedG)量显著高于非血吸虫病膀胱癌埃及患者与非膀胱癌患者,表明血吸虫病膀胱癌患者靶组织已出现癌前变化,而此种由于 DNA 甲基损伤后形成的修饰碱基与癌的发生发展有着密切的关系。1994 年,IARC 已将埃及血吸虫感染与麝猫后睾吸虫感染评定为确认人类致癌物(Group 1),将华支睾吸虫感染评定为对人很可能致癌(Group 2A),将日本血吸虫感染评定为对人可能致癌(Group 2B)。我国寄生虫病分布广泛,寄生虫种类各异,一种寄生虫可以有致癌促癌作用,另一种则未必有,而各种肿瘤的病因与发病机制也不尽相同。

## 一、炎症反应与细胞增生

血吸虫病是以宿主对血吸虫虫卵的炎症反应与增殖反应为病理基础,如肠黏膜与膀胱黏膜分别在日本血吸虫虫卵与埃及血吸虫虫卵的刺激下发生脱落、炎症与增生。早已有研究认为肠血吸虫病的慢性炎症与上皮增生是发展为结直肠癌的一个间接因素,并强调在免疫功能降低和亚硝胺等致癌物的协同作用下发生结直肠癌。Rosin 等认为埃及血吸虫病可作为研究炎症反应与细胞增生在肿瘤发生中的作用的模型。人体亚硝胺有 2 个来源,即外源(如饮食)摄入的与内源合成的。内源的又包括被病灶的炎症细胞与吞噬细胞转化的与被体内细菌转化而成的。研究表明,2 组血吸虫病患者尿中的硝酸盐、亚硝酸盐、挥发性亚硝胺与非挥发性亚硝胺含量均显著高于 2 组健康人。在血吸虫病流行地区,由于患者反复感染,血吸虫虫卵在局部不断沉积,形成黏膜及黏膜下层的炎症、损害与组织增生,加上膀胱上皮黏膜长期暴露于致癌物亚硝胺,这就为埃及血吸虫病并发膀胱癌创造了环境条件。

## 二、DNA 甲基化损伤及其修复功能降低

DNA 的甲基化状态是调节基因表达的重要因素,DNA 损伤后,其甲基化水平降低,碱基配对功能改变,最常见的 DNA 损伤是使鸟嘌呤的 $O^6$ 位甲基化,形成 $O^6$-甲基鸟嘌呤($O^6$-MeDG),但细胞中有一种酶即 $O^6$-甲基鸟嘌呤-DNA 甲基转移酶($O^6$-MeDG-AT),能将甲基从鸟嘌呤的 $O^6$ 位上转移到同一蛋白的半胱氨酸残基上,使鸟嘌呤得以复整,从而修复已损伤的 DNA。研究证明单独感染血吸虫可以引起鼠肝 DNA 发生类似烷化剂所致的甲基化损伤。有研究测定 55 例埃及血吸虫病合并膀胱癌患者、5 例非血吸虫病膀胱癌患者及 8 例正常人的膀胱黏膜提取液的 $O^6$-甲基鸟嘌呤-DNA 甲基转移酶活力,结果证明埃及血吸虫病合并膀胱癌患者的酶活力较正常人低,提示患者的酶活力即修复甲基损伤的能力已降低。

## 三、基因改变

p53 基因是迄今发现与人类多种肿瘤相关性最高的基因,约 50% 的人类肿瘤都有 p 基因失活、缺失或其产物的异常表达。Warren 等对 92 例埃及血吸虫病合并膀胱癌患者(53 例鳞状细胞膀胱癌、23 例移行上皮细胞膀胱癌、13 例腺癌、3 例其他类型膀胱癌)取膀胱癌标本,测 p53 突变,结果发现 30 例突变(17 例鳞状细胞膀胱癌、8 例移行上皮细胞膀胱癌、4 例腺癌、1 例其他类型膀胱癌),16 例为碱基对置换,2 例为碱基丢失,1 例为碱基插入,2 例同时出现各种突变。Chaudhary 等用组织免疫化学法分析 22 例埃及血吸虫病合并膀胱癌患者膀胱癌及癌旁组织标本,以鼻咽癌及结直肠癌作阳性对照,以正常兔血清作阴性对照,观察 P53 与 bcl-2 蛋白的表达情况。结果表明 22 例(11 例为移行上皮细胞癌,10 例为鳞状细胞癌,1 例为腺癌)中,p53 在 16 例(9 例移行上皮细胞癌,7 例鳞状细胞癌)表达阳性,阳性率为 75%;bcl-2 在 7 例(4 例移行上皮细胞癌,3 例鳞状细胞癌)表达阳性,阳性率为 32%;p53 与 bcl-2 同时高表达者出现于 2 例移行上皮细胞与 1 例鳞状细胞癌。以上结果表明突变型抑癌基因 p53 与致癌基因 bcl-2 的协同或分别表达导致细胞增殖失控以致癌变。Kamel 等也用免疫细胞化学法证明 31 例埃及血吸虫病合并膀胱癌患者中,p53 的突变率为 55%。Habuchi 等报道 7 例埃及血吸虫病合并膀胱癌患者中,p53 突变率为 86%。

### 四、引起染色体异常

大多数肿瘤都存在染色体的遗传学改变,Rosin 等与 Anwar 等在埃及血吸虫病高发区先后进行 2 次试验,用微核试验测定尿中脱落的膀胱上皮细胞的微核发生频率作为观察上皮细胞内染色体断裂的定量指标。结果发现埃及血吸虫病患者的 2 次微核发生率分别为对照组的微核发生频率的 8 倍及 6.1 倍,经给予单剂量吡喹酮(40mg/kg)治疗后,埃及血吸虫病患者的尿卵计数及微核发生率均显著降低,表明血吸虫感染与膀胱上皮细胞的染色体断裂增加直接相关,而吡喹酮治疗具有降低膀胱癌变的作用。

### 五、引起免疫抑制

人与动物感染寄生虫后,机体的细胞与体液免疫功能受到寄生虫抗原作用后出现抑制表现为:

(1)自然杀伤细胞活性、红细胞及中性粒细胞吞噬功能降低。研究报道 42 例巨脾型晚期血吸虫病患者的外周血自然杀伤细胞活性、红细胞 C3b 受体花环率及中性粒细胞吞噬指数均明显低于正常人,据此认为会影响患者清除病原及杀伤肿瘤细胞的能力,并可能与晚期血吸虫病患者易并发感染、结肠癌与原发性肝癌有关。Gasti 等也报道曼氏血吸虫病与埃及血吸虫病患者的自然杀伤细胞活性均较正常人降低。

(2)激活抑制性 T 细胞与抑制性巨噬细胞,感染热带利什曼原虫的小鼠中抑制性 T 细胞的免疫抑制作用可以降低宿主的细胞免疫力;在曼氏血吸虫病,辅助性 T 细胞的活力受到抑制,宿主对羊红细胞或破伤风类毒素的抗体应答均降低,小鼠对可溶性虫卵抗原的足垫反应以及淋巴细胞对植物血凝素或刀豆素蛋白 A 刺激的增殖反应均减弱,表明 T 细胞免疫受到影响。

(3)T 细胞及其亚群的变化。观察到小鼠感染卫氏并殖吸虫后脾细胞中 Th 数减少,对 ConA 诱导脾 T 细胞增殖反应受抑制。Nam 等报道弓形虫感染后,可使宿主鼠的T 细胞及 T 细胞亚群受到抑制。陈名刚等的研究提示急性及晚期血吸虫病患者的 T 细胞免疫功能被显著抑制。

(4)多克隆 B 细胞激活。不少寄生虫的抗原对 B 细胞具有丝分裂原(mitogen)的作用,促进多克隆 B 细胞增生,血中非特异免疫球蛋白的浓度增高出现高球蛋白血症。非洲锥虫病患者血中 IgM 以及内脏利什曼病患者与疟疾患者血中 IgG、IgM 浓度的增高均与多克隆 B 细胞激活有关。这种现象的持续存在可导致 B 细胞功能缺陷或对抗原起反应的 B 细胞的耗竭,从而抑制宿主机体对各种病原体的免疫应答,出现继发性免疫缺陷。

(5)消耗补体。在特异和非特异免疫中,补体具重要作用;细粒棘球绦虫囊液能结合补体,从而保护头节免受补体介导的溶解作用。

常见寄生虫与恶性肿瘤的相关性研究如下：

第一，中华分支睾吸虫与胆管细胞癌。中华分支睾吸虫简称华支睾吸虫，又称肝吸虫。成虫寄生于肝的胆管内，可引起华支睾吸虫病，又称肝吸虫病。本虫于 1874 年首次在加尔各答一华侨的肝管内发现。曾于湖北江陵县先后在西汉古尸和战国楚墓古尸查见此种虫卵，证明华支睾吸虫病在我国流行至少已有 2300 年以上的历史。香港大学病理科做了原发性肝癌尸检 213 例，其中 19 例为肝内胆管癌，该 19 例中 18 例（94.7%）合并重度中华分支睾吸虫的感染，表现为腺瘤样增生和导管壁纤维化。动物实验也证明中华分支睾吸虫可致肝胆管上皮腺瘤样增生及胆管癌。中华分支睾吸虫成虫寄生在肝内二级胆管及胰腺导管内，可刺激导管内上皮增生，其中一部分可发展为肝脏原发性胆管细胞癌。其机理可能有 2 方面：一是中华分支睾吸虫寄生在肝内胆管，虫体游动时，对胆管造成机械刺激；二是虫体能分泌产生某些毒性物质、虫卵的某些代谢产物的化学性刺激以及慢性炎症等因素综合作用诱发癌症。

第二，血吸虫与大肠癌。大肠，包括盲肠、升结肠、横结肠、降结肠、乙状结肠及直肠，而我们通常所说的大肠癌最主要包括结肠癌和直肠癌，是常见的恶性肿瘤之一。大肠癌，就常见情况来说，如果不是胃肠道癌的冠军，至少也是亚军。可它的问题还不止于此，在全世界范围内它的发病率都处于上升趋势，我国山东、广东、浙江、湖北等省的调查，证实了这一点。上海市 1972—1992 年短短 20 年间，男、女性大肠癌的发病率均增加了 2~3 倍。日本血吸虫病流行于我国南方，被称为"瘟神"。关于大肠癌和血吸虫病的关系问题，早已引起国内外学者的注意并进行了研究。日本山梨县血吸虫病流行区调查结果表明流行区居民患大肠癌者较非流行区为多。在我国大肠癌的地理分布以浙江、福建、江苏、上海等长江中下游的南方地区为高发区，而这些地区正是我国血吸虫病的高发区。我国浙江某县是血吸虫病重流行区，该县大肠癌比较多发，近 10 年来恶性肿瘤平均年发病率为 81.12/10 万，而其中结肠癌平均年发病率为 22.36/10 万，占恶性肿瘤的 26.92%，居第一位。对比之下，无血吸虫病流行的吉林，大肠癌发病率仅为 1.75/10 万，前者是后者的 12.8 倍！这些资料提示大肠癌多发和血吸虫病感染在流行病学上是有密切关系的。目前认为它的致癌机理是由于血吸虫雌虫在门脉系统、大肠黏膜中大量排卵，致肠壁血管被虫卵堵塞，由于长期刺激大肠黏膜，肠黏膜坏死脱落甚至形成溃疡，日久致肠壁粗糙、肥厚、苍白或引起息肉、肉芽肿等病变，引发慢性炎症，在此基础上继发癌症，亦可能是由于虫卵中毛蚴头腺分泌毒素及其代谢产物的作用所致。

第三，血吸虫病与膀胱癌。寄生虫病的流行需要中间宿主，其分布具有明显的区域性。早在 1900 年就观察到埃及人膀胱曼氏血吸虫病与膀胱癌的发生有密切关系，膀胱癌同时伴有血吸虫病者约占 90%，两者有明显的因果关系。膀胱癌的流行与血吸虫病的流行并存。现在已有充分的证据证明埃及血吸虫感染具有致癌性，是当地人膀胱癌的病因之一。另外一个已经证明对人类具有致癌性的寄生虫是麝猫后睾吸虫感染，它可引发人肝原发性胆管细胞癌。

# 第十四节　人类免疫缺陷病毒致肿瘤发生机制

人类免疫缺陷病毒(human immunodeficiency virus,HIV)为艾滋病(AIDS,获得性免疫缺陷综合征)病人的病原体。自1981年发现艾滋病,随后在世界各地迅速蔓延,我国于1984年首次传入,逐年增加,以嗜毒者为主。柳叶刀子刊发表全球疾病负担研究(GBD 2017)的新成果,对1980—2017年期间全球195个国家或地区的HIV/AIDS的发病率、患病率、死亡率和抗逆转录病毒治疗(ART)覆盖率的水平和趋势进行了全面评估,并对2030年的情况进行了预测。总体情况全球HIV死亡人数在2006年达到峰值,死亡人数从2006年的195万下降到2017年的95万。全球ART治疗覆盖数从2006年的298万增加到2017年的2180万。新发HIV感染病例在1999年达到峰值,为316万,此后逐渐减少。2007年到2017年,HIV新发病例数从2007年的235万减少到2017年的194万。

## 一、病毒传播途径

HIV直径为10~130nm,含有逆转录酶,核酸为单链RNA。HIV主要感染T淋巴细胞,还可感染B淋巴细胞、单核细胞、淋巴结树突状细胞等。HIV感染细胞取决于细胞表面受体。HIV感染者是传染源,曾从血液、精液、阴道分泌液、眼泪、乳汁等体液中分离得到HIV。传播途径有:第一,性传播。通过男性同性恋之间及异性间的性接触感染。第二,血液传播。通过输血、血液制品或没有消毒好的注射器传播,静脉嗜毒者共用不经消毒的注射器和针头造成严重感染,据调查我国云南边镜静脉嗜毒者感染率达60%。第三,母婴传播。包括经胎盘、产道和哺乳方式传播。

## 二、HIV 病毒感染对人体危害

HIV与肿瘤的关系不明确,很可能是HIV感染患者后,使患者免疫系统,尤其是细胞免疫系统严重衰竭,肿瘤的免疫监视障碍,继而导致肿瘤形成。AIDS由于免疫功能严重缺损,常合并严重的机会感染,常见的有细菌(鸟分枝杆菌)、原虫(卡氏肺囊虫、弓形体)、真菌(白色念珠菌、新型隐球菌)、病毒(巨细胞病毒、单纯疱疹病毒、乙型肝炎病毒),最后导致无法控制而死亡。此外,感染单核巨噬细胞中HIV呈低度增殖,不引起病变,但损害其免疫功能,可将病毒传播全身,引起间质肺炎和亚急性脑炎。其常见肿瘤主要是卡波斯肉瘤(即Kaposis肉瘤),发病率为20%~30%。其次为B细胞淋巴瘤及口腔和肛门附近鳞状细胞癌,发生率分别为 5%~10% 和 1%~2% 。卡波斯肉瘤不但发生率高,而且也发生得早,为 AIDS 的早期症状之一。主要见于 AIDS 的中年同性恋患者。卡波斯肉瘤起源于淋巴内皮细胞,初发病理损伤可见于任何部位,以面部及口腔多见。内脏卡波斯肉瘤多为胃肠道损伤,也可累及咽、脑、睾丸、胰、肺、心脏等。卡波斯肉瘤的病理学表现为一种血管瘤,以异常血管增生为特征。该病常呈暴发型,并伴机会性感染,病程发展快,病人常死于此。

HIV 感染人体后,往往经历很长潜伏期(3~5 年或更长至 8 年)才发病,表明 HIV 在感染机体中,以潜伏或低水平的慢性感染方式持续存在。当 HIV 潜伏细胞受到某些因素刺激,使潜伏的 HIV 激活大量增殖而致病,多数患者于 1~3 年内死亡。

### 三、病毒致癌机理

RNA 病毒和 DNA 病毒的致癌机制不完全相同。它们都可以将其自身的病毒基因序列直接(DNA 病毒)或间接(RNA 病毒)整合到宿主细胞基因组中,通过改变细胞基因的转录水平、结构完整性等,从而影响细胞的增殖、分化和凋亡,使之获得恶性转化表型。RNA 病毒可长期驻留于宿主及其后代细胞的基因组中,并且将宿主细胞的癌基因插入到其自身核苷酸序列里,变异后成为病毒癌基因,在感染其他宿主细胞时将之导入感染细胞,引发细胞恶性转化。DNA 病毒基因编码的蛋白则常常直接与宿主细胞基因编码的蛋白结合,从而影响后者的功能。

1. DNA 病毒致癌原理

DNA 肿瘤病毒感染细胞后,肿瘤病毒能直接整合到宿主细胞染色体 DNA 中,复制后以溶胞的方式释放到胞外再感染其他细胞。而整合的病毒 DNA 可随细胞传代下去。不同 DNA 肿瘤病毒的靶细胞、致癌潜伏期和致癌的机制不尽相同。DNA 肿瘤病毒感染后,使细胞发生 2 种可能的结果,一是非增殖性感染——引起细胞转化;二是增殖性感染——引起细胞裂解或死亡。后者也是病毒感染导致其他疾病的一般形式,但前者却是肿瘤病毒所特有的感染方式。肝炎病毒、单纯疱疹病毒、人乳头状瘤病毒是人类 DNA 肿瘤病毒。目前人们对 DNA 肿瘤病毒的致癌机理尚未完全认识。

2. RNA 病毒致癌原理

RNA 肿瘤病毒的致癌机制学说较多,主要有以下 2 种:

(1)癌基因学说:RNA 肿瘤病毒基因含有原癌基因。RNA 肿瘤病毒进入宿主细胞,并将其含有原癌基因的基因组,整合到宿主细胞 DNA 上。正常情况下处于抑制状态,其基因不表达,但可以以垂直传递的方式从亲代传给子代。由于某些因素的作用,去除了这种抑制状态,含有原癌基因的病毒基因便被激活,原癌基因也由此转化为癌基因,且出现基因表达。癌基因表达结果是编码转化蛋白,进而使细胞发生恶性转化。若同时 RNA 肿瘤病毒基因被激活,则也随之复制病毒,并释放病毒颗粒。若只激活原癌基因,则只诱导细胞恶性转化,而不能释放病毒颗粒。内源性 RNA 肿瘤病毒和外源性 RNA 肿瘤病毒的急性 RNA 肿瘤病毒,就是以这种方式诱导细胞恶性转化的。

(2)病毒启动子插入癌变学说:慢性 RNA 肿瘤病毒,主要指恶性白血病病毒,其中包括有小鼠白血病病毒、猫白血病病毒、人类 T 细胞白血病病毒等。这类病毒在动物体内注射后较长时间(4~12 个月)能诱发白血病。对此,1981 年有科学家提出了病毒启动子插入癌变学说。他们认为慢性 RNA 肿瘤病毒可整合在宿主细胞的细胞原癌基因的邻近区域,病毒基因启动子激活了原癌基因,并使之高度表达,从而引起细胞的转化和恶变。由于慢性 RNA 肿瘤病毒整合到原癌基因邻近区的概率很低,故可以认为其在动物体内诱发肿瘤的潜伏期就要长些。

## 【参考文献】

[1] 缪建华,束永前.恶性肿瘤相关因素临床干预方略[M].南京:东南大学出版社,2017.

[2] 余元勋,马金良,钱立庭,等.中国分子肝癌学[M].合肥:安徽科学技术出版社,2016.

[3] 余元勋,徐阿曼,胡冰,等.中国分子胃癌学[M].合肥:安徽科学技术出版社,2016.

[4] 张积仁,李纪强.环境致癌物危害的预防与干预[M].北京:化学工业出版社,2018.

[5] 周清华,孙燕.肺癌[M].北京:科学出版社,2013.

[6] 于元勋,解毅,夏瑞祥,等.中国分子白血病学[M].合肥:安徽科学技术出版社,2016.

[7] 廖美琳,周允中.肺癌[M].第 3 版.上海:上海科学技术出版社,2012.

[8] 吴传恩,闵绍植,俞鲁谊.环境因素与癌的关系[M].上海:上海翻译出版公司,1985.

[9] Bain C, Feskanich D, Speizer F E, et al. Lung cancer rates in men and women with comparable histories of smoking[J]. J Natl Cancer Inst, 2004, 96: 826–834.

[10] Freedman N D, Leitzmann M F, Hollenbeck A R, et al. Cigarette smoking and subsequent risk of lung cancer in men and women: analysis of a prospective cohort study[J]. Lancet Oncol, 2008, 9: 649 –656.

[11] Pierce J P, Fiore M C, Novotny T E, et al. Trends in cigarette smoking in the United States. Educational differences are increasing[J]. JAMA, 1989, 261: 56–60.

[12] Law C H, Day N E, Shanmugaratnam K. Incidence rates of specific histological types of lung cancer in Singapore Chinese dialect groups, and their aetiological significance[J]. Int J Cancer, 1976, 17: 304–309.

[13] Hecht S S. Tobacco smoke carcinogens and lung cancer[J]. J Natl Cancer Inst, 1999, 91: 1194 –1210.

[14] IARC Monographs on the Evaluation of Carcinogenic Risk of Chemicals to Humans. Vol. 38. Lyon, France, International Agency for Research on Cancer (IARC), 1986.

[15] Harris J E. Cigarette smoking among successive birth cohorts of men and women in the United States during 1900-1980[J]. J Natl Cancer Inst, 1983, 71: 473–479.

[16] Doll R, Peto R. Cigarette smoking and bronchial carcinoma: dose and time relationships among regular smokers and lifelong non-smokers[J]. J Epidemiol Community Health, 1978, 32: 303-313.

[17] Halpern M T, Gillespie B W, Warner K E. Patterns of absolute risk of lung cancer mortality in former smokers[J]. J Natl Cancer Inst, 1993, 85: 457-464.

[18] Boffetta P, Pershagen G, Jockel K H, et al. Cigar and pipe smoking and lung cancer risk: a multi-center study from Europe[J]. J Natl Cancer Inst, 1999, 91: 697-701.

[19] Bryant M S, Vineis P, Skipper P L, et al. Hemoglobin adducts of aromatic amines: 8associations with smoking status and type of tobacco[J]. Proc Natl Acad Sci USA, 1988, 85: 9788-9791.

[20] Besaratinia A. Pfeifer G P. Second-hand smoke and human lung cancer[J]. Lancet Oncol, 2008, 9: 657-666.

[21] Brody A R. Asbestos-induced lung disease[J]. Environ Health Perspect, 1993,100:21-30.

[22] Omenn G S. Goodman G E. Thornquist M D, et al. Risk Factors for Lung Cancer and for Intervention Effects in CARET, the Beta-Carotene and Retinol Efficacy Trial[J]. J Natl Cancer Inst, 1996, 88: 1550-1559.

[23] Shen H, Wei Q, Pillow P C, et al. Dietary folate intake and lung cancer risk in former smokers: a case-control analysis[J]. Cancer Epidemiol Biomarkers Prev, 2003, 12: 980-986.

[24] Peto R, Speizer F E, Cochrane A L, et al. The relevance in adults of air-flow obstruction, but not of mucus hypersecretion, to mortality from chronic lung disease. Results from 20 years of prospective observation[J]. Am Rev Respir Dis, 1983, 128: 491-500.

[25] Skillrud D M, Offord K P, Miller R D. Higher risk of lung cancer in chronic obstructive pulmonary disease. A prospective, matched, controlled study[J]. Ann Intern Med, 1986, 105: 503-507.

[26] Islam S S, Schottenfeld D. Declining FEVI and chronic productive cough in cigarette smokers: a 25-year prospective study of lung cancer incidence in Tecumseh, Michigan[J]. Cancer Epidemiol Biomarkers Prev, 1994,3:289-298.

[27] Peto J. Genetic predisposition to cancer. In: Cairns J, Lyon J, Skolnick M, eds. Cancer Incidence in defined populations[J]. Cold Spring Harbor, NY: Cold Spring Harbor Laboratory, 1980: 203-213.

[28] Shaw G L, Falk R T, Frame J N, et al. Genetic polymorphisms of CYP2D6 and lung cancer risk[J]. Cancer Epidemiol Biomarkers Prev, 1998, 7: 215-219.

[29] Nazar-Stewart V, Motulsky A G, Eaton D L, et al. The glutathione-S-transferase mu polymorphism as a marker for susceptibility to lung carcinoma[J]. Cancer Res, 1993, 53: 2313-2318.

[30] Bosetti C, La Vecchia C, Lipworth L, et al. Occupational exposure to vinyl chloride and cancer risk: A review of the epidemiologic literature[J]. Eur J Cancer Prev, 2003, 12:427-430.

[31] Hirayama T. Non-smoking wives of heavy smokers have a higher risk of lung cancer: a study from Japan[J]. Br Med J (Clin Res Ed), 1981, 282: 183-185.

[32] Trichopoulos D, Kalandidi A, Sparros L. Lung cancer and passive smoking: conclusion of Greek study [J]. Lancet, 1983, 2: 677-678.

[33] Trichopoulos D, Kalandidi A, Sparros L, et al. Lung cancer and passive smoking[J]. Int J Cancer,

1981,27:1-4.

[34] Garfinkel L. Time trends in lung cancer mortality among nonsmokers and a note on passive smoking [J]. J Natl Cancer Inst, 1981, 66: 1061-1066.

[35] Correa P, Pickle L W, Fontham E, et al. Passive smoking and lung cancer[J]. Lancet, 1983, 2: 595-597.

[36] Koo L C, Ho J H, Saw D. Is passive smoking an added risk factor for lung cancer in Chinese women? [J]. J Exp Clin Cancer Res, 1984, 3: 277-284.

[37] Wu A H, Henderson B E, Pike M C, et al. Smoking and other risk factors for lung cancer in women [J]. J Natl Cancer Inst, 1985, 74: 747-751.

[38] Garfinkel L. Auerbach O, Joubert L. Involuntary smoking and lung cancer: a case-control study[J]. J Natl Cancer Inst, 1985, 75: 463-469.

[39] Akiba S, Kato H, Blot W J. Passive smoking and lung cancer among Japanese women[J]. Cancer Res, 1986, 46:4804-4807.

[40] Pershagen G. Hrubec Z, Svensson. Passive smoking and lung cancer in Swedish women[J]. Am J Epidemuiol, 1987, 125:17-24.

[41] Lam T H, Kung I T, Wong C M, et al. Smoking, passive smoking and histological types in lung cancer in Hong Kong Chinese women[J]. Br J Cancer, 1987, 56: 673-678.

[42] Gao Y T, Blot W J. Zheng W, et al. Lung cancer among Chinese women[J]. Int J Cancer, 1987, 40:604-609.

[43] Janerich D T, Thompson W D, Varela L R, et al. Lung cancer and exposure to tobacco smoke in the household[J]. N EngL J Med, 1990, 323: 632-636.

[44] Fontham E T, Correa P, WuWilliams A, et al. Lung cancer in nonsmoking women: a multicenter case control study[J]. Cancer Epidemiol Biomarkers Prev, 1991, 1: 35-43.

[45] Fontham E T, Correa P, Reynolds P, et al. Environmental tobacco smoke and lung cancer in nonsmoking women. A multicenter study[J]. JAMA, 1994, 271: 1752-1759.

[46] Brownson R C, Alavanja M C, Hock E T, et al. Passive smoking and lung cancer in nonsmoking[J]. Am Public Health, 1992, 82: 1525-1530.

[47] Stockwell H G, Goldman A L, Lyman G H, et al. Environmental tobacco smoke and lung cancer risk in nonsmoking women[J]. J Natl Cancer Inst, 1992, 84: 1417-1422.

[48] Boffetta P, Agudo A, Ahrens W, et al. Multicenter case-control study of exposure to environmental tobacco smoke and lung cancer in Europe[J]. J Natl Cancer Inst, 1998, 90: 1440-1450.

[49] Thun M J, Henley S J, Burns D, et al. Lung cancer death rates in lifelong nonsmokers[J]. J Natl Cancer Inst, 2006, 98:691-699.

[50] Barthel E. Increased risk of lung cancer in pesticide-exposed male agricultural workers[J]. J Toxicol Environ Health, 1981, 8: 1027-1040.

[51] Chiu H F, Ho S C, Yang C Y. Lung cancer mortality reduction after installation of tap-water supply system in an arseniasis endemic area in Southwestern Taiwan[J]. Lung Cancer, 2004, 46: 265-270.

［52］Evans C D, LaDow K, Schumann B L, et al. Effect of arsenic on benzo［a］pyrene DNA adduct levels in mouse skin and lung［J］. Carcinogenesis, 2004, 25: 493-497.

［53］Crebelli R, Conti L, Crochi B, et al. The effect of fuel composition on the mutagenicity of diesel engine exhaust［J］. Mutat Res, 1995, 346: 167-172.

［54］Occupational Safety, Health Administration. Occupational Safety and Health Guideline for Oil Mist: Mineral Oil［M］. Washington D. C. , 1996.

［55］Shannon H S, Julian J A, Roberts R S. Mortality study of 11, 500 nickel wokers［J］. J Natl Cancer Inst, 1984, 73:1251-1258.

［56］Grimsrud T K, Berge S R, Martinsen J I, et al. Lung cancer incidence among Norwegian nickel-refinery workers 1953-2000［J］. J Environ Monit, 2003, 5: 190-197.

［57］Pott F, Ziem U, Reiffer F J, et al. Carcinogenicity studies on fibres, metal compounds, and some other dusts in rats［J］. Exp Pathol, 1987, 32:129-152.

［58］Darby S, Hill D, Auvinen A, et al. Radon in homes and risk of lung cancer: collaborative analysis of individual data from 13 European case control studies［J］. BMJ, 2005, 330: 223.

［59］Wagner M M F, Wagner J C. Lymphomas in the Wistar rat after intrapleural inoculation of silica［J］. J Natl Cancer Inst, 1972, 49:81-91.

［60］Wagner M M, Wagner J C, Davies R, et al. Silica-induced malignant histiocytic lymphoma: incidence linked with strain of rat and type of silica［J］. Br J Cancer, 1980, 41: 908-917.

4

# 防护篇

# 第一章　人类面临的环境污染挑战

## 第一节　重大环境公害事件

环境污染作为人类面临环境问题的一个主要方面,与人类的生产及生活活动密切相关。在过去相当长的时间里,由于环境污染的范围小,程度轻,危害不明显,未能引起人们的足够重视。20世纪中期以后,由于工业迅速发展,重大污染事件不断出现,如20世纪中期出现的"八大公害"事件(表4-1),这表明环境问题已经日趋严重,环境污染逐渐引起人们关注。

表4-1　20世纪中叶"八大公害"事件

| 事件名称 | 污染物 | 发生地点 | 发生时间 | 中毒情况 | 中毒症状 | 致害原因 | 公害成因 |
|---|---|---|---|---|---|---|---|
| 马斯河谷烟雾事件 | 烟尘、二氧化硫 | 比利时马斯河谷(长24km,两侧山高90m) | 1930年12月1~5日 | 几千人发病,60人死亡 | 咳嗽、流泪、恶心、呕吐 | 二氧化硫氧化为三氧化硫进入肺的深部 | 山谷中工厂多,逆温天气,工业污染物$SO_2$和粉末积聚,并遇雾天 |
| 多诺拉烟雾事件 | 烟尘、二氧化硫 | 美国多诺拉(马蹄形河湾,两边山高120m) | 1948年10月 | 4d内42%的居民患病,17人死亡 | 咳嗽、呕吐、腹泻、喉痛 | 二氧化硫与烟尘作用生成硫酸,吸入肺部 | 工厂多,排出的$SO_2$和粉末不易扩散,并遇雾天和逆温天气 |
| 伦敦烟雾事件 | 烟尘、二氧化硫 | 英国伦敦 | 1952年12月3~9日 | 8000多人死于呼吸疾病 | 咳嗽、呕吐、喉痛 | 烟尘中的三氧化二铁使二氧化硫变成酸沫,附在烟尘上,吸入肺部 | 居民烧煤取暖,煤中硫含量高,排出的烟尘量大,遇逆温天气 |

续表

| 事件名称 | 污染物 | 发生地点 | 发生时间 | 中毒情况 | 中毒症状 | 致害原因 | 公害成因 |
|---|---|---|---|---|---|---|---|
| 洛杉矶光化学烟雾事件 | 光化学烟雾 | 美国洛杉矶 | 1943 年 5～10 月 | 大多数居民患病，65 岁以上老人死亡 400 人 | 刺激眼睛、鼻、喉，引起眼病、喉头炎 | 石油工业和汽车废气在紫外线作用下生成光化学烟雾 | 汽车多，每天有大量石油烃、CO、$NO_2$ 和铅烟进入大气，市区空气水平流动缓慢 |
| 水俣事件 | 甲基汞 | 日本九州南部熊本县水俣镇 | 1956～1960 年 | 水俣镇病者 180 多人，死亡 50 多人 | 口齿不清，步态不稳，面部痴呆，耳聋眼瞎，全身麻木，最后神经失常 | 甲基汞被鱼吃后，人吃中毒的鱼而生病 | 氮肥生产中，采用氯化汞和硫酸汞作催化剂，含甲基汞的毒水废渣排入水体 |
| 富山县骨痛病事件 | 镉 | 日本富山县神通川流域 | 1955～1972 年 | 患者超过 280 人，死亡 34 人 | 关节痛、神经痛和全身骨痛，最后骨骼软化，饮食不进，在衰弱疼痛中死去 | 吃含镉的米，喝含镉的水 | 锌、铜冶炼厂未经处理净化的含镉废水排入水体，居民误食后中毒 |
| 四日市哮喘事件 | 二氧化硫、烟尘、重金属粉尘 | 日本四日市（蔓延到几十个城市） | 1961 年 | 到 1972 年为止，四日市共确认哮喘病患者达 817 人，死亡 10 多人 | 支气管炎，支气管哮喘、肺气肿 | 有毒重金属微粒及二氧化硫吸入肺部 | 工厂向大气排放大量 $SO_2$ 和有毒金属粉末，形成硫酸烟雾，并含有钴、锰、钛等 |
| 米糠油事件 | 多氯联苯 | 日本九州爱知县等 23 个府县 | 1968 年 | 患者 5000 多人，死亡 16 人，实际受害者超过 10000 人 | 眼皮肿，常出汗，全身起红疙瘩，肝功能下降，肌肉痛，咳嗽不止 | 食用含多氯联苯的米糠油 | 米糠油生产中，用多氯联苯作载热体，因管理不善，毒物进入米糠油中 |

20 世纪后期,全球环境状况进一步恶化,世界范围内的环境公害事件仍然频繁发生(表 4-2)。

表 4-2　20 世纪 70 ~ 80 年代的重大公害事件

| 事件 | 时间 | 地点 | 危害 | 原因 |
|------|------|------|------|------|
| 维索化学事件 | 1976 年 7 月 10 日 | 意大利北部 | 多人中毒,居民搬迁,几年后婴儿畸形多 | 农药厂爆炸,二噁英污染 |
| 阿摩柯卡的斯油轮泄露 | 1978 年 3 月 | 法国西北部布列塔尼半岛 | 藻类、湖间带动物、海鸟灭绝,工农业生产、旅游业损失大 | 油轮触礁,22 万吨原油入海 |
| 三哩岛核电站泄露 | 1979 年 3 月 28 日 | 美国宾夕法尼亚州 | 周围 50 英里 200 万人口极度不安,直接损失 10 多亿美元 | 核电站反应堆严重失水 |
| 威尔士饮用水污染 | 1984 年 11 月 9 日 | 英国威尔士 | 200 万居民饮用水污染,44% 的人中毒 | 化工公司将酚排入迪河 |
| 墨西哥气体爆炸 | 1984 年 11 月 9 日 | 墨西哥 | 伤 4200 人,死亡 400 人,300 栋房屋被毁,10 万人被疏散 | 石油公司一个油库爆炸 |
| 博帕尔农药泄漏 | 1984 年 12 月 2 ~ 3 日 | 印度中央博帕尔市 | 死亡 1408 人,2 万人严重中毒,15 万人接受治疗,20 万人逃离 | 45t 异氰酸甲酯泄漏 |
| 切尔诺贝利核泄漏 | 1986 年 4 月 26 日 | 苏联乌克兰 | 死亡 31 人,伤 203 人,13 万人疏散,直接损失 30 亿美元 | 4 号反应堆机房爆炸 |
| 莱茵河污染 | 1986 年 11 月 1 日 | 瑞士巴塞尔市 | 事故段生物绝迹,100 英里鱼类死亡,300 英里内水不能饮用 | 化学公司仓库起火,大量剧毒物随扑火用水入河 |
| 莫农格希拉河染 | 1988 年 11 月 1 日 | 美国 | 沿岸 100 万居民生活受严重影响 | 石油公司油罐爆炸,350 万加仑原油入河 |
| 埃克森·瓦尔迪兹油轮漏油 | 1989 年 3 月 24 日 | 美国阿拉斯加 | 海域严重污染 | 漏油 26.2 万桶 |

注:1 英里 =1.61 千米

环境公害事件的发生,不仅严重威胁环境自身健康,而且威胁人类健康,甚至威胁到人类社会的生存和发展,环境问题已经成为全球性的社会问题,引起了人们的广泛关注。环境公害事件的发生及处理,不但极大地促进了国际环境污染防护的重大变革,而且也为公共卫生和环境医学的研究提出了新的挑战。

# 第二节 环境污染挑战

## 一、美国《超级基金法的诞生》

1978 年,美国爆发了最具标志性的环境保护事件——拉芙运河污染事件。拉芙运河是纽约州尼亚加拉瀑布市的一处闲置土地,1942～1953 年,经当局批准,西方石油公司子公司——胡克电化学公司将一段废弃拉芙运河当作垃圾填埋场,填埋了 2 万 t 有毒有害化学废物(包括酸、碱、氯化物、DDT 杀虫剂、复合溶剂、电路板和重金属等)。最后,胡克公司对填埋场进行了黏土封顶处理并加盖了水泥,该段运河便成了一块平整荒地。19 世纪 50 年代后期,纽约市政府在这片荒地上开发房地产,建起了大量住宅。尼亚加拉瀑布区教育委员会也在此建立了 2 所学校。20 世纪 70 年代,拉芙地区连年多雨,地下水位上升,埋藏的化学废物开始渗透出来污染环境。1977 年开始,这个地区出现了树木枯萎,宠物死亡,孕妇流产、怀死胎,新生儿畸形、缺陷,儿童夭折,儿童畸形,癫痫,直肠出血等许多异常情况。当地州卫生局对此进行了调查,结果显示:当地居民出生残障、流产、癌症和基因性疾病比率超高,1979 年 17 位怀孕妇女只有 2 位正常分娩,而流产却有 4 人,此外还出现了 2 个死胎、9 个新生儿存在生理缺陷等情况。年复一年,一个又一个家庭出现流产、死胎和新生儿畸形、泌尿系统疾病,许多成年人体内也查出各种肿瘤。

拉芙运河污染事件对当地居民的健康危害令人触目惊心。污染程度之深,持续时间之长,都令美国政府承担了巨大的压力。在全美民众的关注与压力下,美国国会在 1980 年后半年加速了立法进程,并最终出台了《综合环境反应、赔偿和责任法》(Comprehensive Environmental Response, Compensation, and Liability Act, CERCLA),这个法规规定联邦政府设立专门的"超级基金",所以常被称为《超级基金法》。

《超级基金法》规定对美国国内所有相关污染企业进行征税,所得税款将用于清除剧毒废料场带来的环境威胁。《超级基金法》还规定大型企业必须为历史遗留的环境污染、损害和修复承担全责。新法规突破"法不溯及既往原则",授权美国环境保护署无限期对污染企业进行追责,任何企业对环保问题造成的责任,可以无限期追溯。此外,《超级基金法》规定连带责任。无论这块土地现在与过去的主人是谁,所有为该企业运输污染物的公司,所有为该企业提供能源的供应商,都有可能承担清除污染后果的连带责任,都有可能被追责。原告可选择其中一个或数个实力雄厚的潜在责任人提起追偿诉讼。还有,即使企业的行为在当时并未违反环保法,只要违反了最新环保法标准,同样会被追究。最后,《超级基金法》规定对企业的罚金最高可达到污染清理费的 3 倍。在潜在责任人不能确定、无力或拒绝承担清理费用时,可动用法律新设的超级基金支付清理费用。美国《超级基金法》是历史上前所未有的最严厉的环保法,让污染环境的企业无处可逃。

## 二、保护莱茵河委员会行动

莱茵河是西欧第一大河,发源于瑞士境内的阿尔卑斯山北麓,西北流经列支敦士登、奥地利、法国、德国和荷兰,最后在鹿特丹附近注入北海。全长 1232km,莱茵河在欧洲是一条著名的国际河流。流域面积(包括三角洲)超过 220000km²。

1986 年 11 月 1 日深夜,瑞士巴塞尔市的桑多兹(Sandoz)化学公司的一个化学品仓库发生火灾,导致装有 1250t 剧毒农药的钢罐爆炸,硫、磷、汞等有毒物质随着大量的灭火剂用水流入下水道,排入莱茵河。桑多兹公司事后承认,共有 1246t 各种化学品被扑火用水冲入莱茵河,其中包括 824t 杀虫剂、71t 除草剂、39t 除菌剂、4t 溶剂和 12t 有机汞等。事故造成约 160km 范围内多数鱼类死亡,约 480km 范围内的井水受到污染影响不能饮用,给当地居民的生产生活带来了不便,给公众健康带来了极大威胁。污染事故警报传向下游瑞士、德国、法国、荷兰 4 国沿岸城市,沿河自来水厂全部关闭,改用汽车向居民定量供水。由于莱茵河在德国境内长达 865km,是德国最重要的河流,因而遭受损失最大。接近海口的荷兰,将与莱茵河相通的河闸全部关闭。

1987 年 10 月 1 日,"保护莱茵河委员会"(ICPR)各成员国部长会议通过"莱茵河"行动计划,该计划的主要目标包括污染控制和生态环境的改善等部分,具体包括:第一,在 2000 年年底之前,高档洄游鱼类应在莱茵河重现,而作为莱茵河最著名的品种——鲑鱼的重现应是一个标记;第二,改善水质,使莱茵河只需要采用简单的净化技术,就可以作为公共给水;第三,减少对泥沙的污染,使泥沙不仅可用于陆上,而且入海后对水环境不致产生负影响。同时,ICPR 明确了 1995 年要实现的目标:第一,与 1985 年相比,排入莱茵河的主要有毒物质要削减 50%;第二,工厂的安全规范要更严谨;第三,安装必要的污染物排放监控系统;第四,必须将环境条件恢复到适合莱茵河典型植物和动物生存,拦河大坝必须建有过鱼通道,上游支流区域恢复鱼类产卵场,以满足鱼类特别是洄游鱼类的需要。

为了实现上述目标,每个国家都采取了相应的措施,诸如放养鱼苗、增加适合鱼类生存的栖息地、为缺水地区补水、对鱼类监测监控、拆除支流上的大坝或设置鱼道等。2000 年,莱茵河全面实现了预定目标。莱茵河的整治经验是:水环境改善的目标不是简单地用若干水质指标进行衡量,而是将目标确定为去恢复一个完整的流域生态系统。

## 三、切尔诺贝利核电站核泄漏

切尔诺贝利核电站位于乌克兰普里皮亚季镇附近,距切尔诺贝利市西北 18km,距离乌克兰和白俄罗斯边境 16km,距乌克兰首都基辅以北 110km。1986 年 4 月 26 日,由于操作人员违反规章制度,核电站第 4 号核反应堆在进行半烘烤实验中突然失火引起爆炸,其辐射量相当于 400 颗美国投在日本的原子弹。切尔诺贝利核电站事故带来的损失是惨重的,爆炸时泄漏的核燃料浓度高达 60%,且直至事故发生 10 昼夜后反应堆被封存,放射性元素一直超量释放。至 1992 年,已有 7000 多人死于这次事故的核污染。2006 年 4 月 18 日,环境保护组织绿色和平组织发表报告认为,切尔诺贝利核事故导致 27 万人患癌,因此死亡的人数达 9.3 万。这次事故造成的放射性污染遍及苏联 15 万 km² 的地区。由于这次事故,核电站周围 30km 范围被划为隔离区,附近的居民被疏散,庄稼被全部掩埋,周围 7km 内的树木都逐渐死亡。在日后长达半个世纪的时间里,10km 范围以内将不能耕作、放牧;10 年内 100km 范围内被禁止生产牛奶。不仅如此,由于放射性烟尘的扩散,整个欧洲也都被笼罩在核污染的阴霾中。邻近国家检测到超常的放射性尘埃,致使粮食、蔬菜、奶制品的生产都遭受了巨大的损失。切尔诺贝利核电站核泄漏污染不仅给区域经济带来重大影响,而且给区域环境、当地公众的健康与心理均带来了巨大影响。

### 四、日本政府环境污染治理经验

20 世纪 60—70 年代,日本发生了 3 次重大环境污染事件:骨痛病事件、四日市哮喘事件和日本米糠油事件。日本政府以此为契机加大了环境保护的力度,其中就包括环境立法工作,强调依法治理环境问题。经过几十年的环境立法与环境治理工作,日本最终成功走出了 20 世纪后半期的环境污染严重情况,其中有许多方面值得世界各国借鉴。首先,是政府加强规划研究,明确防治重点;其次,强调市场在防治环境问题中的作用,通过奖惩方式引导企业自觉形成环保意识;最后,通过大力弘扬健康、积极的消费理念和生活方式,让广大民众同样参与到环保当中。

# 第二章　法律体系

　　法律体系(Legal System)通常是指一个国家全部现行法律规范分类组合为不同的法律部门而形成的有机联系的统一整体。简单地说,法律体系就是部门法体系。法律体系主要特征包括:第一,法律体系是一个国家全部现行法律构成的整体;第二,法律体系是一个由法律部门分类组合而形成的呈体系化的有机整体;第三,法律体系的理想化要求是门类齐全、结构严密、内在协调;第四,法律体系是客观法则和主观属性的有机统一。

　　中国的法律体系大体由在宪法统领下的宪法及宪法相关法、民法商法、行政法、经济法、社会法、刑法、诉讼与非诉讼程序法7个部分构成,包括法律、行政法规、地方性法规3个层次。法律法规是由国家立法机关制定的,以国家强制为保障而实施的行为规范。国家立法机关通过制定环境致癌物相关的法律法规,不仅可为政府部门、企事业单位以及个人的相关行为提供规范引导,而且也为相关执法部门对各种危害环境及人民健康的不法行为提供了明确处罚办法以及法律依据。

## 第一节　美国环境保护与治理法律法规

　　目前,美国已经形成了一套完整、全面的环境保护与治理的法律法规体系。早在19世纪,就有了关于环境保护方面的法律法规,如1899年的《垃圾法》。进入20世纪后,有关环境保护与治理方面的法律法规越来越多,如1910年的《联邦杀虫剂法》、1924年的《防止河流油污染法》、1938年的《联邦食品、药品和化妆品法》、1947年的《联邦杀虫剂、灭菌剂及灭鼠剂法》、1948年的《联邦水污染控制法》、1954年的《原子能法》、1955年的《联邦大气污染控制法》、1960年的《联邦有害物质法》和《空气污染控制法》、1963年的《清洁空气法》、1965年的《机动车空气污染控制法》和《鱼类和野生生物协调法》、1967年的《空气质量法》、1968年的《自然和风景河流法》,另外还多次修改了《水污染防治法》和《大气污染防治法》。1969年,美国颁布了《国家环境政策法》,环境政策与立法开始从污染防治转变为生态环境保护。1970 年颁布了《环境质量改善法》《美国环境教育法》和《清洁空气法》,1972 年的《海岸带管理法》《海洋哺乳动物保护法》《海洋保护研究及禁渔区法》《联邦环境杀虫剂控制法》和《噪声控制法》,1973 年的《濒危物种法》,1974 年的《安全饮用水法》,1975 年的《有毒物质运输法》,1976 年的《联邦土地政策及管理法》《资源保护与回收法》和《有毒物质控制法》。

进入 20 世纪 80 年代后,美国进一步加强了酸、能源、资源和废弃物处置方面的立法,制定了《酸雨法》《机动车燃料效益法》《生物量及酒精燃料法》《固体废物处置法》《超级基金法》和《核废弃物政策法》。到目前为止,美国联邦政府已经制定了几十部环境法律,上千个环境保护条例,形成了一个庞杂和完善的环境法体系。美国是一个联邦制国家,各州也有自己的环境法,并具有重要作用。

## 第二节　英国环境保护与治理法律法规

英国在环境保护与治理方面为其他国家提供了值得借鉴的经验。19 世纪有关环境方面的法律法规包括 1848 年的《公共卫生法》、1863 年的《制碱法》、1876 年的《河流污染防治法》等。20 世纪环境保护与治理方面的法律法规有 1906 年的《制碱等工厂管理法》、1907 年的《公共卫生(食品)法》、1926 年的《公共卫生(消烟)法》、1932 年的《城镇与国家规划法》、1946 年的《原子能法》、1957 年的《煤矿开采法》、1960 年的《清洁河流法》和《噪声控制法》、1963 年的《水资源法》、1965 年的《核设施安装法》、1967 年的《森林法》、1968 年的《清洁大气法》和《乡村法》、1971 年的《油污染控制法》、1972 年的《天然气法》、1973 年的《水法》、1974 年的《海洋倾废法》和《污染控制法》以及 1980 年的《天然气法》《公路法》和《食品与环境保护法》等。1982 年开始,英国刑法中增加了环境违法犯罪行为刑事制裁的规定。20 世纪 90 年代末期,英国成立了保护治理环境的专门管理机构——环境保护署,将土地、空气和水资源纳入了环境管理与治理的范畴。1994 年,英国在全世界首先制定了可持续发展战略,第一个提出了《SEA 指令》导则。接着,陆续颁布了《有毒废物处置法》《水资源法案》《自来水工业法案》《清洁大气法案》《污染预防法》《河流法》以及《废弃物管理法》等法律法规。

## 第三节　德国环境保护与治理法律法规

目前,全德国联邦和各州的环境法律、法规约有 8000 部,除此之外,还实施欧盟约

400 个相关法规。从 1972 年通过的第一部环保法至今,德国已拥有世界上最完备、最详细的环境保护法律体系。1972 年的《垃圾处理法》是德国的第一部环境保护法。之后,德国陆续出台了其他一些法律法规,如 1974 年的《控制大气排放法》和《联邦污染防治法》、1976 年的《控制水污染防治法》、1979 年的《关于远距离跨境空气污染的日内瓦条约》、1983 年的《控制燃烧污染法》和《废水征税法》等。20 世纪 90 年代初,德国议会将保护环境的内容写入修改后的《基本法》。在《基本法》第二条 A 款中写道:"国家应该本着对后代负责的精神保护自然的生存基础条件"。这一条款对德国整个政治领域产生了很大影响。

## 第四节　法国环境保护与治理法律法规

为了治理法国出现的环境问题,法国中央政府不但在国家层面出台了一批法律法规或行动计划,而且也赋予地方政府根据当地特点去出台一系列有针对性的治理措施。如,1996 年的《防止大气污染法案》、2005 年的《能源政策法》、2010 年的《空气质量法令》等。

## 第五节　日本环境保护与治理法律法规

目前,日本在环境保护方面已制定了较多的法律法规。如《环境污染控制基本法》《环境基本法》等,这些法律法规是环境保护的基本法,是有关环境保护、防治公害的基本法律,主要提出有关环境保护方面的一般原则和基本规定。此外,如《大气污染防治法》《噪音管制法》等,这些法律法规是关于环境保护的专业法,专业法在环保专业领域的数量最多。另外,还有一些关于环境保护的综合法律法规,如《工厂废物控制法》《资源有效利用促进法》等。

## 第六节　中国环境保护与治理法律法规

我国的环境法律体系是一个包含多种法律形式和法律层次的综合性系统。目前,按照我国现行立法体制下法律法规的效力等级看,我国环境法律法规体系主要由以下几个层次构成:国家宪法、我国加入的国际公约和签订的国际条约、环境保护基本法、环境保护单行法、环境保护行政法规、环境保护的部门规章和标准、环境保护的地方法规、环境保护的地方行政规章、其他环境规范性文件等组成的环境保护法律体系,这是强化环境监督管理的根本保证。

中国环境保护立法主要基于3大原则:预防为主、防治结合政策;谁污染、谁治理政策;强化环境管理政策。目前,中国已经颁布环境保护法律10件、资源保护法律20件、环保行政法规25件、地方性环保法规和规章700余件、环保规章数百件、环境标准1000余项、签署《生物多样性公约》等多边国际环境条约50余件。表4-3为我国在环境保护领域主要的法律法规及规章。

表4-3　我国环境保护领域主要的法律法规和规章

| 法律法规 | 《中华人民共和国环境保护法》《中华人民共和国水污染防治法》《中华人民共和国大气污染防治法》《中华人民共和国固体废物污染环境防治法》《中华人民共和国环境噪声污染防治法》《中华人民共和国土壤污染防治法》《中华人民共和国放射性污染防治法》《中华人民共和国传染病防治法》《中华人民共和国水法》《中华人民共和国海洋环境保护法》《中华人民共和国食品安全法》《中华人民共和国药品管理法》《中华人民共和国土地管理法》《中华人民共和国清洁生产促进法》《中华人民共和国渔业法》《中华人民共和国农药管理条例》 |
|---|---|
| 规章 | 《饮用水水源保护区污染防治管理规定》《汽车排气污染监督管理办法》《防治尾矿污染环境管理规定》《化学品首次进口及有毒化学品进出口环境管理规定》《危险废物转移联单管理办法》《医疗废物管理行政处罚办法》《病原微生物实验室生物安全环境管理办法》《电子废物污染环境防治管理办法》《危险废物出口核准管理办法》《新化学物质环境管理办法》《废弃电器电子产品处理资格许可管理办法》《国家危险废物名录》《农用地土壤环境管理办法(试行)》《工矿用地土壤环境管理办法(试行)》《防止多氯联苯电力装置及其废物污染环境的规定》《污染地块土壤环境管理办法》《放射性同位素与射线装置安全和防护管理办法》《放射性固体废物贮存和处置许可管理办法》《放射性物品运输安全监督管理办法》《HAF401-1997放射性废物安全监督管理规定》《国家危险废物名录(2021年版)》 |

此外,为了规范环境监测相关事项,国家相关部门也制定了环境监测领域系列相关标准。其中,环境监测领域主要的标准如表4-4所示。

表 4-4　环境监测领域主要标准

| 水环境质量标准 | 《农田灌溉水质标准 GB 5084-2021》《地表水环境质量标准 GB 3838-2002》《海水水质标准 GB 3097-1997》《渔业水质标准 GB 11607-89》 |
|---|---|
| 大气环境质量标准 | 《环境空气质量标准 GB 3095-2012》《乘用车内空气质量评价指南 GB/T 27630-2011》《室内空气质量标准 GB/T 18883-2002》 |
| 水污染物排放标准 | 《电子工业水污染物排放标准 GB 39731-2020》《船舶水污染物排放控制标准 GB 3552-2018》《石油炼制工业污染物排放标准 GB 31570-2015》《再生铜、铝、铅、锌工业污染物排放标准 GB 31574-2015》《合成树脂工业污染物排放标准 GB 31572-2015》《无机化学工业污染物排放标准 GB 31573-2015》《电池工业污染物排放标准 GB 30484-2013》《制革及毛皮加工工业水污染物排放标准 GB 30486-2013》《合成氨工业水污染物排放标准 GB 13458-2013》《柠檬酸工业水污染物排放标准 GB 19430-2013》《麻纺工业水污染物排放标准 GB 28938-2012》《毛纺工业水污染物排放标准 GB 28937-2012》《缫丝工业水污染物排放标准 GB 28936-2012》《纺织染整工业水污染物排放标准 GB 4287-2012》《炼焦化学工业污染物排放标准 GB 16171-2012》《铁合金工业污染物排放标准 GB 28666-2012》《钢铁工业水污染物排放标准 GB 13456-2012》《铁矿采选工业污染物排放标准 GB 28661-2012》《橡胶制品工业污染物排放标准 GB 27632-2011》《发酵酒精和白酒工业水污染物排放标准 GB 27631-2011》《汽车维修业水污染物排放标准 GB 26877-2011》《弹药装药行业水污染物排放标准 GB 14470.3-2011》《钒工业污染物排放标准 GB 26452-2011》《磷肥工业水污染物排放标准 GB 15580-2011》《硫酸工业污染物排放标准 GB 26132-2010》《稀土工业污染物排放标准 GB 26451-2011》《硝酸工业污染物排放标准 GB 26131-2010》《水质 显影剂及其氧化物总量的测定 碘-淀粉分光光度法（暂行）HJ 594-2010》《镁、钛工业污染物排放标准 GB 25468-2010》《铜、镍、钴工业污染物排放标准 GB 25467-2010》《铅、锌工业污染物排放标准 GB 25466-2010》《铝工业污染物排放标准 GB 25465-2010》《陶瓷工业污染物排放标准 GB 25464-2010》《油墨工业水污染物排放标准 GB 25463-2010》《酵母工业水污染物排放标准 GB 25462-2010》《淀粉工业水污染物排放标准 GB 25461-2010》《制糖工业水污染物排放标准 GB 21909-2008》《混装制剂类制药工业水污染物排放标准 GB 21908-2008》《生物工程类制药工业水污染物排放标准 GB 21907-2008》《中药类制药工业水污染物排放标准 GB 21906-2008》《提取类制药工业水污染物排放标准 GB 21905-2008》《化学合成类制药工业水污染物排放标准 GB 21904-2008》《发酵类制药工业水污染物排放标准 GB 21903-2008》《合成革与人造革工业污染物排放标准 GB 21902-2008》《电镀污染物排放标准 GB 21900-2008》《羽绒工业水污染物排放标准 GB 21901-2008》《制浆造纸工业水污染物排放标准 GB 3544-2008》《杂环类农药工业水污染物排放标准 GB 21523-2008》《煤炭工业污染物排放标准 GB 20426-2006》《皂素工业水污染物排放标准 GB 20425-2006》《医疗机构水污染物排放标准 GB 18466-2005》《啤酒工业污染物排放标准 GB 19821-2005》《味精工业污染物排放标准 GB 19431-2004》《兵器工业水污染物排放标准 火炸药 GB 14470.1-2002》《兵器工业水污染物排放标准 火工药剂 GB 14470.2-2002》《城镇污水处理厂污染物排放标准 GB 18918-2002》《畜禽养殖业污染物排放标准 GB 18596-2001》《污水海洋处置工程污染控制标准 GB 18486-2001》《污水综合排放标准 GB 8978-1996》《航天推进剂水污染物排放与分析方法标准 GB 14374-93》《肉类加工工业水污染物排放标准 GB 13457-92》《海洋石油开发工业含油污水排放标准 GB 4914-85》《船舶工业污染物排放标准 GB 4286-84》 |

续表

| 大气固定源污染物排放标准 | 《加油站大气污染物排放标准 GB 20952-2020》《储油库大气污染物排放标准 GB 20950-2020》《铸造工业大气污染物排放标准 GB 39726-2020》《农药制造工业大气污染物排放标准 GB 39727-2020》《陆上石油天然气开采工业大气污染物排放标准 GB 39728-2020》《涂料、油墨及胶粘剂工业大气污染物排放标准 GB 37824-2019》《制药工业大气污染物排放标准 GB 37823-2019》《挥发性有机物无组织排放控制标准 GB 37822-2019》《烧碱、聚氯乙烯工业污染物排放标准 GB 15581-2016》《无机化学工业污染物排放标准 GB 31573-2015》《石油化学工业污染物排放标准 GB 31571-2015》《石油炼制工业污染物排放标准 GB 31570-2015》《火葬场大气污染物排放标准 GB 13801-2015》《再生铜、铝、铅、锌工业污染物排放标准 GB 31574-2015》《合成树脂工业污染物排放标准 GB 31572-2015》《锅炉大气污染物排放标准 GB 13271-2014》《锡、锑、汞工业污染物排放标准 GB 30770-2014》《电池工业污染物排放标准 GB 30484-2013》《水泥工业大气污染物排放标准 GB 4915-2013》《砖瓦工业大气污染物排放标准 GB 29620-2013》《电子玻璃工业大气污染物排放标准 GB 29495-2013》《轧钢工业大气污染物排放标准 GB 28665-2012》《炼钢工业大气污染物排放标准 GB 28664-2012》《炼铁工业大气污染物排放标准 GB 28663-2012》《钢铁烧结、球团工业大气污染物排放标准 GB 28662-2012》《火电厂大气污染物排放标准 GB 13223-2011》《平板玻璃工业大气污染物排放标准 GB 26453-2011》《煤层气（煤矿瓦斯）排放标准（暂行）GB 21522-2008》《加油站大气污染物排放标准 GB 20952-2007》《储油库大气污染物排放标准 GB 20950-2007》《煤炭工业污染物排放标准 GB 20426-2006》《饮食业油烟排放标准（试行）GB 18483-2001》《大气污染物综合排放标准 GB 16297-1996》《工业炉窑大气污染物排放标准 GB 9078-1996》《恶臭污染物排放标准 GB 14554-93》 |
|---|---|
| 大气移动源污染物排放标准 | 《非道路柴油移动机械污染物排放控制技术要求 HJ 1014-2020》《油品运输大气污染物排放标准 GB 20951-2020》《甲醇燃料汽车非常规污染物排放测量方法 HJ 1137-2020》《汽油车污染物排放限值及测量方法（双怠速法及简易工况法）GB 18285-2018》《非道路柴油移动机械排气烟度限值及测量方法 GB 36886-2018》《柴油车污染物排放限值及测量方法（自由加速法及加载减速法）GB 3847-2018》《重型柴油车污染物排放限值及测量方法（中国第六阶段）GB 17691-2018》《重型柴油车、气体燃料车排气污染物车载测量方法及技术要求 HJ 857-2017》《在用柴油车排气污染物测量方法及技术要求（遥感检测法）HJ 845-2017》《轻型汽车污染物排放限值及测量方法（中国第六阶段）GB18352.6-2016》《轻便摩托车污染物排放限值及测量方法（中国第四阶段）GB 18176-2016》《船舶发动机排气污染物排放限值及测量方法（中国第一、二阶段）GB 15097-2016》《摩托车污染物排放限值及测量方法（中国第四阶段）GB 14622-2016》《轻型混合动力电动汽车污染物排放控制要求及测量方法 GB 19755-2016》《非道路移动机械用柴油机排气污染物排放限值及测量方法（中国第三、四阶段）GB 20891-2014》《城市车辆用柴油发动机排气污染物排放限值及测量方法（WHTC 工况法）HJ 689-2014》《非道路移动机械用小型点燃式发动机排气污染物排放限值与测量方法（中国第一、二阶段）GB 26133-2010》《重型车用汽油发动机与汽车排气污染物排放限值及测量方法（中国Ⅲ、Ⅳ阶段）GB 14762-2008》《汽油运输大气污染物排放标准 GB 20951-2007》《三轮汽车和低速货车用柴油机排气污染物排放限值及测量方法（中国Ⅰ、Ⅱ阶段）GB 19756-2005》《装用点燃式发动机重型汽车曲轴箱污染物排放限值及测量方法 GB 11340-2005》《摩托车和轻便摩托车排气烟度排放限值及测量方法 GB 19758-2005》《装用点燃式发动机重型汽车燃油蒸发污染物排放限值及测量方法（收集法）GB 14763-2005》《农用运输车自由加速烟度排放限值及测量方法 GB 18322-2002》 |

续表

| 土壤环境保护标准 | 《污染地块地下水修复和风险管控技术导则 HJ 25.6-2019》《土壤环境质量 农用地土壤污染风险管控标准(试行) GB 15618-2018》《土壤环境质量 建设用地土壤污染风险管控标准(试行) GB36600-2018》《土壤 水溶性氟化物和总氟化物的测定 离子选择电极法 HJ 873-2017》《土壤和沉积物 有机物的提取 加压流体萃取法 HJ 783-2016》《土壤和沉积物 多环芳烃的测定 高效液相色谱法 HJ 784-2016》《土壤和沉积物 多氯联苯的测定 气相色谱-质谱法 HJ 743-2015》《土壤和沉积物 挥发性芳香烃的测定 顶空/气相色谱法 HJ 742-2015》《土壤和沉积物 挥发性有机物的测定 顶空/气相色谱法 HJ 741-2015》《土壤 氧化还原电位的测定 电位法 HJ 746-2015》《土壤 氰化物和总氰化物的测定 分光光度法 HJ 745-2015》《土壤和沉积物 铍的测定 石墨炉原子吸收分光光度法 HJ 737-2015》《土壤和沉积物 挥发性卤代烃的测定 顶空/气相色谱-质谱法 HJ 736-2015》《土壤和沉积物 挥发性卤代烃的测定 吹扫捕集/气相色谱-质谱法 HJ 735-2015》《土壤质量 全氮的测定 凯氏法 HJ 717-2014》《土壤 有效磷的测定 碳酸氢钠浸提-钼锑抗分光光度法 HJ 704-2014》《土壤和沉积物 酚类化合物的测定 气相色谱法 HJ 703-2014》《污染场地土壤修复技术导则 HJ 25.4-2014》《污染场地风险评估技术导则 HJ 25.3-2014》《场地环境监测技术导则 HJ 25.2-2014》《场地环境调查技术导则 HJ 25.1-2014》《土壤 有机碳的测定 燃烧氧化-非分散红外法 HJ 695-2014》《土壤和沉积物 汞、砷、硒、铋、锑的测定 微波消解/原子荧光法 HJ 680-2013》《土壤和沉积物 丙烯醛、丙烯腈、乙腈的测定 顶空-气相色谱法 HJ 679-2013》《土壤、沉积物 二噁英类的测定 同位素稀释/高分辨气相色谱-低分辨质谱法 HJ 650-2013》《土壤 可交换酸度的测定 氯化钾提取-滴定法 HJ 649-2013》《土壤 有机碳的测定 燃烧氧化-滴定法 HJ 658-2013》《土壤和沉积物 挥发性有机物的测定 顶空/气相色谱-质谱法 HJ 642-2013》《土壤 水溶性和酸溶性硫酸盐的测定 重量法 HJ 635-2012》《土壤 氨氮、亚硝酸盐氮、硝酸盐氮的测定 氯化钾溶液提取-分光光度法 HJ 634-2012》《土壤 总磷的测定 碱熔-钼锑抗分光光度法 HJ 632-2011》《土壤 可交换酸度的测定 氯化钡提取-滴定法 HJ 631-2011》《土壤 有机碳的测定 重铬酸钾氧化-分光光度法 HJ 615-2011》《土壤 毒鼠强的测定 气相色谱法 HJ 614-2011》《土壤 干物质和水分的测定 重量法 HJ 613-2011》《土壤和沉积物 挥发性有机物的测定 吹扫捕集/气相色谱-质谱法 HJ 605-2011》《土壤 总铬的测定 火焰原子吸收分光光度法 HJ 491-2009》《土壤和沉积物 二噁英类的测定 同位素稀释高分辨气相色谱-高分辨质谱法 HJ 77.4-2008》《温室蔬菜产地环境质量评价标准 HJ 333-2006》《食用农产品产地环境质量评价标准 HJ 332-2006》《土壤环境监测技术规范 HJ/T 166-2004》《拟开放场址土壤中剩余放射性可接受水平规定(暂行) HJ 53-2000》《土壤质量 总砷的测定 硼氢化钾-硝酸银分光光度法 GB/T 17135-1997》《土壤质量 铅、镉的测定 KI-MIBK 萃取火焰原子吸收分光光度法 GB/T 17140-1997》《土壤质量 镍的测定 火焰原子吸收分光光度法 GB/T 17139-1997》《土壤质量 铅、镉的测定 石墨炉原子吸收分光光度法 GB/T 17141-1997》《土壤质量 总砷的测定 二乙基二硫代氨基甲酸银分光光度法 GB/T 17134-1997》《土壤质量 总汞的测定 冷原子吸收分光光度法 GB/T 17136-1997》《土壤质量 铜、锌的测定 火焰原子吸收分光光度法 GB/T 17138-1997》《土壤质量 六六六和滴滴涕的测定 气相色谱法 GB/T 14550-93》 |
| --- | --- |

续表

| | |
|---|---|
| 固体废物污染控制标准 | 《医疗废物处理处置污染控制标准 GB 39707-2020》《危险废物焚烧污染控制标准 GB 18484-2020》《一般工业固体废物贮存和填埋污染控制标准 GB 18599-2020》《低、中水平放射性固体废物近地表处置安全规定 GB 9132-2018》《含多氯联苯废物污染控制标准 GB 13015-2017》《生活垃圾焚烧污染控制标准 GB 18485-2014》《水泥窑协同处置固体废物污染控制标准 GB 30485-2013》《生活垃圾填埋场污染控制标准 GB 16889-2008》《进口可用作原料的固体废物环境保护控制标准-废塑料 GB 16487.12-2005》《进口可用作原料的固体废物环境保护控制标准-废汽车压件 GB 16487.13-2005》《进口可用作原料的固体废物环境保护控制标准-骨废料 GB 16487.1-2005》《医疗废物集中处置技术规范（试行）环发〔2003〕206号》《医疗废物焚烧炉技术要求（试行）GB 19218-2003》《医疗废物转运车技术要求（试行）GB 19217-2003》 |
| 危险废物鉴别方法标准 | 《危险废物贮存污染控制标准 GB 18597-2001》《一般工业固体废物贮存、处置场污染控制标准 GB 18599-2001》《危险废物鉴别技术规范 HJ 298-2019》《危险废物鉴别标准通则 GB 5085.7-2019》《危险废物填埋污染控制标准 GB 18598-2019》《固体废物鉴别标准 通则 GB 34330-2017》《危险废物鉴别标准 毒性物质含量鉴别 GB 5085.6-2007》《危险废物鉴别标准 反应性鉴别 GB 5085.5-2007》《危险废物鉴别标准 易燃性鉴别 GB 5085.4-2007》《危险废物鉴别标准 浸出毒性鉴别 GB 5085.3-2007》《危险废物鉴别标准 急性毒性初筛 GB 5085.2-2007》《危险废物鉴别标准 腐蚀性鉴别 GB 5085.1-2007》 |
| 环境监测方法标准及监测规范（主要包括水体、大气、土壤、沉积物及固体废物中重金属、有机污染物、射线等的测定标准和规范） | 《环境空气 醛、酮类化合物的测定 溶液吸收-高效液相色谱法 HJ 1154-2020》《固定污染源废气 醛、酮类化合物的测定 溶液吸收-高效液相色谱法 HJ 1153-2020》《水质 硝基酚类化合物的测定 气相色谱-质谱法 HJ 1150-2020》《环境空气 气溶胶中γ放射性核素的测定 滤膜压片/γ能谱法 HJ 1149-2020》《中波广播发射台电磁辐射环境监测方法 HJ 1136-2020》《环境空气和废气 颗粒物中砷、硒、铋、锑的测定 原子荧光法 HJ 1133-2020》《土壤和沉积物 铊的测定 石墨炉原子吸收分光光度法 HJ 1080-2019》《土壤和沉积物 六价铬的测定 碱溶液提取-火焰原子吸收分光光度法 HJ 1082-2019》《土壤和沉积物 钴的测定 火焰原子吸收分光光度法 HJ 1081-2019》《水质 三丁基锡等4种有机锡化合物的测定 液相色谱-电感耦合等离子体质谱法 HJ 1074-2019》《水质 萘酚的测定 高效液相色谱法 HJ 1073-2019》《水质 急性毒性的测定 斑马鱼卵法 HJ 1069-2019》《水质 草甘膦的测定 高效液相色谱法 HJ 1071-2019》《水质 吡啶的测定 顶空/气相色谱法 HJ 1072-2019》《水质 15种氯代除草剂的测定 气相色谱法 HJ 1070-2019》《环境空气 氨、甲胺、二甲胺和三甲胺的测定 离子色谱法 HJ 1076-2019》《固定污染源废气 油烟和油雾的测定 红外分光光度法 HJ 1077-2019》《固定污染源废气 氯苯类化合物的测定 气相色谱法 HJ 1079-2019》《固定污染源废气 甲硫醇等8种含硫有机化合物的测定 气袋采样-预浓缩/气相色谱-质谱法 HJ 1078-2019》《固定污染源废气 氟化氢的测定 离子色谱法 HJ 688-2019》《环境空气和废气 三甲胺的测定 溶液吸收-顶空/气相色谱法 HJ 1042-2019》《固定污染源废气 三甲胺的测定 抑制型离子色谱法 HJ 1041-2019》《土壤和沉积物 草甘膦的测定 高效液相色谱法 HJ 1055-2019》《土壤和沉积物 二硫代氨基甲酸酯（盐）类农药总量的测定 顶空/气相色谱法 HJ 1054-2019》《土壤和沉积物 8种酰胺类农药的测定 气相色谱-质谱法 HJ 1053-2019》《土壤和沉积物 11种三嗪类农药的测定 高效液相色谱法 HJ 1052-2019》《土壤 石油类的测定 红外分光光度法 HJ 1051-2019》《水质 氯酸盐、亚氯酸盐、溴酸盐、二氯乙酸和三氯乙酸的测定 离子色谱法 HJ 1050-2019》《水质 4种硝基酚类化合物的测定 液相色谱-三重四极杆质谱法 HJ 1049-2019》《水质 17种苯胺类化合物的测定 液相色谱-三重四极杆质谱法 HJ 1048-2019》 |

续表

| 环境监测方法标准及监测规范（主要包括水体、大气、土壤、沉积物及固体废物中重金属、有机污染物、射线等的测定标准和规范） | 《水质 锑的测定 石墨炉原子吸收分光光度法 HJ 1047-2019》《水质 锑的测定 火焰原子吸收分光光度法 HJ 1046-2019》《土壤 粒度的测定吸液管法和比重计法 HJ 1068-2019》《水质 苯系物的测定 顶空/气相色谱法 HJ 1067-2019》《硬质聚氨酯泡沫和组合聚醚中 CFC-12、HCFC-22 CFC-11 和 HCFC-141b 等消耗臭氧层物质的测定》《组合聚醚中 HCFC-22、CFC-11 和 HCFC-141b 等消耗臭氧层物质的测定》《固体废物 氨基甲酸酯类农药的测定 高效液相色谱-三重四极杆质谱法 HJ 1026-2019》《固体废物 氨基甲酸酯类农药的测定 柱后衍生-高效液相色谱法 HJ 1025-2019》《固体废物 热灼减率的测定 重量法 HJ 1024-2019》《土壤和沉积物 有机磷类和拟除虫菊酯类等47种农药的测定 气相色谱-质谱法 HJ 1023-2019》《土壤和沉积物 苯氧羧酸类农药的测定 高效液相色谱法 HJ 1022-2019》《土壤和沉积物 铜、锌、铅、镍、铬的测定 火焰原子吸收分光光度法 HJ 491-2019》《土壤和沉积物 石油烃(C10-C40)的测定 气相色谱法 HJ 1021-2019》《土壤和沉积物 石油烃(C6-C9)的测定 吹扫捕集/气相色谱法 HJ 1020-2019》《地块土壤和地下水中挥发性有机物采样技术导则 HJ 1019-2019》《固定污染源废气非甲烷总烃连续监测系统技术要求及检测方法 HJ 1013-2018》《环境空气和废气 总烃、甲烷和非甲烷总烃便携式监测仪技术要求及检测方法 HJ 1012-2018》《环境空气和废气 挥发性有机物组分便携式傅里叶红外监测仪技术要求及检测方法 HJ 1011-2018》《环境空气挥发性有机物气相色谱连续监测系统技术要求及检测方法 HJ 1010-2018》《固体废物 氟的测定 碱熔-离子选择电极法 HJ 999-2018》《水质 丁基黄原酸的测定液相色谱-三重四极杆串联质谱法 HJ 1002-2018》《土壤和沉积物 醛、酮类化合物的测定 高效液相色谱法 HJ 997-2018》《土壤和沉积物 挥发酚的测定 4-氨基安替比林分光光度法 HJ 998-2018》《水质 粪大肠菌群的测定 滤膜法 HJ 347.1-2018》《固定污染源废气挥发性卤代烃的测定气袋采样-气相色谱法 HJ 1006-2018》《环境空气降水中有机酸(乙酸、甲酸和草酸)的测定离子色谱法 HJ 1004-2018》《固体废物 苯系物的测定 顶空-气相色谱法 HJ 975-2018》《水质 烷基汞的测定吹扫捕集/气相色谱-冷原子荧光光谱法 HJ 977-2018》《固体废物 苯系物的测定 顶空/气相色谱-质谱法 HJ 976-2018》《土壤和沉积物 11 种元素的测定 碱熔-电感耦合等离子体发射光谱法 HJ 974-2018》《水质 石油类的测定 紫外分光光度法(试行) HJ 970-2018》《水质 石油类和动植物油类的测定 红外分光光度法 HJ 637-2018》《土壤和沉积物 氨基甲酸酯类农药的测定 柱后衍生-高效液相色谱法 HJ 960-2018》《土壤和沉积物 氨基甲酸酯类农药的测定 高效液相色谱-三重四极杆质谱法 HJ 961-2018》《固体废物 有机磷类和拟除虫菊酯类等47种农药的测定 气相色谱-质谱法 HJ 963-2018》《水质 钴的测定 火焰原子吸收分光光度法 HJ 957-2018》《水质 钴的测定 石墨炉原子吸收分光光度法 HJ 958-2018》《水质 四乙基铅的测定 顶空/气相色谱-质谱法 HJ 959-2018》《土壤和沉积物 多溴二苯醚的测定 气相色谱-质谱法 HJ 952-2018》《固体废物 半挥发性有机物的测定 气相色谱-质谱法 HJ 951-2018》《固体废物 多环芳烃的测定 气相色谱-质谱法 HJ 950-2018》《环境空气 苯并[a]芘的测定 高效液相色谱法 HJ 956-201》《水质 六价铬的测定 流动注射-二苯碳酰二肼光度法 HJ 908-2017》《环境空气 气态汞的测定 金膜富集/冷原子吸收分光光度法 HJ 910-2017》《固体废物 有机氯农药的测定 气相色谱-质谱法 HJ 912-2017》《固定污染源废气 气态总磷的测定 喹钼柠酮容量法 HJ 545-2017》《土壤和沉积物 有机氯农药的测定 气相色谱法 HJ 921-2017》《水质 百草枯和杀草快的测定 固相萃取-高效液相色谱法 HJ 914-2017》《环境空气 挥发性有机物的测定 便携式傅里叶红外仪法 HJ 919-2017》《环境二噁英类监测技术规范 HJ 916-2017》《土壤和沉积物 有机物的提取 超声波萃取法 HJ 911-2017》 |

续表

| 环境监测方法标准及监测规范（主要包括水体、大气、土壤、沉积物及固体废物中重金属、有机污染物、射线等的测定标准和规范） | 《土壤和沉积物 多氯联苯的测定 气相色谱法 HJ 922-2017》《环境振动监测技术规范 HJ 918-2017》《土壤和沉积物 总汞的测定 催化热解-冷原子吸收分光光度法 HJ 923-2017》《水质 多溴二苯醚的测定 气相色谱-质谱法 HJ 909-2017》《固定污染源废气 气态汞的测定 活性炭吸附/热裂解原子吸收分光光度法 HJ 917-2017》《固定污染源废气 总烃、甲烷和非甲烷总烃的测定 气相色谱法 HJ 38-2017》《恶臭污染环境监测技术规范 HJ 905-2017》《环境空气 总烃、甲烷和非甲烷总烃的测定 直接进样-气相色谱法 HJ 604-2017》《环境空气 有机氯农药的测定 气相色谱-质谱法 HJ 900-2017》《环境空气 多氯联苯的测定 气相色谱-质谱法 HJ 902-2017》《环境空气 多氯联苯的测定 气相色谱-质谱法 HJ 903-2017》《环境空气 有机氯农药的测定 气相色谱-质谱法 HJ 901-2017》《环境空气 多氯联苯混合物的测定 气相色谱法 HJ 904-2017》《固体废物 多环芳烃的测定 高效液相色谱法 HJ 892-2017》《水质 可萃取性石油烃（C10-C40）的测定 气相色谱法 HJ 894-2017》《固体废物 多氯联苯的测定 气相色谱-质谱法 HJ 891-2017》《水质 丁基黄原酸的测定 吹扫捕集/气相色谱-质谱法 HJ 896-2017》《土壤和沉积物 多氯联苯混合物的测定 气相色谱法 HJ 890-2017》《水质 甲醇和丙酮的测定 顶空/气相色谱法 HJ 895-2017》《水质 挥发性石油烃（C6-C9）的测定 吹扫捕集/气相色谱法 HJ 893-2017》《环境空气 酞酸酯类的测定 气相色谱-质谱法 HJ 867-2017》《固定污染源废气 酞酸酯类的测定 气相色谱法 HJ 869-2017》《固定污染源废气 二氧化硫的测定 定电位电解法 HJ 57-2017》《固体废物 丙烯醛、丙烯腈和乙腈的测定 顶空-气相色谱法 HJ 874-2017》《土壤 水溶性氟化物和总氟化物的测定 离子选择电极法 HJ 873-2017》《环境空气 氯气等有毒有害气体的应急监测 比长式检测管法 HJ 871-2017》《环境空气 氯气等有毒有害气体的应急监测 电化学传感器法 HJ 872-2017》《水质 松节油的测定 吹扫捕集/气相色谱-质谱法 HJ 866-2017》《环境空气 酞酸酯类的测定 高效液相色谱法 HJ 868-2017》《环境空气 指示性毒杀芬的测定 气相色谱-质谱法 HJ 852-2017》《土壤和沉积物 有机氯农药的测定 气相色谱-质谱法 HJ 835-2017》《土壤和沉积物 硫化物的测定 亚甲基蓝分光光度法 HJ 833-2017》《土壤和沉积物 金属元素总量的消解 微波消解法 HJ 832-2017》《土壤和沉积物 半挥发性有机物的测定 气相色谱-质谱法 HJ 834-2017》《环境空气 颗粒物中无机元素的测定 波长色散X射线荧光光谱法 HJ 830-2017》《环境空气 颗粒物中无机元素的测定 能量色散X射线荧光光谱法 HJ 829-2017》《水质 苯胺类化合物的测定 气相色谱-质谱法 HJ 822-2017》《水质 氰化物的测定 流动注射-分光光度法 HJ 823-2017》《水质 挥发酚的测定 流动注射-4-氨基安替比林分光光度法 HJ 825-2017》《水质 氨基甲酸酯类农药的测定 超高效液相色谱-三重四极杆质谱法 HJ 827-2017》《固定污染源废气 砷的测定 二乙基二硫代氨基甲酸银分光光度法 HJ 540-2016》《水质 挥发性有机物的测定 顶空/气相色谱-质谱法 HJ 810-2016》《水质 总硒的测定 3,3'-二氨基联苯胺分光光度法 HJ 811-2016》《水质 亚硝胺类化合物的测定 气相色谱法 HJ 809-2016》《水质 可溶性阳离子（$Li^+$、$Na^+$、$NH_4^+$、$K^+$、$Ca^{2+}$、$Mg^{2+}$）的测定 离子色谱法 HJ 812-2016》《水质 钼和钛的测定 石墨炉原子吸收分光光度法 HJ 807-2016》《水质 丙烯腈和丙烯醛的测定 吹扫捕集/气相色谱法 HJ 806-2016》《土壤和沉积物 多环芳烃的测定 气相色谱-质谱法 HJ 805-2016》《土壤和沉积物 12种金属元素的测定 王水提取-电感耦合等离子体质谱法 HJ 803-2016》《环境空气和废气 酰胺类化合物的测定 液相色谱法 HJ 801-2016》《水质 二氧化氯和亚氯酸盐的测定 连续滴定碘量法 HJ 551-2016》《环境空气和废气 氯化氢的测定 离子色谱法 HJ 549-2016》《固定污染源废气 氯化氢的测定 硝酸银容量法 HJ 548-2016》《固体废物 铅和镉的测定 石墨炉原子吸收分光光度法 HJ 787-2016》《固体废物 铅、锌和镉的测定 火焰原子吸收分光光度法 HJ 786-2016》 |

续表

| | |
|---|---|
| 环境监测方法标准及监测规范（主要包括水体、大气、土壤、沉积物及固体废物中重金属、有机污染物、射线等的测定标准和规范） | 《固定污染源废气 硫酸雾的测定 离子色谱法 HJ 544-2016》《水质 乙腈的测定 直接进样/气相色谱法 HJ 789-2016》《水质 乙腈的测定 吹扫捕集/气相色谱法 HJ 788-2016》《土壤和沉积物 多环芳烃的测定 高效液相色谱法 HJ 784-2016》《固体废物 22 种金属元素的测定 电感耦合等离子体发射光谱法 HJ 781-2016》《环境空气 五氧化二磷的测定 钼蓝分光光度法 HJ 546-2015》《环境空气 六价铬的测定 柱后衍生离子色谱法 HJ 779-2015》《水质 碘化物的测定 离子色谱法 HJ 778-2015》《空气和废气 颗粒物中金属元素的测定 电感耦合等离子体发射光谱法 HJ 777-2015》《水质 32 种元素的测定 电感耦合等离子体发射光谱法 HJ 776-2015》《固体废物 钡的测定 石墨炉原子吸收分光光度法 HJ 767-2015》《环境空气 铅的测定 石墨炉原子吸收分光光度法 HJ 539-2015》《固体废物 有机磷农药的测定 气相色谱法 HJ 768-2015》《固体废物 金属元素的测定 电感耦合等离子体质谱法 HJ 766-2015》《水质 苯氧羧酸类除草剂的测定 液相色谱/串联质谱法 HJ 770-2015》《环境空气 挥发性有机物的测定罐采样/气相色谱-质谱法 HJ 759-2015》《固体废物 有机质的测定 灼烧减量法 HJ 761-2015》《固体废物 挥发性有机物的测定 顶空-气相色谱法 HJ 760-2015》《水质 卤代乙酸类化合物的测定 气相色谱法 HJ 758-2015》《水质 铬的测定 火焰原子吸收分光光度法 HJ 757-2015》《水质 丁基黄原酸的测定 紫外分光光度法 HJ 756-2015》《水质 阿特拉津的测定 气相色谱法 HJ 754-2015》《水质 百菌清及拟除虫菊酯类农药的测定 气相色谱—质谱法 HJ 753-2015》《固体废物 铍 镍 铜和钼的测定 石墨炉原子吸收分光光度法 HJ 752-2015》《固体废物 镍和铜的测定 火焰原子吸收分光光度法 HJ 751-2015》《固体废物 总铬的测定 石墨炉原子吸收分光光度法 HJ 750-2015》《固体废物 总铬的测定 火焰原子吸收分光光度法 HJ 749-2015》《水质 铊的测定 石墨炉原子吸收分光光度法 HJ 748-2015》《水质 酚类化合物的测定气相色谱-质谱法 HJ 744-2015》《土壤和沉积物 多氯联苯的测定 气相色谱-质谱法 HJ 743-2015》《土壤和沉积物 挥发性芳香烃的测定 顶空/气相色谱法 HJ 742-2015》《土壤和沉积物 挥发性有机物的测定 顶空/气相色谱法 HJ 741-2015》《水质 钴的测定 5-氯-2-(吡啶偶氮)-1,3-二氨基苯分光光度法 HJ 550-2015》《土壤 氰化物和总氰化物的测定 分光光度法 HJ 745-2015》《环境空气 硝基苯类化合物的测定 气相色谱法 HJ 738-2015》《环境空气 硝基苯类化合物的测定 气相色谱-质谱法 HJ 739-2015》《土壤和沉积物 铍的测定 石墨炉原子吸收分光光度法 HJ 737-2015》《土壤和沉积物 挥发性卤代烃的测定 顶空/气相色谱-质谱法 HJ 736-2015》《土壤和沉积物 挥发性卤代烃的测定 吹扫捕集/气相色谱-质谱法 HJ 735-2015》《固定污染源废气 挥发性有机物的测定 固相吸附-热脱附/气相色谱-质谱法 HJ 734-2014》《水质 硝基苯类化合物的测定 气相色谱-质谱法 HJ 716-2014》、《固体废物 挥发性卤代烃的测定 顶空/气相色谱-质谱法 HJ 714-2014》《固体废物 挥发性卤代烃的测定 吹扫捕集/气相色谱-质谱法 HJ 713-2014》《固体废物 酚类化合物的测定 气相色谱法（HJ 711-2014）》《水质 多氯联苯的测定 气相色谱-质谱法 HJ 715-2014》《土壤和沉积物 酚类化合物的测定 气相色谱法 HJ 703-2014》《固体废物 汞、砷、硒、铋、锑的测定 微波消解/原子荧光法 HJ 702-2014》《水质 65 种元素的测定 电感耦合等离子体质谱法 HJ 700-2014》《土壤 有机碳的测定 燃烧氧化-非分散红外法 HJ 695-2014》《水质 有机氯农药和氯苯类化合物的测定 气相色谱-质谱法 HJ 699-2014》《水质 百菌清和溴氰菊酯的测定 气相色谱法 HJ 698-2014》《水质 汞、砷、硒、铋和锑的测定 原子荧光法 HJ 694-2014》《水质 丙烯酰胺的测定 气相色谱法 HJ 697-2014》《水质 松节油的测定 气相色谱法 HJ 696-2014》《环境空气 半挥发性有机物采样技术导则 HJ 691-2014》《固定污染源废气 苯可溶物的测定 索氏提取-重量法 HJ 690-2014》《固体废物 六价铬的测定 碱消解/火焰原子吸收分光光度法 HJ 687-2014》《水质 挥发性有机物的测定 吹扫捕集/气相色谱法 |

续表

| 环境监测方法标准及监测规范（主要包括水体、大气、土壤、沉积物及固体废物中重金属、有机污染物、射线等的测定标准和规范） | HJ 686-2014》《固定污染源废气 铅的测定 火焰原子吸收分光光度法 HJ 685-2014》《固定污染源废气 铍的测定 石墨炉原子吸收分光光度法 HJ 684-2014》《空气 醛、酮类化合物的测定 高效液相色谱法 HJ 683-2014》《土壤和沉积物 汞、砷、硒、铋、锑的测定 微波消解/原子荧光法 HJ 680-2013》《土壤和沉积物 丙烯醛、丙烯腈、乙腈的测定 顶空-气相色谱法 HJ 679-2013》《水质 酚类化合物的测定 液液萃取/气相色谱法 HJ 676-2013》《水质 肼和甲基肼的测定 对二甲氨基苯甲醛分光光度法 HJ 674-2013》《水质 钒的测定 石墨炉原子吸收分光光度法 HJ 673-2013》《水质 氰化物等的测定 真空检测管-电子比色法 HJ 659-2013》《土壤、沉积物 二噁英类的测定 同位素稀释/高分辨气相色谱-低分辨质谱法 HJ 650-2013》《水质 硝基苯类化合物的测定 液液萃取/固相萃取-气相色谱法 HJ 648-2013》《环境空气和废气 气相和颗粒物中多环芳烃的测定 高效液相色谱法 HJ 647-2013》《环境空气和废气 气相和颗粒物中多环芳烃的测定 气相色谱-质谱法 HJ 646-2013》《土壤 有机碳的测定 燃烧氧化-滴定法 HJ 658-2013》《空气和废气 颗粒物中铅等金属元素的测定 电感耦合等离子体质谱法 HJ 657-2013》《固体废物 挥发性有机物的测定 顶空/气相色谱-质谱法 HJ 643-2013》《土壤和沉积物 挥发性有机物的测定 顶空/气相色谱-质谱法 HJ 642-2013》《环境空气 挥发性有机物的测定 吸附管采样-热脱附/气相色谱-质谱法 HJ 644-2013》《环境空气 挥发性卤代烃的测定 活性炭吸附-二硫化碳解吸/气相色谱法 HJ 645-2013》《水质 挥发性有机物的测定 吹扫捕集/气相色谱-质谱法 HJ 639-2012》《环境空气 酚类化合物的测定 高效液相色谱法 HJ 638-2012》《水质 氯苯类化合物的测定 气相色谱法 HJ 621-2011》《水质 挥发性卤代烃的测定 顶空气相色谱法 HJ 620-2011》《土壤 有机碳的测定 重铬酸钾氧化-分光光度法 HJ 615-2011》《土壤 毒鼠强的测定 气相色谱法 HJ 614-2011》《土壤和沉积物 挥发性有机物的测定 吹扫捕集/气相色谱-质谱法 HJ 605-2011》《水质 钡的测定 火焰原子吸收分光光度法 HJ 603-2011》《水质 钡的测定 石墨炉原子吸收分光光度法 HJ 602-2011》《水质 甲醛的测定 乙酰丙酮分光光度法 HJ 601-2011》《水质 梯恩梯、黑索今、地恩梯的测定 气相色谱法 HJ 600-2011》《水质 梯恩梯的测定 N-氯代十六烷基吡啶-亚硫酸钠分光光度法 HJ 599-2011》《水质 梯恩梯的测定 亚硫酸钠分光光度法 HJ 598-2011》《水质 总汞的测定 冷原子吸收分光光度法 HJ 597-2011》《水质 硝基苯类化合物的测定 气相色谱法 HJ 592-2010》《水质 五氯酚的测定 气相色谱法 HJ 591-2010》《环境空气 苯系物的测定 活性炭吸附/二硫化碳解吸-气相色谱法 HJ 584-2010》《环境空气 苯系物的测定 固体吸附/热脱附-气相色谱法 HJ 583-2010》《水质 阿特拉津的测定 高效液相色谱法 HJ 587-2010》《固定污染源废气 汞的测定 冷原子吸收分光光度法（暂行）HJ 543-2009》《环境空气 汞的测定 巯基棉富集-冷原子荧光分光光度法（暂行）HJ 542-2009》《黄磷生产废气 气态砷的测定 二乙基二硫代氨基甲酸银分光光度法（暂行）HJ 541-2009》《环境空气 铅的测定 石墨炉原子吸收分光光度法（暂行）HJ 539-2009》《固定污染源废气 铅的测定 火焰原子吸收分光光度法（暂行）HJ 538-2009》《水质 挥发酚的测定 4-氨基安替比林分光光度法 HJ 503-2009》《水质 挥发酚的测定 溴化容量法 HJ 502-2009》《水质 总有机碳的测定 燃烧氧化-非分散红外吸收法 HJ 501-2009》《土壤 总铬的测定 火焰原子吸收分光光度法 HJ 491-2009》《水质 银的测定 镉试剂 2B 分光光度法 HJ 490-2009》《水质 银的测定 3,5-Br2-PADAP 分光光度法 HJ 489-2009》《水质 铜的测定 2,9-二甲基-1,10-菲啰啉分光光度法 HJ 486-2009》《水质 铜的测定 二乙基二硫代氨基甲酸钠分光光度法 HJ 485-2009》《水质 氰化物的测定 容量法和分光光度法 HJ 484-2009》《水质 多环芳烃的测定 液液萃取和固相萃取高效液相色谱法 HJ 478-2009》《土壤和沉积物 二噁英类的测定 |

续表

| 环境监测方法标准及监测规范（主要包括水体、大气、土壤、沉积物及固体废物中重金属、有机污染物、射线等的测定标准和规范） | 同位素稀释高分辨气相色谱-高分辨质谱法 HJ 77.4-2008》《固体废物 二噁英类的测定 同位素稀释高分辨气相色谱-高分辨质谱法 HJ 77.3-2008》《环境空气和废气 二噁英类的测定 同位素稀释高分辨气相色谱-高分辨质谱法 HJ 77.2-2008》《水质 二噁英类的测定 同位素稀释高分辨气相色谱-高分辨质谱法 HJ 77.1-2008》《车内挥发性有机物和醛酮类物质采样测定方法 HJ/T 400-2007》《危险废物（含医疗废物）焚烧处置设施二噁英排放监测技术规范 HJ/T 365-2007》《水质 铁的测定 邻菲啰啉分光光度法（试行） HJ/T 345-2007》《水质 锰的测定 甲醛肟分光光度法（试行） HJ/T 344-2007》《水质 汞的测定 冷原子荧光法（试行） HJ/T 341-2007》 |

# 第三章　行政监管

## 第一节　政府监管内涵

政府监管是政府对其辖区内某些事物的控制。政府监管的目的不是取代市场,而是为了矫正市场失灵。有效的政府行政监管措施是环境污染预防与治理的重要途径。在环境污染的预防、治理及监管过程中,不但需要完善的法律法规,而且还需要对环境污染物进行监管的科学计量标准。实践中,严格执行这些计量标准可以对环境中致癌物含量进行实时监测,并对不符合标准的污染源单位及时追究法律责任。为此,各国政府行政主管部门依据该国国情对环境中致癌物质的分布、含量等制定了相关标准。

## 第二节　环境监测内涵和工作要求

### 一、环境监测的概念及特点

1. 环境监测的概念

环境监测,是指对大气、水、海洋、土壤、生物等环境要素和生态系统的质量,以及污染源排放、污染事故、自然灾害等影响环境质量和人体健康的因素连续或者间断地进行采集分析、测定、表述,对获取的数据、信息、成果进行处理和提供的活动。狭义的环境监测是指"以评价环境质量和监督污染物排放为目的,按照环境标准,对水、气、声、土壤、辐射、生物等环境中各相关因子的浓度、数量、分布以及污染物排放状况等进行分析、评价和监督的活动"。

2. 环境监测的特点

环境监测作为环境管理的有机组成部分和重要技术支撑手段,具有以下特点:

（1）法制性：《中华人民共和国环境保护法》规定环境监测机构应当使用符合国家标准的监测设备。必须依法遵守统一的技术标准、规范，实施环境监测。执行环境标准的过程与环境法规的执行过程紧密联系。违标即违法。

（2）科学性：由于环境监测工作包含生物、物理、化学等学科知识，涉及空气、水、土壤、放射性等环境要素，在制定监测方案、现场采样、分析测试、产品生产等过程中都要遵守科学的工作流程、技术方法、标准规范。实验室需要计量认证，工作人员需要持证上岗。只有这样，出具的监测数据和结果才具有法律效力。

（3）针对性：据统计，进入环境的化学物质已达 10 万种。就目前的人力、物力、财力，以及污染物危害程度的差异性而言，人们不可能也没必要对每一种化学物质进行检查，只能将潜在危险性大（难降解、具有生物积累性、毒性大的物质），在环境中出现频率高、残留高，监测方法成熟的化学物质进行重点监测和优先监测。

（4）综合性：由于环境监测的对象包括大气、水、土壤、固体、生物等客体，环境监测手段包括化学、物理、生物、遥感等多种方法，监测数据解析评价涉及自然和社会的诸多领域，因此具有很强的综合性。只有综合应用各种手段，综合分析各种客体，综合评价各种信息，才能准确地揭示监测信息的内涵，说明环境质量状况。

（5）公益性：环境监测是服务政府管理部门的有机组成部分和重要技术支撑手段，也是满足公众环境知情权、参与权、监督权的重要内容，具有鲜明的公益属性，也是政府基本公共服务的重要内容。

## 二、环境监测工作要求

根据《环境监测管理办法》（2007），县级以上环境保护部门应当按照数据准确、代表性强、方法科学、传输及时的要求，建设先进的环境监测体系，为全面反映环境质量状况和变化趋势，及时跟踪污染源变化情况，准确预警各类环境突发事件等环境管理工作提供决策依据（第 3 条），这也是环境监测工作的要求。具体包括以下几个方面：

（1）通过例行监测，对照环境质量标准，说清环境质量及变化趋势，为实现可持续发展，保护环境提供决策依据。

（2）根据污染特点、分布情况和环境条件，追踪寻找污染排放源，掌握污染物排放状况，分析污染速度和发展趋势以及影响程度，提出污染防治建议，为实现监督管理、控制污染提供依据。

（3）收集本底数据，积累长期监测资料，为研究环境容量、实施总量控制、目标管理、预测预报环境质量提供依据。

（4）为保护人类健康、合理使用自然资源、改善人类环境；制定环境法规、标准、环境规划、环境污染综合防治对策以及环境科学研究提供服务。

（5）全面监视环境管理的效果，考核地方政府环保责任制，评估规划、计划实施情况。

（6）为核算区域环境容量、了解生物多样性状况、制定生态环保政策、评价生态环境、考核生态质量等提供数据和建议。

# 第三节　美国和中国最高环境管理机构

## 一、美国环境管理机构

美国最高的环境管理机构是美国国家环境保护署（U. S. Environmental Protection Agency，USEPA），它的具体职责包括：根据国会颁布的环境法律制定和执行环境法规，从事或赞助环境研究及环保项目，加强环境教育以培养公众的环保意识和责任感。美国国家环境保护署在美国的环境科学、研究、教育和评估等方面具有领导地位。USEPA 总部现有 13 个管理机构，分别是行政和人力资源管理办公室，空气和辐射办公室，环境执法办公室，环境信息办公室，环境司法办公室，财务主管办公室，科学政策办公室，环境巡查办公室，国际事务办公室，污染、杀虫剂和有毒物质办公室，研究和发展办公室，固体废弃物和应急反应办公室，水办公室。

此外，USEPA 还有 10 个区域分局，各个分局有其不同的管辖范围。虽然 USEPA 的机构遍布各州，但是每个州都设有自己的环境管理机构，不隶属于 USEPA，但是接受 USEPA 区域办公室的监督检查。各个州的环境管理机构向州政府负责，依照州的法律独立履行职责，管理机构人员由各个州自行决定，负责人、预算与联邦的机制相似，由州长提名、州议会审核批准生效。各个州的环境管理机构在执行环境政策过程中出现的冲突，由地方法院裁决。

## 二、中国环境管理机构

### （一）生态环境部

我国最高的环境管理机构是生态环境部，它的主要职责是制定并组织实施生态环境政策、规划和标准，统一负责生态环境监测和执法工作，监督管理污染防治、核与辐射安全，组织开展中央环境保护督察等。

### （二）环境监测机构

我国的环境监测机构分为四级，分别是国家站、一级站、二级站和三级站。国家站为中国环境监测总站，一级站为各省（自治区、直辖市）设置的省级环境监测中心站，二级站为各省辖市设置的市环境监测站（或中心站），三级站为各县（县级市、旗和区等）设置的环境监测站。

### 1. 中国环境监测总站

中国环境监测总站成立于1980年，是国家级政府环境监测业务机构，是全国环境监测的技术中心、网络中心、数据中心、质控中心和培训中心，主要职能是承担国家环境监测任务，引领环境监测技术发展，为国家环境管理与决策提供监测信息、报告及技术支持，对全国环境监测工作进行技术指导。中国环境监测总站的主要职责与任务是：①承担全国环境质量综合分析与评价工作；②承担国家环境监测网络技术支持工作；③承担全国环境监测技术体系建设；④承担环境质量监测、污染源监督性监测、应急预警监测等国家环境监测任务，实现国家尺度"三个说清"；⑤承担全国环境监测质量保证与质量控制的技术支持工作；⑥负责全国环境应急监测的技术指导；⑦承担全国环境统计的技术工作；⑧承担全国环境监测专业技术培训；⑨承办环保部交办的其他事项。

### 2. 地方环境监测中心（站）

省、市、县环境监测中心（站）负责本辖区内"三个说清"，主要职责包括：①负责编制辖区内环境监测工作计划和规划；②依法组织开展辖区内环境质量监视性监测、国控省控重点污染源监督性监测、建设项目环境影响评价监测和竣工环保验收监测、各类科学研究性监测和社会服务性监测工作；③承担上级下达的重大活动环境质量保障监测、重大污染事件应急监测、仲裁性监测、专项调查等监测工作；④编制各类环境质量报告和污染源监控报告，为环境管理提供技术服务和技术支持。

省、市两级监测站及部分县级监测站还负责开展科研及质量保证与质量控制工作，承担国家和地方环境标准、技术规范、环境测试新技术和新方法研究等验证工作以及环境监测技术的专项课题研究和国家环境标准样品的协作定值任务。此外，还负责对本市区、县环境监测站的质量监督、技术指导、培训和考核，组织网络内的实验室比对活动等。

## 第四节　美国与中国生活饮用水中可能致癌物监管标准

美国与中国规定了生活饮用水中可能致癌物的监管标准（表4-5）。

表4-5　美国与中国生活饮用水中可能致癌物监管标准[①]

| 环境致癌物 | IARC分类 | 美国环保署饮用水标准 | 中国饮用水卫生标准（GB 5749-2006） | 污染物来源 |
|---|---|---|---|---|
| 苯 | 1 | 0.005 | 0.01 | 某些食物、气体、药物、农药、油漆和塑料工业 |

续表

| 环境致癌物 | IARC 分类 | 美国环保署 饮用水标准 | 中国饮用水卫生标准 （GB 5749-2006） | 污染物来源 |
|---|---|---|---|---|
| 四氯化碳 | 2B | 0.005 | 0.002 | 溶剂及其降解物 |
| 间二氯苯 | 2B | 0.075 | — | 室内除味剂、卫生球 |
| 1,2-二氯乙烷 | 2B | 0.005 | 0.03 | 含铅汽油、烟熏消毒剂 |
| 1,2-二氯乙烯 | NR② | 0.007 | 0.03 | 塑料、染料、香水、油漆 |
| 三氯乙烯 | 2A | 0.005 | 0.07 | 纺织品、黏合剂、金属油污清除剂 |
| 锑 | 2B | 0.006 | — | 阻燃剂、陶瓷、电子行业、烟火、焊接 |
| 石棉（>10μm） | 1 | 7③ | — | 自然沉积、石棉凝土管道 |
| 铍 | 1 | 0.004 | — | 电子、航空、国防工业 |
| 镉 | 1 | 0.005 | 0.005 | 电镀水管腐蚀、自然沉积、电池、油漆 |
| 铬 | 1 | 0.1 | 0.05 | 自然沉积、采矿、电镀 |
| 硝酸盐 | NR | 10 | 10 | 动物垃圾、化肥、自然沉积、防腐水箱、污水 |
| 亚硝酸盐 | NR | 1 | — | 动物垃圾、化肥、自然沉积、防腐水箱、污水 |
| 丙烯酰胺 | 2A | TT④ | 0.005 | 污水和废水处理中使用了絮凝剂 |
| 甲草胺 | NR | 0.002 | — | 庄稼除草剂 |
| 氯丹 | 2B | 0.002 | — | 杀白蚁剂 |
| 二溴一氯丙烷 | 2B | 0.002 | — | 烟熏消毒剂 |
| 二氯甲烷 | 2B | 0.005 | 0.02 | 油漆、金属油污清洗剂、火箭推进剂、萃取剂 |
| 二噁英 | 1 | 0.00000003 | — | 化工生产副产物、除草剂 |
| 3-氯-1,2-环氧丙烷 | 2A | TT | — | 水处理试剂、环氧树脂、涂料 |
| 二溴乙烯 | 2A | 0.00005 | — | 含铅汽油添加剂、烟熏消毒剂 |
| 七氯 | 2B | 0.0004 | 0.0004 | 杀白蚁剂 |
| 环氧化氯 | NR | 0.0002 | — | 七氯 |
| 六氯代苯 | 2B | 0.001 | 0.01 | 农药生产副产品 |
| PAHs | 2A | 0.0002 | — | 煤焦油涂料、燃烧有机物、火山爆发、化石燃料 |
| 多氯联苯 | 2A | 0.0005 | — | 冷却油、塑化剂 |
| 苯二酸盐 | 2B | 0.006 | — | PVC 及其他塑料 |

续表

| 环境致癌物 | IARC 分类 | 美国环保署 饮用水标准 | 中国饮用水卫生标准 （GB 5749-2006） | 污染物来源 |
|---|---|---|---|---|
| 西玛津 | NR | 0.004 | — | 除草剂 |
| 四氯乙烯 | 2A | 0.005 | 0.04 | 化学干洗剂和其他溶剂 |
| α 射线 | NR | 15⑤ | — | 自然界放射性物质衰减 |
| 砷 | 1 | 0.05 | 0.01 | 自然界沉积物、冶炼厂、玻璃、电子废物、果树 |
| β 射线 | NR | 4⑥ | — | 自然界或人工制造放射性物质 |
| 综合防射线镭 （226/228） | NR | 5⑦ | — | 自然界沉积物 |
| 总三卤甲烷 | NR | 0.1 | 1 | 饮用水消毒副产物 |

①除特殊注明以外,所有浓度单位均为 mg/L;②NR 为国际癌症研究会目前尚未对其致癌性进行分类;③石棉浓度单位为每升百万根纤维;④TT 即该污染物需特殊处理;⑤α 射线的剂量单位为 pci/L;⑥β 射线的单位为 mrem/a;⑦放射性镭的单位为 pci/L。

USEPA 规定了公共用水污染物控制量限值及低剂量暴露影响(表 4-6)。

表 4-6　USEPA 规定的公共用水中污染物控制量限值及低剂量暴露影响

| 污染物 | MCLG/ （mg/L） | MCL 或 TT/ （mg/L） | 长期暴露在 MCL 水平以上的潜在健康影响(除非指定短期) | 饮用水的污染源 |
|---|---|---|---|---|
| 锑 | 0.006 | 0.006 | 血胆固醇增加;血糖降低 | 炼油厂的排放物;阻燃剂;陶瓷;电子:焊料 |
| 砷 | 0 | 0.010(截至 01/23/06) | 皮肤损伤或循环系统的问题,会增加患癌的风险 | 自然沉积物腐烂;果园的径流,玻璃和电子生产废物的径流 |
| 石棉(纤维>10μm) | 7 百万纤维—L(MFL) | 7MFL | 增加产生良性肠息肉的风险 | 水源中的石棉水泥腐烂;自然沉积物腐烂 |
| 钡 | 2 | 2 | 血压增加 | 钻孔废物的排放物;金属精炼厂的排放物:自然沉积物腐烂 |
| 铍 | 0.004 | 0.004 | 肠损伤 | 金属精炼厂和烧煤厂的排放物;电子、航空和国防行业的排放物 |

续表

| 污染物 | MCLG/（mg/L） | MCL 或 TT/（mg/L） | 长期暴露在 MCL 水平以上的潜在健康影响（除非指定短期） | 饮用水的污染源 |
|---|---|---|---|---|
| 镉 | 0.005 | 0.005 | 肾脏损害 | 镀锌管腐蚀；自然沉积物腐烂；金属精炼厂的排放物；废旧电池和油漆的径流 |
| 铬（总量） | 0.1 | 0.1 | 变应性皮炎 | 钢厂和制浆厂的排放物；自然沉积物腐烂 |
| 铜线 | 1.3 | TT：干预水平=1.3 | 短期暴露：胃肠痛；长期暴露：肝脏或肾损害。如果水中的含铜量超过干预水平，那么患有威尔逊病的人应该咨询他们的个人医生 | 家庭水管系统腐蚀；自然沉积物腐烂 |
| 氰化物（自由氰化物） | 0.2 | 0.2 | 神经损伤或甲状腺问题 | 钢厂/金属精炼厂的排放物；塑料厂和废料场的排放物 |
| 氟化物 | 4.0 | 4.0 | 骨疾病（骨头疼和柔软）：儿童长出斑釉牙 | 促进牙齿强健的水添加剂；自然沉积物腐烂；废料场和铝厂的排放物 |
| 铅 | 0 | TT：干预水平=0.015 | 孕妇和儿童：身体或精神成长延迟，儿童的注意力和学习力有缺陷；成人：肾脏问题，高血压 | 家庭水管系统腐蚀；自然沉积物腐烂 |
| 汞（无机） | 0.002 | 0.002 | 肾脏损害 | 自然沉积物腐烂；精炼厂和工厂的排放物；填埋区和农田的径流 |
| 硝酸盐（测量氮气） | 10 | 10 | 饮用含氮水平超过 MCL 的饮用水超过 6 个月的孕妇会患有严重的疾病，若未及时治疗，就会死亡。症状包括呼吸短促和蓝眼婴儿综合征 | 废料使用的径流；化粪池、下水道泄漏；自然沉积物腐烂 |

续表

| 污染物 | MCLG/<br>（mg/L） | MCL 或 TT/<br>（mg/L） | 长期暴露在 MCL 水平以上的潜在健康影响（除非指定短期） | 饮用水的污染源 |
|---|---|---|---|---|
| 亚硝酸盐<br>（测量氮气） | 1 | 1 | 饮用含氮水平超过 MCL 的饮用水超过 6 个月的孕妇会患有严重的疾病，若未及时治疗，就会死亡。症状包括呼吸短促和蓝眼婴儿综合征 | 废料使用的径流；化粪池、下水道泄漏；自然沉积物腐烂 |
| 硒 | 0.05 | 0.05 | 掉发或指甲；手指或脚趾麻木；循环系统的问题 | 炼油厂的排放物；自然沉积物腐烂；矿山排放物 |
| 铊 | 0.0005 | 0.002 | 掉发；血液变化；肾脏、肠或肝脏问题 | 矿物加工现场的沥滤；电子、玻璃和药厂的排放物 |

此外，一些国家和组织也规定了饮用水卫生标准（表4-7）。

表 4-7　各国饮用水卫生标准　　　　　　　　　　　单位：μg/mL

| 标号 | 元素 | GB 5749-2006 | WHO 标准 | USEPA | 欧盟标准 8B/83/EC | 俄罗斯标准 |
|---|---|---|---|---|---|---|
| 1 | As 砷 | 0.01 | 0.01 | 0.01 | 0.01 | 0.05 |
| 2 | Cd 镉 | 0.005 | 0.005 | 0.005 | 0.005 | 0.001 |
| 3 | Cr 铬 | 0.05 | — | — | — | 0.05 |
| 4 | Pb 铅 | 0.01 | 0.01 | 0.015 | 0.01 | 0.03 |
| 5 | Hg 汞 | 0.001 | 0.001 | — | 0.001 | 0.0005 |
| 6 | Se 硒 | 0.01 | 0.01 | 0.05 | 0.01 | 0.01 |
| 7 | Al 铝 | 0.2 | — | 0.2 | 0.2 | 0.5 |
| 8 | Fe 铁 | 0.3 | — | — | 0.2 | 0.3 |
| 9 | Mn 锰 | 0.1 | 0.5 | 0.05 | 0.05 | 0.1 |
| 10 | Cu 铜 | 1 | 2 | 13 | 2 | 1.0 |
| 11 | Zn 锌 | 1 | — | 5 | — | 5.0 |
| 12 | Sb 锑 | 0.005 | 0.005 | 0.005 | 0.005 | — |
| 13 | Ba 钡 | 0.7 | 0.7 | 2 | — | 0.1 |
| 14 | Be 铍 | 0.002 | — | 0.004 | — | 0.0002 |
| 15 | B 硼 | 0.5 | 0.5 | — | 1 | 0.5 |
| 16 | Mo 钼 | 0.07 | 0.07 | — | — | 0.25 |
| 17 | Ni 镍 | 0.02 | 0.02 | — | 0.02 | 0.1 |

续表

| 标号 | 元素 | GB 5749-2006 | WHO 标准 | USEPA | 欧盟标准 8B/83/EC | 俄罗斯标准 |
|------|------|--------------|----------|-------|------------------|------------|
| 18 | Ag 银 | 0.05 | — | 0.1 | — | — |
| 19 | Tl 铊 | 0.0001 | — | 0.002 | — | — |
| 20 | Na 钠 | 200 | — | — | 200 | — |
| 21 | U 铀 | — | 0.002 | 0.03 | — | — |
| 22 | Sr 锶 | — | — | — | — | 7.0 |

# 第五节　食物中重金属致癌物质限量及安全标准

## 一、国家食品安全标准中污染物限量

《食品安全国家标准食品中污染物限量》（GB 2762-2017）规定了食品中铅、镉、汞、砷、锡、镍、铬、亚硝酸盐、硝酸盐、苯并[a]芘、N-二甲基亚硝胺、多氯联苯、3-氯-1,2-丙二醇的限量指标。食品污染主要来源于其生产、加工、包装、储存、运输、销售、食用的全过程。除农药残留、兽药残留、生物毒素和放射性物质以外，国家对重金属污染物规定了在食品原料和/或食品成品可食用部分中允许的最大含量水平。

1. 铅

食品中铅限量指标见表4-8。

表4-8　食品中铅限量指标

| 食品类别（名称） | 限量（以 Pb 计）/（mg/kg） |
|------------------|---------------------------|
| 谷物及其制品①[麦片、面筋、八宝粥罐头、带馅（料）面米制品除外] | 0.2 |
| 　麦片、面筋、八宝粥罐头、带馅（料）面米制品 | 0.5 |
| 蔬菜及其制品 | |
| 　新鲜蔬菜（芸薹类蔬菜、叶菜蔬菜、豆类蔬菜、薯类除外） | 0.1 |
| 　芸薹类蔬菜、叶菜蔬菜 | 0.3 |
| 　豆类蔬菜、薯类 | 0.2 |
| 　蔬菜制品 | 1.0 |
| 水果及其制品 | |
| 　新鲜水果（浆果和其他小粒水果除外） | 0.1 |
| 　浆果和其他小粒水果 | 0.2 |
| 　水果制品 | 1.0 |

续表

| 食品类别（名称） | 限量（以 Pb 计）/（mg/kg） |
|---|---|
| 食用菌及其制品 | 1.0 |
| 豆类及其制品 | |
| 　豆类 | 0.2 |
| 　豆类制品（豆浆除外） | 0.5 |
| 　豆浆 | 0.05 |
| 藻类及其制品（螺旋藻及其制品除外） | 1.0（干重计） |
| 坚果及籽类（咖啡豆除外） | 0.2 |
| 　咖啡豆 | 0.5 |
| 肉及肉制品 | |
| 　肉类（畜禽内脏除外） | 0.2 |
| 　畜禽内脏 | 0.5 |
| 　肉制品 | 0.5 |
| 水产动物及其制品 | |
| 　鲜、冻水产动物（鱼类、甲壳类、双壳类除外） | 1.0（去除内脏） |
| 　鱼类、甲壳类 | 0.5 |
| 　双壳类 | 1.5 |
| 　水产制品（海蜇制品除外） | 1.0 |
| 　海蜇制品 | 2.0 |
| 乳及乳制品 | |
| 　生乳、巴氏杀菌乳、灭菌乳、发酵乳、调制乳 | 0.05 |
| 　乳粉、非脱盐乳清粉 | 0.5 |
| 　其他乳制品 | 0.3 |
| 蛋及蛋制品（皮蛋、皮蛋肠除外） | 0.2 |
| 　皮蛋、皮蛋肠 | 0.5 |
| 油脂及其制品 | 0.1 |
| 调味品（食用盐、香辛料类除外） | 1.0 |
| 　食用盐 | 2.0 |
| 　香辛料类 | 3.0 |
| 食糖及淀粉糖 | 0.5 |
| 淀粉及淀粉制品 | |
| 　食用淀粉 | 0.2 |
| 　淀粉制品 | 0.5 |
| 焙烤食品 | 0.5 |

续表

| 食品类别(名称) | 限量(以 Pb 计)/(mg/kg) |
|---|---|
| 饮料类 | |
| 　包装饮用水 | 0.01mg/L |
| 　果蔬汁类[浓缩果蔬汁(浆)除外] | 0.05mg/L |
| 　浓缩果蔬汁(浆) | 0.5mg/L |
| 　蛋白饮料类(含乳饮料除外) | 0.3mg/L |
| 　含乳饮料 | 0.05mg/L |
| 　碳酸饮料类、茶饮料类 | 0.3mg/L |
| 　固体饮料类 | 1.0 |
| 　其他饮料类 | 0.3mg/L |
| 酒类(蒸馏酒、黄酒除外) | 0.2 |
| 　蒸馏酒、黄酒 | 0.5 |
| 可可制品、巧克力和巧克力制品以及糖果 | 0.5 |
| 冷冻饮品 | 0.3 |
| 特殊膳食用食品 | |
| 　婴幼儿配方食品(液态产品除外) | 0.15(以粉状产品计) |
| 　液态产品 | 0.02(以即食状态计) |
| 　婴幼儿辅助食品 | |
| 　婴幼儿谷类辅助食品(添加鱼类、肝类、蔬菜类的产品除外) | 0.2 |
| 　添加鱼类、肝类、蔬菜类的产品 | 0.3 |
| 　婴幼儿罐装辅助食品(以水产及动物肝脏为原料的产品除外) | 0.25 |
| 　以水产及动物肝脏为原料的产品 | 0.3 |
| 其他类 | |
| 　果冻 | 0.5 |
| 　膨化食品 | 0.5 |
| 　茶叶 | 5.0 |
| 　干菊花 | 5.0 |
| 　苦丁茶 | 2.0 |
| 　蜂产品 | |
| 　蜂蜜 | 1.0 |
| 　花粉 | 0.5 |

①稻以糙米计。

2. 镉

食品中镉限量指标见表4-9。

### 表4-9 食品中镉限量指标

| 食品类别(名称) | 限量(以 Cd 计)/(mg/kg) |
|---|---|
| **谷物及其制品** | |
| 谷物(稻谷[①]除外) | 0.1 |
| 谷物碾磨加工品(糙米、大米除外) | 0.1 |
| 稻谷[①]、糙米、大米 | 0.2 |
| **蔬菜及其制品** | |
| 新鲜蔬菜(叶菜蔬菜、豆类蔬菜、块根和块茎蔬菜、茎类蔬菜除外) | 0.05 |
| 叶菜蔬菜 | 0.2 |
| 豆类蔬菜、块根和块茎蔬菜、茎类蔬菜(芹菜除外) | 0.1 |
| 芹菜 | 0.2 |
| **水果及其制品** | |
| 新鲜水果 | 0.05 |
| **食用菌及其制品** | |
| 新鲜食用菌(香菇和姬松茸除外) | 0.2 |
| 香菇 | 0.5 |
| 食用菌制品(姬松茸制品除外) | 0.5 |
| **豆类及其制品** | |
| 豆类 | 0.2 |
| **坚果及籽类** | |
| 花生 | 0.5 |
| **肉及肉制品** | |
| 肉类(畜禽内脏除外) | 0.1 |
| 畜禽肝脏 | 0.5 |
| 畜禽肾脏 | 1.0 |
| 肉制品(肝脏制品、肾脏制品除外) | 0.1 |
| 肝脏制品 | 0.5 |
| 肾脏制品 | 1.0 |

续表

| 食品类别（名称） | 限量（以 Cd 计）/（mg/kg） |
|---|---|
| 水产动物及其制品 | |
| 　鱼类 | 0.1 |
| 　甲壳类 | 0.5 |
| 　双壳类、腹足类、头足类、棘皮类 | 2.0（去除内脏） |
| 　水产制品 | |
| 　鱼类罐头（凤尾鱼、旗鱼罐头除外） | 0.2 |
| 　凤尾鱼、旗鱼罐头 | 0.3 |
| 　其他鱼类制品（凤尾鱼、旗鱼制品除外） | 0.1 |
| 　凤尾鱼、旗鱼制品 | 0.3 |
| 蛋及蛋制品 | 0.05 |
| 调味品 | |
| 　食用盐 | 0.5 |
| 　鱼类调味品 | 0.1 |
| 饮料类 | |
| 　包装饮用水（矿泉水除外） | 0.005mg/L |
| 　矿泉水 | 0.003mg/L |

①稻谷以糙米计。

3. 汞

食品中汞限量指标见表4-10。

表4-10　食品中汞限量指标

| 食品类别（名称） | 限量（以 Hg 计）/（mg/kg） | |
|---|---|---|
| | 总汞 | 甲基汞 |
| 水产动物及其制品①（肉食性鱼类及其制品除外） | — | 0.5 |
| 　肉食性鱼类及其制品 | | 1.0 |
| 谷物及其制品 | | |
| 　稻谷②、糙米、大米、玉米、玉米面（渣、片）、小麦、小麦粉 | 0.02 | — |
| 蔬菜及其制品 | | |
| 　新鲜蔬菜 | 0.01 | — |
| 食用菌及其制品 | 0.1 | — |
| 肉及肉制品 | | |
| 　肉类 | 0.05 | — |

续表

| 食品类别（名称） | 限量（以 Hg 计）/（mg/kg） | |
| --- | --- | --- |
| | 总汞 | 甲基汞 |
| 乳及乳制品 | | |
| 　生乳、巴氏杀菌乳、灭菌乳、调制乳、发酵乳 | 0.01 | — |
| 蛋及蛋制品 | | |
| 　鲜蛋 | 0.05 | — |
| 调味品 | | |
| 　食用盐 | 0.1 | — |
| 饮料类 | | |
| 　矿泉水 | 0.001mg/L | — |
| 特殊膳食用食品 | | |
| 　婴幼儿罐装辅助食品 | 0.02 | — |

　　①水产动物及其制品可先测定总汞，当总汞水平不超过甲基汞限量值时，不必测定甲基汞；否则，需再测定甲基汞；②稻谷以糙米计。

4. 砷

食品中砷限量指标见表4-11。

表4-11　食品中砷限量指标

| 食品类别（名称） | 限量（以 As 计）/（mg/kg） | |
| --- | --- | --- |
| | 总砷 | 无机砷 |
| 谷物及其制品 | | |
| 　谷物（稻谷①除外） | 0.5 | — |
| 　谷物碾磨加工品（糙米、大米除外） | 0.5 | — |
| 　稻谷①、糙米、大米 | — | 0.2 |
| 水产动物及其制品（鱼类及其制品除外） | — | 0.5 |
| 　鱼类及其制品 | — | 0.1 |
| 蔬菜及其制品 | | |
| 　新鲜蔬菜 | 0.5 | — |
| 食用菌及其制品 | 0.5 | — |
| 肉及肉制品 | 0.5 | — |
| 乳及乳制品 | | |
| 　生乳、巴氏杀菌乳、灭菌乳、调制乳、发酵乳 | 0.1 | — |
| 　乳粉 | 0.5 | — |
| 油脂及其制品 | 0.1 | — |

**续表**

| 食品类别（名称） | 限量（以 As 计）/（mg/kg） | |
|---|---|---|
| | 总砷 | 无机砷 |
| 调味品（水产调味品、藻类调味品和香辛料类除外） | 0.5 | — |
| 　水产调味品（鱼类调味品除外） | — | 0.5 |
| 　鱼类调味品 | — | 0.1 |
| 食糖及淀粉糖 | 0.5 | — |
| 饮料类 | | |
| 　包装饮用水 | 0.01mg/L | — |
| 可可制品、巧克力和巧克力制品以及糖果 | | |
| 　可可制品、巧克力和巧克力制品 | 0.5 | — |
| 特殊膳食用食品 | | |
| 　婴幼儿谷类辅助食品（添加藻类的产品除外） | — | 0.2 |
| 　添加藻类的产品 | — | 0.3 |
| 　婴幼儿罐装辅助食品（以水产及动物肝脏为原料的产品除外） | — | 0.1 |
| 　水产及动物肝脏为原料的产品 | — | 0.3 |

①稻谷以糙米计。

## 5. 锡

食品中锡限量指标见表4-12。

**表4-12　食品中锡限量指标**

| 食品类别（名称） | 限量（以 Sn 计）/（mg/kg） |
|---|---|
| 食品（饮料类、婴幼儿配方食品、婴幼儿辅助食品除外）① | 250 |
| 　饮料类 | 150 |
| 　婴幼儿配方食品、婴幼儿辅助食品 | 50 |

①仅限于采用镀锡薄板容器包装的食品。

## 6. 镍

食品中镍限量指标见表4-13。

**表4-13　食品中镍限量指标**

| 食品类别（名称） | 限量（以 Ni 计）/（mg/kg） |
|---|---|
| 油脂及其制品 | |
| 　氢化植物油及氢化植物油为主的产品 | 1.0 |

## 7. 铬

食品中铬限量指标见表4-14。

表4-14 食品中铬限量指标

| 食品类别(名称) | 限量(以 Cr 计)/(mg/kg) |
|---|---|
| 谷物及其制品 | |
| 谷物① | 1.0 |
| 谷物碾磨加工品 | 1.0 |
| 蔬菜及其制品 | |
| 新鲜蔬菜 | 0.5 |
| 豆类及其制品 | |
| 豆类 | 1.0 |
| 肉及肉制品 | 1.0 |
| 水产动物及其制品 | 2.0 |
| 乳及乳制品 | |
| 生乳、巴氏杀菌乳、灭菌乳、调制乳 | 0.3 |
| 发酵乳、乳粉 | 2.0 |

①稻谷以糙米计。

### 8. 亚硝酸盐、硝酸盐

食品中亚硝酸盐、硝酸盐限量指标见表4-15。

表4-15 食品中亚硝酸盐、硝酸盐限量指标

| 食品类别(名称) | 限量/(mg/kg) | |
|---|---|---|
| | 亚硝酸盐 | 硝酸盐 |
| 蔬菜及其制品 | | |
| 腌渍蔬菜 | 20 | — |
| 乳及乳制品 | | |
| 生乳 | 0.4 | — |
| 乳粉 | 2.0 | — |
| 饮料类 | | |
| 包装饮用水(矿泉水除外) | 0.005mg/L(以 $NO_2^-$ 计) | — |
| 矿泉水 | 0.1mg/L(以 $NO_2^-$计) | 45mg/L(以 $NO_3^-$ 计) |
| 特殊膳食用食品 | | |
| 婴幼儿配方食品 | 2.0①(以粉状产品计) | 100(以粉状产品计) |
| 婴儿配方食品 | 2.0①(以粉状产品计) | 100②(以粉状产品计) |
| 较大婴儿和幼儿配方食品 | 2.0(以粉状产品计) | 100(以粉状产品计) |
| 特殊医学用途婴儿配方食品 | | |
| 婴幼儿辅助食品 | 2.00③ | 100② |
| 婴幼儿谷类辅助食品 | 4.00③ | 200② |
| 婴幼儿罐装辅助食品 | | |

①仅适用于乳基产品;②不适合于添加蔬菜和水果的产品;③不适合于添加豆类的产品。

### 9. 苯并[a]芘

食品中苯并[a]芘限量指标见表4-16。

**表4-16　食品中苯并[a]芘限量指标**

| 食品类别（名称） | 限量/（μg/kg） |
|---|---|
| 谷物及其制品<br>　稻谷①、糙米、大米、小麦、小麦粉、玉米、玉米面(渣、片) | 5.0 |
| 肉及肉制品<br>　熏、烧、烤肉类 | 5.0 |
| 水产动物及其制品<br>　熏、烤水产品 | 5.0 |
| 油脂及其制品 | 1 |

①稻谷以糙米计。

### 10. N-二甲基亚硝胺

食品中N-二甲基亚硝胺限量指标见表4-17。

**表4-17　食品中N-二甲基亚硝胺限量指标**

| 食品类别（名称） | 限量/（μg/kg） |
|---|---|
| 肉及肉制品<br>　肉制品(肉类罐头除外) | 3.0 |
| 水产动物及其制品<br>　水产制品(水产品罐头除外) | 4.0 |

### 11. 多氯联苯

食品中多氯联苯限量指标见表4-18。

**表4-18　食品中多氯联苯限量指标**

| 食品类别（名称） | 限量①/（mg/kg） |
|---|---|
| 水产动物及其制品 | 0.5 |

①多氯联苯以PCB28、PCB52、PCB101、PCB118、PCB138、PCB153和PCB180总和计。

### 12. 3-氯-1,2-丙二醇

食品中3-氯-1,2-丙二醇限量指标见表4-19。

表 4-19　食品中 3-氯-1,2-丙二醇限量指标

| 食品类别(名称) | 限量/(mg/kg) |
|---|---|
| 调味品① | |
| 液态调味品 | 0.4 |
| 固态调味品 | 1.0 |

①仅限于添加酸水解植物蛋白的产品。

## 二、国际食品法典委员会(CAC)重金属限量规定

国际食品法典委员会(CAC)关于食品中重金属限量的规定主要集中在《食品和饲料中污染物和毒素通用标准》(CODEX STAN 193-1995)。CAC 对食品中重金属限量的最新规定见表 4-20。

表 4-20　CAC 对食品中重金属限量的具体规定

| 重金属 | 食品类型 | 限量 |
|---|---|---|
| 铅 | 各种(亚)热带水果,不可食用的皮 | 0.1mg/kg |
| | 浆果及其他小水果 | 0.2mg/kg |
| | 柑橘类水果 | 0.1mg/kg |
| | 仁果 | 0.1mg/kg |
| | 坚果 | 0.1mg/kg |
| | 甘蓝类蔬菜 | 0.3mg/kg |
| | 鳞茎蔬菜 | 0.1mg/kg |
| | 果菜类,葫芦科 | 0.1mg/kg |
| | 果菜类,葫芦科除外 | 0.1mg/kg |
| | 叶菜类 | 0.3mg/kg |
| | 豆荚蔬菜 | 0.2mg/kg |
| | 豆荚 | 0.2mg/kg |
| | 根茎及块茎蔬菜 | 0.1mg/kg |
| | 罐装的果实鸡尾酒 | 1.0mg/kg |
| | 罐装的柚子 | 1.0mg/kg |
| | 罐装的中国柑橘 | 1.0mg/kg |
| | 罐装的芒果 | 1.0mg/kg |
| | 罐装的菠萝 | 1.0mg/kg |
| | 罐装的悬钩子 | 1.0mg/kg |
| | 罐装的草莓 | 1.0mg/kg |
| | 罐装的热带水果沙拉 | 1.0mg/kg |

续表

| 重金属 | 食品类型 | 限量 |
|---|---|---|
| 铅 | 果酱(水果罐头)和果冻 | 1.0mg/kg |
| | 芒果酱 | 1.0mg/kg |
| | 食用橄榄 | 1.0mg/kg |
| | 罐装的芦笋 | 1.0mg/kg |
| | 罐装的胡萝卜 | 1.0mg/kg |
| | 罐装的绿豆和荚豆 | 1.0mg/kg |
| | 罐装的绿豌豆 | 1.0mg/kg |
| | 罐装的成熟加工豌豆 | 1.0mg/kg |
| | 罐装的蘑菇 | 1.0mg/kg |
| | 罐装棕榈芯 | 1.0mg/kg |
| | 罐装甜玉米 | 1.0mg/kg |
| | 罐装番茄 | 1.0mg/kg |
| | 腌渍黄瓜 | 1.0mg/kg |
| | 加工浓缩番茄酱 | 1.5mg/kg |
| | 果汁 | 0.05mg/kg |
| | 谷物,不包括荞麦和藜 | 0.2mg/kg |
| | 罐装栗子和罐装栗子汤 | 1.0mg/kg |
| | 牛、猪和羊肉 | 0.1mg/kg |
| | 家禽肉 | 0.1mg/kg |
| | 牛,可食用内脏 | 0.5mg/kg |
| | 猪,可食用内脏 | 0.5mg/kg |
| | 家禽,可食用内脏 | 0.5mg/kg |
| | 可食用脂肪和油 | 0.1mg/kg |
| | 鱼 | 0.3mg/kg |
| | 人造黄油 | 0.1mg/kg |
| | 人造奶油 | 0.1mg/kg |
| | 指定的动物脂肪 | 0.1mg/kg |
| | 精制橄榄油 | 0.1mg/kg |
| | 未加工的橄榄油 | 0.1mg/kg |
| | 橄榄,残留油 | 0.1mg/kg |
| | 家禽脂肪 | 0.1mg/kg |
| | 蔬菜油,未加工的 | 0.1mg/kg |
| | 蔬菜油,可食用的 | 0.1mg/kg |

**续表**

| 重金属 | 食品类型 | 限量 |
|---|---|---|
| 铅 | 奶 | 0.02mg/kg |
| | 二级奶产品 | 0.02mg/kg |
| | 天然矿泉水 | 0.01mg/kg |
| | 婴儿食品 | 0.02mg/kg |
| | 食用级的盐 | 2.0mg/kg |
| | 酒 | 0.2mg/kg |
| 汞 | 天然矿泉水 | 0.001mg/kg |
| | 食用级的盐 | 0.1mg/kg |
| 甲基汞 | 鱼 | 0.5mg/kg |
| | 肉食性鱼 | 1.0mg/kg |
| 砷 | 可食用的脂肪和油 | 0.1mg/kg |
| | 人造黄油 | 0.1mg/kg |
| | 人造奶油 | 0.1mg/kg |
| | 指定的动物脂肪 | 0.1mg/kg |
| | 精制橄榄油 | 0.1mg/kg |
| | 未加工的橄榄油 | 0.1mg/kg |
| | 橄榄,残留油 | 0.1mg/kg |
| | 未加工的蔬菜油 | 0.1mg/kg |
| | 可食用的蔬菜油 | 0.1mg/kg |
| | 天然矿泉水 | 0.01mg/kg |
| | 食用级的盐 | 0.5mg/kg |
| 镉 | 甘蓝类蔬菜 | 0.05mg/kg |
| | 鳞茎类蔬菜 | 0.05mg/kg |
| | 果菜类蔬菜,瓜类 | 0.05mg/kg |
| | 果菜类蔬菜,除了瓜类 | 0.05mg/kg |
| | 叶菜类 | 0.2mg/kg |
| | 豆类蔬菜 | 0.1mg/kg |
| | 马铃薯 | 0.1mg/kg |
| | 豆荚 | 0.1mg/kg |
| | 根茎及块茎蔬菜 | 0.1mg/kg |
| | 茎秆蔬菜 | 0.1mg/kg |
| | 谷物,不包括荞麦和藜 | 0.1mg/kg |
| | 大米,脱皮的 | 0.4mg/kg |

续表

| 重金属 | 食品类型 | 限量 |
|---|---|---|
| 镉 | 小麦 | 0.2mg/kg |
| | 海水双壳类软体动物 | 2.0mg/kg |
| | 头足类动物 | 2.0mg/kg |
| | 天然矿泉水 | 0.003mg/kg |
| | 食用级的盐 | 0.5mg/kg |
| 锡 | 罐装食品(不包括饮料) | 250mg/kg |
| | 罐装饮料 | 150mg/kg |
| | 罐装柑橘类水果 | 250mg/kg |
| | 果酱、果冻和果泥 | 250mg/kg |
| | 罐装核果 | 250mg/kg |
| | 罐装蔬菜 | 250mg/kg |
| | 罐装果酒 | 250mg/kg |
| | 罐装芒果 | 250mg/kg |
| | 罐装菠萝 | 250mg/kg |
| | 罐装悬钩子 | 250mg/kg |
| | 罐装草莓 | 200mg/kg |
| | 罐装热带水果沙拉 | 250mg/kg |
| | 芒果酱 | 250mg/kg |
| | 食用橄榄 | 200mg/kg |
| | 罐装蘑菇 | 250mg/kg |
| | 罐装番茄 | 250mg/kg |
| | 腌黄瓜 | 250mg/kg |
| | 加工浓缩番茄酱 | 250mg/kg |
| | 罐装的栗子和栗子汤 | 250mg/kg |
| | 烹饪用的猪排(镀锡容器中) | 200mg/kg |
| | 烹饪用的猪排 | 50mg/kg |
| | 烹饪用的火腿(镀锡容器中) | 200mg/kg |
| | 烹饪用的火腿 | 50mg/kg |
| | 烹饪用的猪前尖肉(镀锡容器中) | 200mg/kg |
| | 烹饪用的猪前尖肉 | 50mg/kg |
| | 腌渍牛肉(镀锡容器中) | 200mg/kg |
| | 腌渍牛肉 | 50mg/kg |
| | 午餐肉(镀锡容器中) | 200mg/kg |
| | 午餐肉 | 50mg/kg |

### 三、中国食品中重金属限量标准

GB2762-2017对中国食品中铅、镉、汞、砷、锡、镍、铬等重金属的限量做出了规定（表4-21）。

表4-21　中国食品中重金属的限量标准

| 重金属 | 食品类别（名称） | 限量/（mg/kg） |
|---|---|---|
| 铅 | 谷物及其制品［麦片、面筋、八宝粥罐头、带馅（料）面米制品除外］ | 0.2 |
| | 麦片、面筋、八宝粥罐头、带馅（料）面米制品 | 0.5 |
| | 新鲜蔬菜（芸薹类蔬菜、叶菜蔬菜、豆类蔬菜、薯类除外） | 0.1 |
| | 芸薹类蔬菜、叶菜蔬菜 | 0.3 |
| | 豆类蔬菜、薯类 | 0.2 |
| | 蔬菜制品 | 1.0 |
| | 新鲜水果（浆果和其他小粒水果除外） | 0.1 |
| | 浆果和其他小粒水果 | 0.2 |
| | 水果制品 | 1.0 |
| | 食用菌及其制品 | 1.0 |
| | 豆类 | 0.2 |
| | 豆类制品（豆浆除外） | 0.5 |
| | 豆浆 | 0.05 |
| | 藻类及其制品（螺旋藻及其制品除外） | 1.0（干重计） |
| | 坚果及籽类（咖啡豆除外） | 0.2 |
| | 咖啡豆 | 0.5 |
| | 肉类（畜禽内脏除外） | 0.2 |
| | 畜禽内脏 | 0.5 |
| | 肉制品 | 0.5 |
| | 鲜、冻水产动物（鱼类、甲壳类、双壳类除外） | 1.0（去除内脏） |
| | 鱼类、甲壳类 | 0.5 |
| | 双壳类 | 1.5 |
| | 水产制品（海蜇制品除外） | 1.0 |
| | 海蜇制品 | 2.0 |
| | 生乳、巴氏杀菌乳、灭菌乳、发酵乳、调制乳 | 0.05 |
| | 乳粉、非脱盐乳清粉 | 0.5 |
| | 其他乳制品 | 0.3 |
| | 蛋及蛋制品（皮蛋、皮蛋肠除外） | 0.2 |

续表

| 重金属 | 食品类别（名称） | 限量/（mg/kg） |
|---|---|---|
| 铅 | 皮蛋、皮蛋肠 | 0.5 |
| | 油脂及其制品 | 0.1 |
| | 调味品（食用盐、香辛料类除外） | 1.0 |
| | 食用盐 | 2.0 |
| | 香辛料类 | 3.0 |
| | 食糖及淀粉糖 | 0.5 |
| | 食用淀粉 | 0.2 |
| | 淀粉制品 | 0.5 |
| | 焙烤食品 | 0.5 |
| | 包装饮用水 | 0.01mg/L |
| | 果蔬汁类［浓缩果蔬汁（浆）除外］ | 0.05mg/L |
| | 浓缩果蔬汁（浆） | 0.5mg/L |
| | 蛋白饮料类（含乳饮料除外） | 0.3mg/L |
| | 含乳饮料 | 0.05mg/L |
| | 碳酸饮料类、茶饮料类 | 0.3mg/L |
| | 固体饮料类 | 1.0 |
| | 其他饮料类 | 0.3mg/L |
| | 酒类（蒸馏酒、黄酒除外） | 0.2 |
| | 蒸馏酒、黄酒 | 0.5 |
| | 可可制品、巧克力和巧克力制品以及糖果 | 0.5 |
| | 冷冻饮品 | 0.3 |
| | 婴幼儿配方食品（液态产品除外） | 0.15（以粉状产品计） |
| | 液态产品 | 0.02（以即食状态计） |
| | 婴幼儿谷类辅助食品（添加鱼类、肝类、菠菜类的产品除外） | 0.2 |
| | 添加鱼类、肝类、蔬菜类的产品 | 0.3 |
| | 婴幼儿罐装辅助食品（以水产及动物肝脏为原料的产品除外） | 0.25 |
| | 以水产及动物肝脏为原料的产品 | 0.3 |
| | 果冻 | 0.5 |
| | 膨化食品 | 0.5 |
| | 茶叶 | 5.0 |
| | 干菊花 | 5.0 |
| | 苦丁茶 | 2.0 |
| | 蜂蜜 | 1.0 |
| | 花粉 | 0.5 |

续表

| 重金属 | 食品类别(名称) | 限量/(mg/kg) |
|---|---|---|
| 镉 | 谷物(稻谷除外) | 0.1 |
| | 谷物碾磨加工品(糙米、大米除外) | 0.1 |
| | 稻谷、精米、大米 | 0.2 |
| | 新鲜蔬菜(叶菜蔬菜、豆类蔬菜、块根和块茎蔬菜、茎类蔬菜除外) | 0.05 |
| | 叶菜蔬菜 | 0.2 |
| | 豆类蔬菜、块根和块茎蔬菜、茎类蔬菜(芹菜除外) | 0.1 |
| | 芹菜 | 0.2 |
| | 新鲜水果 | 0.05 |
| | 新鲜食用菌(香菇和姬松茸除外) | 0.2 |
| | 香菇 | 0.5 |
| | 食用菌制品(姬松茸制品除外) | 0.5 |
| | 豆类 | 0.2 |
| | 花生 | 0.5 |
| | 肉类(畜禽内脏除外) | 0.1 |
| | 畜禽肝脏 | 0.5 |
| | 畜禽肾脏 | 1.0 |
| | 肉制品(肝脏制品、肾脏制品除外) | 0.1 |
| | 肝脏制品 | 0.5 |
| | 肾脏制品 | 1.0 |
| | 鱼类 | 0.1 |
| | 甲壳类 | 0.5 |
| | 双壳类、腹足类、头足类、棘皮类 | 2.0(去除内脏) |
| | 鱼类罐头(凤尾鱼、旗鱼罐头除外) | 0.2 |
| | 凤尾鱼、旗鱼罐头 | 0.3 |
| | 其他鱼类制品(凤尾鱼、旗鱼制品除外) | 0.1 |
| | 凤尾鱼、旗鱼制品 | 0.3 |
| | 蛋及蛋制品 | 0.05 |
| | 食用盐 | 0.5 |
| | 鱼类调味品 | 0.1 |
| | 包装饮用水(矿泉水除外) | 0.005mg/L |
| | 矿泉水 | 0.003mg/L |

续表

| 重金属 | 食品类别（名称） | 限量/（mg/kg） |
|---|---|---|
| 总汞 | 稻谷、糙米、大米、玉米、玉米面(渣、片)、小麦、小麦粉 | 0.02 |
| | 新鲜蔬菜 | 0.01 |
| | 食用菌及其制品 | 0.1 |
| | 肉类 | 0.05 |
| | 生乳、巴氏杀菌乳、灭菌乳、调制乳、发酵乳 | 0.01 |
| | 鲜蛋 | 0.05 |
| | 食用盐 | 0.1 |
| | 矿泉水 | 0.001mg/L |
| | 婴幼儿罐装辅助食品 | 0.02 |
| 甲基汞 | 水产动物及其制品(肉食性鱼类及其制品除外) | 0.5 |
| | 肉食性鱼类及其制品 | 1.0 |
| 总砷 | 谷物(稻谷①除外) | 0.5 |
| | 谷物碾磨加工品(糙米、大米除外) | 0.5 |
| | 新鲜蔬菜 | 0.5 |
| | 食用菌及其制品 | 0.5 |
| | 肉及肉制品 | 0.5 |
| | 生乳、巴氏杀菌乳、灭菌乳、调制乳、发酵乳 | 0.1 |
| | 乳粉 | 0.5 |
| | 油脂及其制品 | 0.1 |
| | 调味品(水产调味品、藻类调味品和香辛料类除外) | 0.5 |
| | 食糖及淀粉糖 | 0.5 |
| | 包装饮用水 | 0.01mg/L |
| | 可可制品、巧克力和巧克力制品 | 0.5 |
| 无机砷 | 稻谷、糙米、大米 | 0.2 |
| | 水产动物及其制品(鱼类及其制品除外) | 0.5 |
| | 鱼类及其制品 | 0.1 |
| | 水产调味品(鱼类调味品除外) | 0.5 |
| | 鱼类调味品 | 0.1 |
| | 婴幼儿谷类辅助食品(添加藻类的产品除外) | 0.3 |
| | 添加藻类的产品 | 0.3 |
| | 婴幼儿罐装辅助食品(以水产及动物肝脏为原料的产品除外) | 0.1 |
| | 以水产及动物肝脏为原料的产品 | 0.3 |

续表

| 重金属 | 食品类别(名称) | 限量/(mg/kg) |
|---|---|---|
| 锡 | 食品(饮料类、婴幼儿配方食品、婴幼儿辅助食品除外) | 250 |
| | 饮料类 | 150 |
| | 婴幼儿配方食品、婴幼儿辅助食品 | 50 |
| 镍 | 氢化植物油及氢化植物油为主的产品 | 1.0 |
| 铬 | 谷物 | 1.0 |
| | 谷物碾磨加工品 | 1.0 |
| | 新鲜蔬菜 | 0.5 |
| | 豆类 | 1.0 |
| | 肉及肉制品 | 1.0 |
| | 水产动物及其制品 | 2.0 |
| | 生乳、巴氏杀菌乳、灭菌乳 | 0.3 |
| | 调制乳、发酵乳、乳粉 | 2.0 |

# 第六节　环境空气质量标准及 $PM_{2.5}$ 浓度限值

根据 WHO(2005)对空气污染造成的疾病负担评价,每年有超过 200 万人过早死亡归因于室内外空气污染,其中一半以上的疾病发生在发展中国家。所以制定合理的空气质量标准对于改善环境空气质量,降低空气污染对健康的影响具有非常重要的作用。

## 一、美国和中国现行《环境空气质量标准》

表 4-22 和表 4-23 分别为美国和中国现行的《环境空气质量标准》。

表4-22　美国《环境空气质量标准》

| 污染物 | 一级标准 | | 二级标准 | |
|---|---|---|---|---|
| | 水平 | 平均时间 | 水平 | 平均时间 |
| 一氧化碳 | 9ppm(10mg/m³) | 8h | 无 | |
| | 35ppm(40mg/m³) | 1h | | |
| 铅 | 0.15μg/m³ | 3 个月的移动平均值 | 同一级标准 | |
| | 1.5μg/m³ | 每季度平均值 | 同一级标准 | |
| 二氧化氮 | 53ppb | 年度(算数平均数) | 同一级标准 | |
| | 100ppb | 1h | 无 | |

续表

| 污染物 | 一级标准 | | 二级标准 | |
|---|---|---|---|---|
| | 水平 | 平均时间 | 水平 | 平均时间 |
| 颗粒物（PM$_{10}$） | 150μg/m$^3$ | 24h | 同一级标准 | |
| 颗粒物（PM$_{2.5}$） | 15.0μg/m$^3$ | 年度（算数平均数） | 同一级标准 | |
| | 35μg/m$^3$ | 24h | 同一级标准 | |
| 臭氧 | 0.075ppm（2008年标准） | 8h | 同一级标准 | |
| | 0.08ppm（1997年标准） | 8h | 同一级标准 | |

**表4-23　中国《环境空气质量标准》（GB 3095-2012）**

| 序号 | 污染物项目 | 平均时间 | 浓度限值 | | 单位 |
|---|---|---|---|---|---|
| | | | 一级 | 二级 | |
| 1 | 二氧化硫（SO$_2$） | 年平均 | 20 | 60 | μg/m$^3$ |
| | | 24h平均 | 50 | 150 | |
| | | 1h平均 | 150 | 500 | |
| 2 | 二氧化氮（NO$_2$） | 年平均 | 40 | 40 | |
| | | 24h平均 | 80 | 80 | |
| | | 1h平均 | 200 | 200 | |
| 3 | 一氧化碳（CO） | 24h平均 | 4 | 4 | mg/m$^3$ |
| | | 1h平均 | 10 | 10 | |
| 4 | 臭氧（O$_2$） | 日最大8h平均 | 100 | 160 | μg/m$^3$ |
| | | 1h平均 | 160 | 200 | |
| 5 | 可吸入颗粒物（PM$_{10}$） | 年平均 | 40 | 70 | |
| | | 24h平均 | 50 | 150 | |
| 6 | 可吸入颗粒物（PM$_{2.5}$） | 年平均 | 15 | 35 | |
| | | 24h平均 | 35 | 75 | |
| 7 | 总悬浮颗粒物（TSP） | 年平均 | 80 | 200 | |
| | | 24h平均 | 120 | 300 | |
| 8 | 氮氧化物（NOx） | 年平均 | 50 | 50 | |
| | | 24h平均 | 100 | 100 | |
| | | 1h平均 | 250 | 250 | |
| 9 | 铅（Pb） | 年平均 | 0.5 | 0.5 | |
| | | 季平均 | 1 | 1 | |
| 10 | 苯并[a]芘（BaP） | 年平均 | 0.001 | 0.001 | |
| | | 24h平均 | 0.0025 | 0.0025 | |

　　注：该标准将环境功能区分为2类：一类区为自然保护区、风景名胜区和其他需要特殊保护的区域，适用一级浓度限值；二类区为居住区、商业交通居民混合区、文化区、工业区和农村地区，适用二级浓度限值。

## 二、美国环境空气 PM2.5 质量浓度限值

1997 年,美国颁布了 $PM_{2.5}$ 质量浓度限值。美国 $PM_{2.5}$ 质量浓度限值演变过程见表 4-24。

表 4-24　美国 $PM_{2.5}$ 质量浓度限值演变过程

| 实行文件 | 指示物 | 平均时间 | 质量浓度/($\mu g/m^3$) | 形式 |
|---|---|---|---|---|
| USEPA,1997b | $PM_{2.5}$ | 24h | 65 | 三年平均98% |
| USEPA,1997b | $PM_{2.5}$ | 1 年 | 15 | 算术平均值(三年以上平均) |
| USEPA,2006 | $PM_{2.5}$ | 24h | 35 | 三年平均98% |
| USEPA,2006 | $PM_{2.5}$ | 1 年 | 15 | 同 1997NAAQS |
| USEPA,2012 | $PM_{2.5}$ | 24h | 35 | 同 2006NAAQS |
| USEPA,2012 | $PM_{2.5}$ | 1 年 | 12 | 算术平均值(三年以上平均) |

此外,美国国家环境保护署(USEPA)还制定了 $PM_{2.5}$ 不同质量浓度范围所对应的 AQI(空气质量指数)、空气质量程度以及健康警示信息(表 4-25)。

表 4-25　USEPA 制定的 $PM_{2.5}$ 质量浓度对应的 AQI、空气质量以及健康警示信息

| $PM_{2.5}$/($\mu g/m^3$) | AQI | 空气质量 | 健康警示 |
|---|---|---|---|
| ≤15.4 | 0～50 | 良好 | 无 |
| 15.5～40.4 | 51～100 | 适度 | 体质异常敏感的人应考虑减少长时间户外活动或剧烈运动 |
| 40.5～65.4 | 101～150 | 不利于敏感人群 | 心脏疾病或肺病患者、老年人和儿童应减少长时间户外活动或剧烈运动 |
| 65.5～150.4 | 151～200 | 不健康 | 心脏疾病或肺病患者、老年人和儿童应避免长时间户外活动或剧烈运动;其他人应减少长时间户外活动或剧烈活动 |
| 150.5～250.4 | 201～300 | 非常不健康 | 心脏疾病或肺病患者、老年人和儿童应避免所有户外活动;其他人应避免长时间户外活动或剧烈活动 |
| 250.5～500.0 | 301～500 | 危害 | 心脏疾病或肺病患者、老年人和儿童应留在室内并降低活动水平;其他人应避免所有户外身体活动 |

## 三、欧盟环境空气 $PM_{2.5}$ 质量浓度限值

2008 年 5 月,欧盟发布《关于欧洲空气质量及清洁空气法令》(The Ambient Air

Quality and Cleaner Air for Europe Oivective），规定了 $PM_{2.5}$ 的目标浓度限值、暴露浓度限值和削减目标值（表 4-26）。

表 4-26　欧盟制定的 $PM_{2.5}$ 目标浓度限值、暴露浓度限值和削减目标值

| 项目 | 质量浓度/ $(\mu g/m^3)$ | 统计方式 | 法律性质 | 每年允许超标天数 |
|------|------|------|------|------|
| $PM_{2.5}$ 目标浓度限值 | 25 | 1 年 | 于 2010 年 1 月 1 日起施行，并将于 2015 年 1 月 1 日起强制施行 | 不允许超标 |
| $PM_{2.5}$ 暴露浓度限值 | 20[①] | 以 3 年为基准 | 2015 年生效 | 不允许超标 |
| $PM_{2.5}$ 削减目标值 | 18[②] | 以 3 年为基准 | 2020 年尽可能完成削减量 | 不允许超标 |

资料来源：European Commission Environment，2011。

①为平均暴露指标（AEI）；②根据 2010 年的 AEI，在指令中设置百分比削减要求（0%～20%），从而计算得到。

## 四、英国环境空气 $PM_{2.5}$ 质量浓度限值

英国新空气质量目标将 $PM_{2.5}$ 年均值（$25g/m^3$）作为 2020 年的 $PM_{2.5}$ 目标浓度限值，要求所有行政区在 2010～2020 年 $PM_{2.5}$ 暴露浓度削减 15%，而苏格兰到 2020 年则要达到 $12g/m^3$ 的年均浓度限值。

## 五、WHO 关于环境空气 $PM_{2.5}$ 指导性限值

2005 年，WHO 发布了《空气质量准则》，其中对 $PM_{10}$ 和 $PM_{2.5}$ 的年均浓度和日均浓度设定了准则值和三个分级的过渡时期目标值（表 4-27）。

表 4-27　WHO 制定的 $PM_{2.5}$ 准则值和目标值

| 项目 | | 统计方式 | $PM_{10}/$ $(\mu g/m^3)$ | $PM_{2.5}/$ $(\mu g/m^3)$ | 选择浓度的依据 |
|------|------|------|------|------|------|
| 目标值 | 1T-1 | 年均浓度 | 70 | 35 | 相对于标准值而言，在这个水平的长期暴露会增加约 15% 的死亡风险 |
| | | 日均浓度 | 150 | 75 | 以已发表的多项研究和 Meta 分析中得出的危险系数为基础（短期暴露会增加约 5% 的死亡率） |

续表

| 项目 | | 统计方式 | $PM_{10}$/($\mu g/m^3$) | $PM_{2.5}$/($\mu g/m^3$) | 选择浓度的依据 |
|---|---|---|---|---|---|
| 目标值 | 1T-2 | 年均浓度 | 50 | 25 | 与1T-1相比,除了其他健康利益外,这个水平的暴露会降低约6%[2%~11%]的死亡风险 |
| | | 日均浓度 | 100 | 50 | 以已发表的多项研究和Meta分析中得出的危险系数为基础(短期暴露会增加约2.5%的死亡率) |
| | 1T-3 | 年均浓度 | 30 | 15 | 与1T-2相比,除了其他健康利益外,这个水平的暴露会降低约6%(2%~11%)的死亡风险 |
| | | 日均浓度 | 75 | 37.5 | 以已发表的多项研究和Meta分析中得出的危险系数为基础(短期暴露会增加约1.2%的死亡率) |
| 准则值 | | 年均浓度 | 20 | 10 | 对于$PM_{2.5}$的长期暴露,这是一个最低安全水平,在这个水平内,总死亡率、心肺疾病死亡率和肺癌的死亡率会增加(95%以上可信度) |
| | | 日均浓度 | 30 | 25 | 建立在24h和年均暴露安全的基础上 |

## 六、其他国家制定的环境空气 $PM_{2.5}$ 质量浓度限值

具体见表4-28。

表4-28 其他国家制定的环境空气 $PM_{2.5}$ 质量浓度限值

| 国家 | 标准及颁布时间 | 平均值/($\mu g/m^3$) | | 备注 |
|---|---|---|---|---|
| | | 年平均值 | 24h平均值 | |
| 日本 | 2009.9.9 | 15 | 35 | — |
| 加拿大 | — | 8 | 30 | 24h平均值拟调整为25$\mu g/m^3$ |
| 澳大利亚 | 2003 | 8 | 25 | — |
| 印度 | 2009 | 40 | 60 | |
| 墨西哥 | — | 15 | 65 | — |

# 第四章 具体防护措施

## 第一节 基本防护知识

环境致癌物主要利用空气、饮水、食物等中间媒介,并经过呼吸道、消化道、皮肤等途径进入人体体内,所以保护水体、大气、食品免受污染对防止环境致癌物造成人体伤害非常重要。

大气污染是环境致癌物的主要来源之一。大气污染源主要包括工业污染源、生活污染源和交通运输污染源。工业污染源释放的大气污染物主要包括烟尘、硫氧化物、氮氧化物、有机化合物、卤化物、碳氢化合物等。生活污染源释放的大气污染物主要包括灰尘、二氧化硫、一氧化碳等。交通运输污染源释放的大气污染物主要包括一氧化碳、二氧化硫、氮氧化物和碳氢化合物等。目前,大气中发现对人体有危害的污染物有100多种,由于大气流动性极易流动、遇风转移速度更快、污染覆盖范围很广,因此防止受体遭受污染物影响的最好办法就是控制好污染源,从而减少污染物的排放,减少致癌物对受体的危害。

目前,我国地表水已经受到农业污染源、生活污染源、工业污染源等的影响。2019年全国生态环境质量公报显示:1940个国家地表水考核断面中,Ⅰ～Ⅲ类水质断面比例为74.9%,劣Ⅴ类为3.4%,主要污染指标为化学需氧量、总磷和高锰酸盐指数。长江、黄河、珠江、松花江、淮河、海河、辽河七大流域和浙闽片河流、西北诸河、西南诸河监测的1610个水质断面中,Ⅰ～Ⅲ类水质断面比例为79.1%,劣Ⅴ类为3.0%。西北诸河、浙闽片河流、西南诸河和长江流域水质为优,珠江流域水质良好,黄河、松花江、淮河、辽河和海河流域为轻度污染。开展水质监测的110个重要湖泊(水库)中,Ⅰ～Ⅲ类水质湖泊(水库)比例为69.1%,劣Ⅴ类为7.3%,主要污染指标为总磷、化学需氧量和高锰酸盐指数。开展营养状态监测的107个重要湖泊(水库)中,贫营养状态湖泊(水库)占9.3%,中营养状态占62.6%,轻度富营养状态占22.4%,中度富营养状态占5.6%。太湖和巢湖为轻度污染、轻度富营养状态,主要污染指标为总磷;滇池为轻度污染、轻度富营养状态,主要污染指标为化学需氧量和总磷。为了减轻或消除地表水体污染,除了对水体污染源进行控制与治理外,还必须做好其他工作:政府做好水污染防治规划及监督管理工作;向公众开展水污染安全教育工作;向公众普及节水基本常识工作等。

食物污染来源主要有土壤污染、水污染、大气污染、食品加工污染以及不良饮食习惯等。食物污染主要包括生物污染、化学污染和物理污染。食品生物污染包括微生物、寄生虫以及昆虫污染。食品化学污染主要包括农药、兽药、有毒金属、多环芳烃化合物、N-亚硝基化合物、杂环胺、二噁英、三氯丙醇等的污染。食品物理污染主要包括放射性污染。在日常生活中,有效控制环境致癌物摄入的办法就是改变不良的饮食习惯(如经常食用油炸、烟熏、火烤、腌制等食物),以及减少对香烟的摄取。

# 第二节　具体防护措施

## 一、电离辐射暴露防护

### (一)辐射防护目的及办法

辐射防护的目的在于防止有害的确定性效应(即非随机性效应)的发生,并限制随机性效应的发生概率,使之保持在可合理达到的尽量低的水平。

实现辐射防护目的的办法有:

(1)为了防止确定性效应的发生,把剂量当量限值定在足够低的水平上,以保证工作者在终生全部时间内受到的照射也不会达到产生有害效应的阈值。

(2)使一切具有正当理由的照射保持在合理的可以达到的尽量低的水平。

### (二)辐射防护三原则及防护方法

1977年,国际放射防护委员会(ICRP)第26号出版物提出了辐射防护体系的3条基本原则,这3条原则分别是实践正当性原则、防护与安全最优化原则、剂量限值与约束原则。在以上原则基础上,根据电离辐射作用于人体的2种辐射方式(外照射和内照射)来采取相应的防护方法。

外照射是指体外电离辐射源对人体产生的照射,外照射防护的主要对象是γ射线、X射线、β射线、中子束、高能带电离子束等。根据射线强度面积越大/时间越短、辐射越小的原理,外照射防护的基本方法有以下4种:

1.时间防护

不论何种辐射照射,人体受到辐射累计剂量的大小与受到辐射的时间成正比。接触辐射时间越长,辐射危害越严重,所以要尽可能缩短人体受到辐射的时间,将受到的辐射剂量控制在限值之下。

**2.距离防护**

某处的辐射剂量率与其距辐射源的距离的平方成反比,与辐射源的距离越大,在该处的辐射剂量率越小,所以在工作中要增加人员与辐射源的距离,从而减少辐射剂量,操作者要尽可能采用远距离遥控方式来操作辐射仪器。

**3.屏蔽防护**

由于射线穿过原子序数较大物质时会被大量吸收,这样到达人体时的辐射剂量就很小了。一般情况下,原子序数较高、密度较大的材料,屏障效果较好。在人体与辐射源之间设置一道或几道防护屏障,就能很好地保护人体免受辐射的危害。屏障材料应根据辐射源性质来进行选择。常用的屏障材料有铅、钢筋水泥、铅玻璃等。

**4.放射源防护**

放射源防护是指通过控制射线装置或含源装置的出束条件和照射面积来减少辐射量,从而达到既不影响正常照射工作目的,又可降低工作人员和受检者受照计量,从而有效达到防护目的的一种方法。

内照射是指放射源进入人体内造成的照射。这里的辐射源是非密封源(开放性放射源)。根据放射性核素通过消化道、呼吸道、皮肤等途径进入人体体内的特性,内照射防护原则通常包括以下4个方面:

(1)应用时选择毒性最低放射性核素并将放射性活度控制在需要量最小值。

(2)对于开放型放射性物质,在其操作、储存、运输和处理等各环节必须要设置符合国家标准的防护设施。

(3)严格遵守放射性物质安全操作规程。在需要辅以通风柜等装置进行实验时,需要配置废水排放和处理设施、废气捕集和处理设施、固废存放和处理设施,以及外照射防护措施。

(4)在作业过程中要做好个人防护工作,定期进行辐射监测和职业体检。

## 二、重金属暴露防护

在冶炼以及使用金属进行工业生产活动时,人们会接触到较高浓度重金属,如果未做好防护措施,极易造成重金属急慢性中毒。

**1.职业人群重金属暴露防护**

重金属中毒的重点保护人群是职业人群,在生产过程中职业人群可依据以下原则做好重金属防护工作。

(1)改革生产工艺和原材料。尽量实现生产过程的机械化、自动化、密闭化,尽可能使用低毒或无毒原料。

(2)完善防护设施,加强通风系统设置。减少重金属烟尘的逸散,减少人体接触重金属烟尘的概率。

(3)加强个人防护。作业时应穿工作服,正确佩戴防金属烟尘口罩。

(4)严格执行职业卫生操作规程。作业中应开启职业病防护设施,佩戴好个人防护用品,严禁在车间吸烟和进食,作业结束后应更换工作服并洗手洗澡等。

(5)做好职业健康监护。岗前、岗中及离岗期间均要做好职业健康检查,及时发现重金属职业禁忌证和重金属中毒情况,以便早期治疗。

**2. 非职业人群重金属暴露防护**

对于非职业接触人群,接触重金属的途径主要来自日常生活接触(包括大气、饮用水、食品等)。重金属的人为排放是造成普通人群中毒的主要原因,因此减少重金属人为污染是防治重金属中毒的根本途径。为降低非职业接触人群日常生活中的重金属接触,可做好以下几项工作:

(1)完善补充相关法律法规及标准规范,建立健全环境与健康监管体制。

(2)建立重金属污染与人群生物监测网络以及环境污染致健康损害事件报告体系,以便及时发现重金属污染健康风险。

(3)有力推进重金属污染防治规划实施,加大重金属污染的监管与治理力度,重点整治污染排放企业,特别是重金属污染排放企业。

(4)注意减少日常生活中个人接触重金属的概率或风险,如使用聚氯乙烯材料的水管、不饮用水管内过夜滞留水、选择环保型装修产品或材料等。

## 三、致癌化合物暴露防护

**1. 多环芳烃**

多环芳烃(PAHs)是指含 2 个或 2 个以上苯环的芳烃,具有毒性、遗传毒性、突变性和致癌性。多环芳烃可引起皮肤癌、肺癌和胃癌,苯并芘是其代表性物质。多环芳烃来源分为天然源和人为源 2 种。人为原因造成的多环芳烃的污染源很多,主要是由各种矿物燃料(如煤、石油和天然气等)、木材、纸以及其他含碳氢化合物的不完全燃烧或在还原条件下热解形成的,简单烃类和芳香烃在高温热解过程中可以形成大量 PAHs,特别值得提醒的是从吸烟者喷出的烟气中迄今已检测到 150 种以上的多环芳烃,油脂类食物在煎炸、烤、熏等过程中也能产生多环芳烃。在日常生活中,要控制多环芳烃的摄入可采取以下措施:①减少室内污染源,加强室内通风,选择合适空气净化设备;②不吸烟、避免吸入二手烟,少摄入煎炸、烧烤、烟熏等食物;③由于新鲜蔬菜水果中活性成分可有效抑制杂环胺化合物的致突变作用,膳食纤维素也有吸附杂环胺化合物并降低其生物活性的作用,所以应增加新鲜水果蔬菜及膳食纤维素的摄入量。

## 2. 亚硝胺类

亚硝胺类化合物是由亚硝基与仲胺基的氮原子键合而成的化合物。食品中的亚硝胺类化合物主要来源于食品添加剂,另外鱼、肉、乳制品和蔬菜、水果也含有一定量的亚硝胺类化合物。自然界中广泛存在着硝酸盐和亚硝酸盐,它们进入人体后也能被合成亚硝胺类化合物。亚硝胺类化合物既可引起消化道肿瘤,也可诱发其他器官肿瘤,它是引发人体多种癌症的重要物质。亚硝胺类化合物的致癌作用主要是通过其生成氨氮化合物而间接体现的,预防其危害的主要手段是减少亚硝胺类化合物及其前体硝酸盐、亚硝酸盐的摄入和阻断亚硝胺类化合物在体内的合成。为防止亚硝酸胺过多进入人体,具体可采取以下措施:①减少工业盐/劣质盐的使用;②减少亚酸盐或熏制食品的摄入;③减少海鱼、罐头鱼等食品的摄入;④低温保存肉类和蔬菜;⑤做好职业性接触防治工作;⑥做好个人防护措施。

## 四、农药暴露防护

要减少农药接触对人体的危害,除了做好防护措施减少职业接触人群中毒外,还要尽可能减少农药残留。做好农药防护应遵守以下原则:

### 1. 正确选择农药

选用农药时要根据防治对象、病虫害危害情况、农药性能特点选择合适品种及剂型。优先选用高效、低毒、低残留农药,果蔬不得使用高毒农药。农药质量优劣直接影响防治效果好坏。购买农药时要根据《农药标签与说明书管理办法》要求从标签和说明书上的信息进行识别。

### 2. 正确运输、装卸及保管农药

运输前,首先要了解农药的品种及毒性等内容,并且检查农药包装的完整性,若破损则要及时更换包装或修补,防止农药渗漏。运输中,不能与食品、饲料、种子及生活用品等混装。运输结束,使用工具要及时清洗消毒,搬运人员必须及时洗澡并更换衣服。装卸时,不得倒置并严防农药碰撞、外溢和破损。

农药保管时,应将农药保存在原包装中并单独存放在房间内,不得存放在易使人或动物误食误饮的地方,不得和粮食、蔬菜、瓜果、食品等混放,不能和烧碱、化肥等存放在一块,同时远离火种、避免阳光直射。

### 3. 科学使用农药

按照相关部门技术要求,正确选用农药品种,选择适宜时期施药,控制各次用药量、用药次数,合理轮换不同种类农药。准确核定面积,现配现用农药。配药和拌种过程应远离水源和居民区,防止农药被人及动物误食误饮。施药前认真检查药械完好程度,避免施药过程中的"跑、冒、滴、漏"现象,避免药液污染皮肤及衣物。

4. 施药后处理措施

施药结束后,应将剩余药剂用原包装存放并放回原处妥善保存。装过农药的容器应集中处理,清洗 3 次之后再在远离水源处深理或焚烧,不可随便丢弃或盛装其他农药及食物。损坏的农药容器要集中保管,统一处理。在施用过农药的地方要竖立标志,一定时间内禁止田间作业(如农事、放牧、割草、挖野菜等),防止人畜中毒。用药结束后,要将剩余药剂交回仓库。装过农药的空箱、瓶、袋等要集中处理。施药结束后,要立即清洁施药器具,以免腐蚀器具和农药残留造成药害。施药人员应用肥皂洗澡并将施药时穿戴衣物及鞋帽等及时清洗干净。

5. 个人防护措施

在装卸、运输、配药和施药时,要选择专用器具进行量取和搅拌,作业人员要穿防护服、戴橡皮手套和防护口罩,严禁用手直接配制或搅拌。不要用污染的手擦拭眼睛和脸部,配药和施药时不要吸烟和饮食。一旦农药污染皮肤,要立即用肥皂和清水大量冲洗。施药时,应在无雨或 3 级风以下天气条件时进行,不能逆风喷施农药。尽量不在大雾或大风天气施药。夏季高温季节时,喷施农药应选择在上午 10 点前或下午 3 点后。施药人员每天喷药时间一般不超过 6h,若在有风天气施药,要在上风口配药和施药,尽量减少农药接触皮肤的机会。

## 五、大气微粒暴露防护

(1)减少颗粒物排放:主要内容包括提高工业大气污染物排放监管水平、积极发展城市公共交通、减少垃圾无序无污染控制措施焚烧现象、出台政策鼓励低排量汽车或电动汽车发展等。

(2)个人教育与实践并举:积极开展颗粒物人群健康危害教育活动,了解不同粒径颗粒物基本特性,鼓励人们出行使用低排放或无污染物排放的交通工具。

(3)避免室外暴露:雾霾天气时,应提示公众尽量避免户外活动,尤其是老人、儿童、孕妇及患有心、肺疾病的人群。

(4)科学安排出行时间:出行或户外锻炼时间尽量安排在 $PM_{2.5}$ 浓度较低时段(下午 3~5 点左右)。

(5)调配营养:适量补充维生素 D,多饮水、多食用清淡伙食。

(6)其他举措:雾霾天气时,尽量关闭门窗减少外界空气中颗粒物进入室内,也可使用空气净化器减少室内空气中颗粒物浓度。

## 六、生物致癌物暴露防护

1. 乙型肝炎病毒(HBV)

乙型肝炎病毒是一类 DNA 病毒,是我国肝细胞癌的主要病因。HBV 传染源主要包括乙肝患者和 HBsAg 携带者。HBV 传播主要有医源性、母婴和接触 3 种传播途径。人类对 HBV 普遍易感，我国主要的乙肝人群是新生儿和未感染者。接种乙肝疫苗是防止 HBV 感染的最重要措施，此外传染源管理、切断传播途径等方法也很重要。

2. 人乳头瘤病毒（HPV）

人乳头瘤病毒（HPV）是一类自然界中广泛存在的 DNA 病毒，其感染是宫颈癌发生的必要因素。HPV 中与宫颈癌关系密切的亚型有 13 种。人类是 HPV 的唯一宿主，HPV 只能感染人的皮肤黏膜细胞。性传播是其通过性接触传播，少数通过间接接触传播。HPV 感染可发生于各种年龄，HPV 感染与年龄、性别、身体状态、遗传等多种因素相关。中青年人群是 HPV 感染的高危人群，女性感染率高于男性。目前，市场上已有主要针对 HPV16 和 HPV18 亚型的 HPV 预防性疫苗。预防性疫苗一般用于年轻女性感染 HPV 前，该疫苗已取得确切的子宫颈癌与癌前病变预防效果。

3. 幽门螺旋杆菌

幽门螺旋杆菌与消化道疾病密切相关，是慢性活动性胃炎和十二指肠溃疡的致病因素，与胃癌有关，是确定的人类致癌物。人类是幽门螺旋杆菌的传染源，它能在人类的胃内生长繁殖并随人的粪便、唾液、呕吐物排出体外并污染水源和食物。幽门螺旋杆菌的传播途径包括口-口、粪-口和医源性传播。人类对幽门螺旋杆菌普遍易感。要避免幽门螺旋杆菌感染，须遵从管理传染源，切断传播途径的传染病控制原则。

4. 黄曲霉毒素

黄曲霉毒素是由黄曲霉和寄生曲霉 2 种真菌菌株产生的真菌毒素（10 多种）。黄曲霉毒素是目前已知的作用最强的化学致癌物，其诱发肝癌的能力相当于二甲基亚硝胺的 75 倍，而且化学性质非常稳定，不易被加热分解，煮熟后食入仍有活性。黄曲霉毒素主要诱发肝癌，也可诱发胃癌、肾癌、结肠癌等。黄曲霉毒素广泛存在于高温潮湿地区的霉变食品中（包括油料种子及谷物等），尤以霉变的花生、玉米及谷类含量最多。为防止黄曲霉毒素中毒，可采取以下防护措施：①在保存易受黄曲霉毒素污染的食物时，应选择低温、低湿和通风良好的地点保存食物；②不食用被黄曲霉毒素污染过的食物；③既可用氨水或/氧化氢溶液处理相关农产品，也可用活性炭/活性白土对污染食用油吸附去毒。

5. 寄生虫

目前，有确切证据证实致癌的寄生感染包括华支睾吸虫和埃及血吸虫。华支睾吸虫主要寄生在人体的肝胆管内，导致宿主的肝受损。能排出华支睾吸虫卵的患者、感染者、动物等均是感染源，其传播途径为粪-口传播，感染华支睾吸虫与是否进食未被煮熟的囊蚴有关。所以，预防华支睾吸虫感染，防治食入活囊蚴是关键。在日常生活中，要避免进食生鱼或未煮熟鱼虾，改进烹调方法和烹调习惯，处理食物厨具要生熟分开等。

**【参考文献】**

[1] 董小林.环境经济学[M].北京:人民交通出版社,2011.

[2] 张积仁,李纪强.环境致癌物危害的预防与干预[M].北京:化学工业出版社,2018.

[3] 刘培桐.环境学概论[M].北京:高等教育出版社,1995.

[4] 李党生,付翠彦.环境监测[M].北京:化学工业出版社,2017.

[5] 陈玲,赵建夫.环境监测[M].北京:化学工业出版社,2014.

[6] 奚旦立,孙裕生.环境监测[M].北京:高等教育出版社,2010.

[7] 曹军骥.$PM_{2.5}$与环境[M].北京:科学出版社,2014.